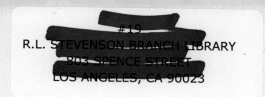

D1559792

# SÁNATE A TI MISMO

## UN PLAN REVOLUCIONARIO PARA MEGACARGAR TU SISTEMA INMUNE Y PERMANECER BIEN DE POR VIDA

# SÁNATE A TI MISMO

## UN PLAN REVOLUCIONARIO PARA MEGACARGAR TU SISTEMA INMUNE Y PERMANECER BIEN DE POR VIDA

Deepak Chopra, M.D.
y Rudolph E. Tanzi, Ph.D.

Traducción
Karina Simpson

**Grijalbo**

**Sánate a ti mismo**

*Un plan revolucionario para megacargar tu sistema inmune y permanecer bien de por vida*

Título original: *The Healing Self. A Revolutionary New Plan to Supercharge Your Immunity and Stay Well for Life*

Primera edición: marzo, 2019

D. R. © 2018, Deepak Chopra
D. R. © 2018, Rudolph E. Tanzi

D. R. © 2019, derechos de edición mundiales en lengua castellana:
Penguin Random House Grupo Editorial, S. A. de C. V.
Blvd. Miguel de Cervantes Saavedra núm. 301, 1er piso,
colonia Granada, delegación Miguel Hidalgo, C. P. 11520,
Ciudad de México

www.megustaleer.mx

D. R. © 2018, Karina Simpson, por la traducción

Esta traducción es publicada bajo el acuerdo con Harmony Books,
un sello de Crown Publishing Group, una divisón de Penguin Random House LLC.

ISBN: 978-607-317-690-3

Impreso en México – *Printed in Mexico*

El papel utilizado para la impresión de este libro ha sido fabricado a partir de madera procedente
de bosques y plantaciones gestionadas con los más altos estándares ambientales, garantizando
una explotación de los recursos sostenible con el medio ambiente y beneficiosa para las personas.

Penguin
Random House
Grupo Editorial

*Para el sanador que habita en todos nosotros*

# ÍNDICE

# SEGUNDA PARTE
## Sana ahora: Plan de acción de siete días

# INTRODUCCIÓN

## BIENESTAR AHORA: DIVERSAS AMENAZAS Y UNA GRAN ESPERANZA

A finales de julio de 2017 apareció en televisión e internet una historia médica asombrosa. Era la punta del iceberg. Una historia reveladora, a pesar de que muy pocas personas cayeron en cuenta de ello en ese momento. En esa época se hablaba mucho sobre los riesgos de salud que la gente enfrentaba. Entre los riesgos más novedosos se mencionaba que trabajar más de 50 horas a la semana puede ser malo para tu salud y que las mujeres embarazadas corren un mayor riesgo de no producir suficiente yodo.

Estas historias no eran la punta del iceberg, sino los consejos habituales que la gente acostumbra no escuchar. Pero había un elemento diferente. Veinticuatro expertos en demencia senil, la mayor amenaza a la salud alrededor del mundo, fueron consultados para valorar las probabilidades de prevenir cualquier tipo de demencia, incluyendo el Alzheimer. Su conclusión publicada en *The Lancet*, la prestigiosa revista médica británica, decía que una tercera parte de los casos de demencia puede ser prevenida. No existe en la actualidad ningún tratamiento farmacéutico para curarla o prevenirla. Éstas fueron las noticias asombrosas.

¿Cuál era la clave para prevenir la demencia? Cambios en el estilo de vida con un enfoque distinto para cada etapa de la vida. Los expertos resaltaron nueve factores específicos que sumaban 35% de los casos de demencia: "Para reducir el riesgo, entre los factores que marcan una diferencia está recibir una educación (asistir a la escuela hasta por lo menos los 15 años de edad); reducir la alta presión arterial, la obesidad y la diabetes; evitar la pérdida auditiva durante la adultez o tratarla; no fumar; ejercitarse; disminuir la depresión y el aislamiento social en una etapa tardía de la vida".

Sobresalía un elemento de la lista: seguir en la escuela hasta por lo menos los 15 años. ¿Qué? ¿Una enfermedad horrible en la vejez puede ser evitada o disminuida si haces algo en la adolescencia? También era peculiar que tratar la pérdida auditiva en la edad adulta estuviera relacionado con reducir el riesgo de demencia. Algo nuevo estaba sucediendo. Al observarlo de cerca, esta noticia evidenciaba una tendencia en la medicina que prometía ser una gran revolución. No sólo con respecto a la demencia, sino en toda la tabla de prioridades para la investigación de enfermedades y síndromes que amenazan la vida y que los investigadores buscan que retrocedan: hipertensión, enfermedades del corazón, cáncer, diabetes e incluso desórdenes mentales como la depresión o la esquizofrenia.

Cuando te resfrías notas los síntomas y te das cuenta, con molestia, de que estuviste expuesto al virus unos días antes. El periodo de incubación es corto e invisible, y sólo te diste cuenta de todo cuando aparecieron los síntomas. Pero las enfermedades generadas por el estilo de vida no son así. Su periodo de incubación es invisible y muy largo, puede detonarse en años o incluso décadas. Este hecho tan sencillo se ha vuelto cada vez más crítico en el pensamiento médico. Hoy en día abarca mucho más que cualquier otro factor en quien se enferma y quien no.

Los médicos, en lugar de enfocarse en enfermedades del estilo de vida hasta que los síntomas aparecen, o aconsejar la prevención cuando ya se ha desarrollado un alto riesgo, ahora exploran y se enfocan en la vida sana y normal 20 o 30 años antes de que los síntomas aparezcan. Está surgiendo una nueva perspectiva sobre la enfermedad y trae consigo muy buenas noticias. Si practicamos el bienestar desde el inicio de la vida, podremos vencer las diversas amenazas que nos atacan desde la adultez en adelante. El secreto es actuar antes de que surja cualquier signo amenazante.

Esto es conocido como "medicina progresiva": el iceberg en cuya punta estaba la historia de la demencia. Tomemos como ejemplo lo que en apariencia es un descubrimiento extraño: los expertos estiman que la demencia podría ser reducida 8% alrededor del mundo si los niños permanecieran en la escuela hasta los 15 años. Por sí misma, ésta es una de las mayores reducciones de la lista. Las razones de lo anterior recorren un largo camino. Mientras más educación recibas, tu cerebro almacena una mayor cantidad de información y accede con más facilidad a lo que has aprendido. Esta construcción de conocimiento, que empieza en la infancia, nos lleva a algo que los neurocirujanos han bautizado como "reserva cognitiva", que es aceite para el cerebro en términos de conexiones y caminos entre neuronas. Cuando te aceitas de esta manera, la pérdida de memoria asociada al Alzheimer y otras formas de demencia se ven limitadas porque el cerebro tiene rutas de sobra para seguir si otras se debilitan o enferman (discutiremos esto con más detalle en nuestra sección sobre Alzheimer al final de este libro).

Según la lógica médica, los caminos largos están cambiando el pensamiento de todas las personas, porque existen en muchas enfermedades, si no es que en la mayoría. De pronto ya no se trata de factores aislados como no fumar, perder peso, ir al gimnasio o preocuparse por el estrés. Se trata de un estilo de vida continuo en el que el cuidado de uno mismo es importante todos los días y de todas las maneras. No fumar, perder peso e ir al gimnasio siguen teniendo sus beneficios. Pero el bienestar a lo largo de la vida no es lo mismo que disminuir tu riesgo para el trastorno A o el trastorno B. Al final, sólo funciona un acercamiento holístico. El bienestar dejó de ser sólo una alternativa válida para la prevención regular. Es el iceberg, el gorila de 200 kilos y el elefante en la habitación, todos en uno. El bienestar es la gran esperanza que aparece por todos lados a nuestro alrededor. Cuando la sociedad realmente tenga conocimiento de este hecho, la prevención nunca será lo mismo. Pero para entender qué tan radical será el cambio, necesitamos dar un paso atrás y examinar la situación actual en el cuidado de la salud, donde la amenaza es cada vez mayor que la esperanza.

## Crisis de inmunidad

Hoy en día la medicina moderna aparece en tantos encabezados de periódicos que todo parece lo mismo y se vuelve casi imposible diferenciar lo que sí es importante aquí y ahora. Pareciera que el simple hecho de estar vivo es un riesgo para la salud. Así que simplifiquemos las cosas. La crisis más urgente que enfrenta la salud humana hoy en día viene de algo que la mayoría damos por sentado: nuestra inmunidad. Aquí es donde la salud y la enfermedad chocan. La inmunidad es definida por la medicina como la defensa que constituye tu cuerpo contra amenazas invasoras, conocidas como patógenos. En el habla coloquial éstos son entendidos en conjunto como gérmenes, los huéspedes de las bacterias y los virus que existen por un propósito (y no es el de enfermarnos): promover su ADN. Como una biósfera, la Tierra es un campo amplio en el que el ADN evoluciona y, aunque nos sintamos especiales o incluso únicos por ser humanos, nuestro ADN es sólo una configuración más entre millones.

La inmunidad es lo que hace que nuestros genes se antepongan a amenazas por la supervivencia, y hasta la fecha ha tenido éxito. A pesar de eventos catastróficos en la historia de la enfermedad que han barrido nuestro ADN como un tsunami —la viruela en el mundo antiguo, la plaga bubónica en la Edad Media, el sida en tiempos modernos, sólo por mencionar algunos ejemplos terribles—, nuestro sistema inmune nunca se ha enfrentado a un nivel de amenazas como a las que se enfrenta hoy. La viruela, la plaga y el sida no aniquilaron al *Homo sapiens* como especie, así como no lo ha hecho ningún otro patógeno, todo gracias a estos tres factores de salvación:

1) Ninguna de estas enfermedades se puede comunicar tan bien como para que todas las personas en la Tierra se contagien. O bien, el germen no podría resistir al aire libre o la gente vivía con suficiente distancia la una de la otra para que la enfermedad no sobreviviera la separación entre ellas.

2) Nuestro sistema inmune es capaz de improvisar nuevos tipos de respuesta genética con mucha rapidez por un proceso conocido como hipermutación somática, que constituye una táctica inmediata para combatir patógenos desconocidos en el momento en que entran al cuerpo.

3) El desarrollo de la medicina moderna ha llegado al rescate con medicamentos o tratamientos quirúrgicos cuando el sistema inmune del cuerpo no puede pelear contra la enfermedad por sí mismo.

Estos tres poderosos agentes son necesarios para que te mantengas sano, pero han llegado a un punto de quiebre. La competencia global entre millones de variedades de ADN se ha calentado a niveles alarmantes. La inmunidad ya no puede darse por sentada, sin importar en qué parte del mundo vivas. Nuestro sistema de defensa contra la enfermedad está sobrecargado y cayéndose a pedazos. Esto es por una multitud de problemas que van más allá del aterrador potencial de una nueva epidemia: ya sea del virus del Zika o de la gripe aviar. Estas amenazas acaparan los titulares de los diarios, pero con mucha menos publicidad la situación general de la salud está llena de peligros desde distintos frentes.

¿Por qué estamos llegando a un punto de *no retorno?*

- En el mundo moderno, la posibilidad de viajar ha reducido drásticamente la distancia entre las personas, y gracias a ello es mucho más fácil y rápido para los nuevos patógenos esparcirse y encontrar nuevos huéspedes.
- Los virus y las bacterias mutan más rápido que nunca porque los huéspedes humanos continúan multiplicándose a una velocidad nunca antes vista en cuanto a crecimiento poblacional.
- Los nuevos medicamentos no pueden ser desarrollados tan rápido como las peligrosas variantes de ADN que mutan a nivel microscópico en las bacterias y los virus.
- Mientras la amenaza sigue escalando, los sistemas médicos están sobrecargados por la inercia, la desigualdad económica, los gastos astronómicos y una gigantesca complejidad científica.
- La prevención ha existido desde hace 50 años, pero no ha logrado erradicar la enfermedad cardíaca crónica, la hipertensión, la diabetes del segundo tipo, la depresión, la ansiedad y la epidemia más nueva: la obesidad.
- La población que envejece se enfrenta a una mayor incidencia de cáncer y a la amenaza de la demencia, sobre todo el Alzheimer.
- El cambio hacia una cultura de dependencia a los medicamentos ha causado una suma de problemas, que incluye la adicción a los opiáceos. Incluso dejando de lado los problemas drásticos

se estima que, en promedio, las personas de 70 años toman al menos siete medicamentos de prescripción.

- Nuevas variedades de "superbacterias", como el SARM, les llevan la delantera a los antibióticos y antivirales.

La lista es demasiado larga y alarmante como para ignorarla. Tu salud está mezclada con cada factor en ella, y aunque sería sumamente serio que el mundo pasara el punto de no retorno, el problema inmediato es que tú no lo pases.

El secreto es expandir la definición de inmunidad y después usar una rica variedad de opciones con un objetivo: sobrecargar tu inmunidad. De acuerdo con el conocimiento estandarizado, ésta se fortalece cuando desarrollas un nuevo anticuerpo contra el resfrío del invierno de este año, por ejemplo, pero no cuando sigues una dieta antiinflamatoria, a pesar de que una inflamación crónica de bajo grado, una enfermedad que por lo general no muestra signos reconocibles, está asociada a cada vez más síndromes, incluyendo la cardiopatía y el cáncer. En una definición expandida, luchar contra la inflamación es absolutamente crítico para una inmunidad total.

## Inmunidad total y el autosanador

La inmunidad total es la medida para la salud holística. Un aspecto crucial fue cubierto en nuestro libro *Supergenes*, donde introdujimos el concepto de ADN como algo dinámico, cambiante y con una respuesta absoluta a la experiencia de vida de una persona. Si el ADN fuera congelado, almacenado y no sufriera cambios, sobrecargar tu inmunidad sólo sería un pensamiento esperanzador. Sin embargo, este punto de vista se mantuvo anclado por décadas. Una nueva era comenzó en cuanto el ADN fue liberado por un modelo que mostró cómo nuestra actividad genética se ve totalmente afectada por el mundo a nuestro alrededor. Así, la competencia entre variedades globales de ADN se volvió mucho más urgente.

Sentimos que la inmunidad total demandaba más. ¿Qué hay de la mente y sus efectos en la salud? ¿Qué hay del comportamiento, los hábitos y la contribución de la familia? ¿Por qué se les da más importancia a los gérmenes que a otras causas comunes de enfermedad, como el cáncer, el cual casi nunca está vinculado con microorganismos invasores? Para abarcar todo era necesario abolir la frontera entre la mente y el cuerpo. Se requería un salto de imaginación. Por lo tanto, introdujimos un nuevo término: *el autosanador*, que satisface el verdadero significado de plenitud. Dos roles que están implicados diariamente para mantenernos sanos y que han estado separados por demasiado tiempo. El primero es el sanador; el segundo es quien está siendo sanado. Estos dos roles son interpretados por un curador externo y el paciente que depende de él. El curador externo no significa un médico. La palabra importante aquí es *exterior*, que pone la carga del cuidado en alguien a tu lado.

En lo que concierne a tu cuerpo, la separación tradicional de roles no es realista. La inmunidad está centrada en el yo. El rol de un médico no es potenciar tu respuesta inmune día a día; por lo regular, el cuidado médico se vuelve activo sólo cuando los síntomas aparecen, y para entonces la respuesta inmune ya fue derrotada. En una visión más amplia, la respuesta sanadora en su totalidad se ha roto, y su pieza central es la inmunidad. Siempre ha existido un error de compatibilidad entre lo que la medicina puede hacer y lo que el cuerpo necesita para protegerse en la competencia global de ADN.

La relación entre médico y paciente no está diseñada para alcanzar a la competencia y ganar. Pero el autosanador, al fusionar sanador y sanado, puede anteponerse a la amenaza acechante. (Nota importante: Está claro que no te recomendamos ignorar o evitar el cuidado médico cuando lo necesites.) Si te vuelves proactivo con respecto a tu inmunidad, la situación total cambia. Volviendo a la lista de amenazas con la que empezamos, será necesario y urgente que realices algunas mejoras cuando aprendas lo que significa adaptarte al autosanador.

*Beneficios del autosanador*
- No es invasiva y no involucra dependencia en terapias externas.
- Mantiene el equilibro natural y potencia tu sistema inmune por medio de decisiones cotidianas.
- Las decisiones de estilo de vida pueden prevenir muchos tipos de cáncer, ayudar a prevenir el Alzheimer e incluso revertir síntomas de demencia.
- Envejecer exitosamente consistirá en un prolongado periodo de salud así como una vida longeva.
- La dependencia a los medicamentos se mantiene a raya porque la sanación sucede antes de que comience la etapa de los síntomas. La vasta mayoría de los fármacos es prescrita muy tarde en el proceso de enfermedad, y no tendrías por qué alcanzar esa etapa si actúas a tiempo. Esto es verdad para casi cualquier padecimiento relacionado con el estilo de vida, incluyendo la deficiencia cardiaca y el cáncer, las cuales crean una mayor necesidad de tratamiento con medicamentos.

Éstos son los resultados que derivan de adoptar el rol dual —sanador y sanado— del autosanador. Lo que hace que ello sea posible es aumentar tu conciencia. No puedes cambiar aquello de lo que no eres consciente. Y lo más grande de lo que la mayoría de la gente no está consciente es de la posibilidad de la autosanación. Veamos cómo funciona con la inmunidad.

Todos los seres vivientes necesitan repeler las amenazas exteriores a su ADN. La medicina moderna reconoce dos tipos de inmunidad: la activa y la pasiva. Lo que implica este último término es que la *inmunidad pasiva* está fuera de tu control, ya que está basada en los genes. Tú heredaste los anticuerpos de tu madre en el útero, y después de que nacieras otros anticuerpos fueron transferidos mediante la leche materna. (También hay medios médicos para trasladar anticuerpos de una persona a otra por medio de infusiones de sangre o plasma, o incluso transferir los linfocitos T de otra persona, pero estos métodos son poco comunes y conllevan riesgos altos.)

La *inmunidad activa*, el otro tipo de inmunidad, combate a los organismos de enfermedad (patógenos) directo en el frente. Después de un cierto nivel, las criaturas vivientes tienen defensas inmunes innatas: esto incluye a las plantas, los hongos y los animales pluricelulares. El *sistema inmune innato* es muy general. Puede detectar que un patógeno está invadiendo al huésped y después liberar químicos para luchar de vuelta. Pero la inmunidad activa en animales mayores, incluyendo a los humanos, ha evolucionado más allá de este estadio. Tenemos células inmunes específicas (por ejemplo, los linfocitos T y B) que han evolucionado a una capacidad milagrosa de respuesta a los invasores.

Un sinnúmero de veces al día la respuesta inmune identifica un tipo de germen dentro de miles de posibilidades y se apresura a actuar para desarmar químicamente al invasor. Células blancas específicas rodean sus restos y lo drenan fuera del cuerpo a una gran velocidad. Por otro lado, es inevitable notar cuando esta cadena específica de eventos comete errores. El resultado es una alergia, la cual es el resultado de confundir una sustancia inocente (polen, pelo de gato, gluten, etc.) con una enemiga, desencadenando así una reacción química que suele ser dañina. Esta respuesta inmune a menudo se debe a una bacteria que va de la mano con otra sustancia en el cuerpo. ¡Incluso el polen tiene un microbioma! En otros casos, el sistema inmune puede activarse para atacar una proteína específica en el cuerpo, causando un síndrome autoinmune, como la artritis reumática o el lupus.

Mantenerse con vida depende de minimizar estos errores. Por lo tanto, cada enfermedad que tus ancestros lograron vencer está almacenada en los anticuerpos que heredaste, y cuando luchas contra una nueva enfermedad, como una nueva variedad de gripe, lo incorporas a este vasto banco de memoria. Aunque la función de la inmunidad activa fue descubierta desde 1921 por el inmunólogo inglés Alexander Glenny, sus mecanismos precisos esperaron décadas para ser comprendidos. El escenario es muy complejo en términos biológicos, aunque por lo menos uno de los métodos externos para potenciar la inmunidad activa tiene más de dos siglos de antigüedad: la vacuna.

Como aprendimos en la escuela, a finales del siglo XVIII el médico rural Edward Jenner desarrolló la primera vacuna —y fue conocido como "el padre de la inmunología"— después de observar cómo las ordeñadoras de vacas eran inmunes a la viruela, enfermedad que había alcanzado proporciones epidémicas. En Francia, el filósofo Voltaire estimó que 60% de la población contrajo viruela y 20% murió a causa de ella. El acercamiento de Jenner consistía en tomar pus de una ordeñadora que había contraído una enfermedad menor, la viruela bovina, e inyectársela a sus pacientes para transmitirles la inmunidad que tenía la ordeñadora.

A pesar de la controversia real alrededor de las vacunas en algunos lugares, lo que hizo Jenner demostró que la inmunidad activa puede ser potenciada. No es necesario esperar a que el curso de la evolución, que ocurre en decenas o cientos de miles de años, traiga consigo una mejoría. Las recomendaciones habituales acerca de la dieta, el ejercicio, las horas de sueño y mantener un buen peso benefician el estatus inmune de una persona. Estas recomendaciones estándar aparecen en el sitio web de la escuela médica de Harvard (www.health.harvard.edu) con dos consejos adicionales para evitar la infección: recordar lavarte las manos con frecuencia y cocinar bien la carne.

Aun así, con respecto a potenciar la respuesta inmune, el sitio de Harvard es algo escéptico:

> Muchos productos del supermercado afirman que potencian o ayudan a tu inmunidad. Pero el concepto de potenciar la inmunidad no tiene mucho sentido científico. De hecho, potenciar el número de células en el cuerpo —ya sean inmunes o de otro tipo— no es necesariamente algo bueno. Por ejemplo, los atletas que hacen "dopaje sanguíneo" —inyectándose sangre en el sistema para aumentar el número de células sanguíneas y mejorar su rendimiento— corren el riesgo de sufrir infartos.

El sitio web de Harvard Health Publishing dice:

> Esto no significa que los efectos de estilo de vida en el sistema inmune no sean intrigantes y no deban ser estudiados. Los investigadores exploran los efectos de la dieta, el ejercicio, la edad, el estrés psicológico y otros factores del sistema inmune de respuesta, tanto en animales como en humanos. Mientras tanto, las estrategias de una vida sana son una buena manera de llevarle la delantera a tu sistema inmune.

La principal razón para esta actitud escéptica es que hay muchísimos tipos de células en el sistema inmune que llevan a cabo un sinnúmero de funciones. Pero del lado contrario hay evidencia poderosa de la conexión cuerpo-mente. Múltiples estados psicológicos que van del duelo a la depresión reducen la inmunidad de las personas y las vuelven más susceptibles a enfermarse. Este deterioro no puede ser visto en un microscopio: no aparece como un cambio físico en células específicas. No existen muchos estudios que relacionen el estrés con cambios físicos en el sistema inmune, aunque la conexión entre un alto nivel de estrés y enfermarse está muy bien documentada y nadie lo pone en duda. Si expandimos nuestra definición de inmunidad a todo lo que nos mantiene sanos, hay incluso más evidencia acerca de cómo los síndromes del estilo de vida, como la hipertensión o la deficiencia cardiaca, se vuelven una amenaza mayor cuando alguien es pobre, está deprimido, solo o vive sin apoyo social.

Todos estos descubrimientos apuntan en la misma dirección. La inmunidad puede ser transformada en inmunidad total, pero no por restringir nuestro enfoque en el sistema inmune, que sólo incluye el lado físico. La mente debe ser tratada con la misma importancia, y por eso el *yo* es la clave para el autosanador.

## El misterio de la sanación

El *yo* suena como a algo psicológico, una entidad invisible que posees pero que no está relacionada con tu cuerpo. Si desarrollas un quiste ovárico o presión arterial alta, son problemas enraizados físicamente en el cuerpo, no en el yo. ¿Pero en verdad es así? La forma en que te ves a ti mismo hoy hace una gran diferencia en cómo será tu cuerpo mañana. Imagina que dos extraños tocan a tu puerta. Ambos tienen propuestas sorprendentes.

El primer extraño dice: "Soy un médico y realizo investigación avanzada sobre el envejecimiento. La meta de mi vida ha sido encontrar una píldora que altere los genes que causan el envejecimiento. Creo que he encontrado una fórmula prometedora y necesitamos sujetos en quienes probarla".

Te muestra una botella con píldoras azules.

"Las pruebas empiezan hoy y me gustaría que fueras voluntario —dice—. Esto es estudio doble ciego. Tomarás estas píldoras dos veces al día por seis meses. La mitad de los sujetos recibirá una píldora falsa, un placebo. Sólo imagina lo que significaría lograr detener el envejecimiento. ¿Por qué deberíamos aceptar que envejecer es inevitable cuando podemos activar la clave genética que cambia todo?"

Su entusiasmo te impresiona, pero la otra desconocida no parece sonreír mucho. Le preguntas si ella es parte del mismo experimento.

"No, pero estoy aquí para demostrarte cómo detener el envejecimiento —te dice—. No hay medicamentos ni placebos involucrados. Tu envejecimiento empezará a revertirse en cinco días. Después de una semana puedes esperar muchos otros cambios benéficos. Mi experimento es corto, pero efectivo." Señala al primer desconocido. "Su pastilla podría tener efectos secundarios muy graves. La FDA tendrá que aprobar su medicamento experimental si obtiene resultados, y el proceso de aprobación cuesta millones de dólares y necesita muchos años para concluir —una ligera sonrisa asoma en sus labios—. Pero claro, la decisión es tuya."

¿Cuál elegirías? Aunque pensamos la situación como algo imaginario, de hecho es muy real. Las compañías farmacéuticas experimentan constantemente con medicamentos antienvejecimiento, donde la tendencia más actual involucra alterar tu ADN. Podría haber descubrimientos que tuvieran un gran impacto en el envejecimiento humano, aunque considerándolo bien son "un camino sin regreso hacia la incapacidad", como afirma la profesora Ellen Langer, una psicóloga de Harvard que ha llevado a cabo importantes experimentos independientes. Langer podría ser la segunda extraña que toca a tu puerta. Es reconocida por revertir los signos del envejecimiento y extender la longevidad sin usar medicamentos. De hecho, pasa de largo por el cuerpo y se enfoca directo en la mente.

El experimento más famoso de Langer funcionó de la siguiente manera. En 1981, ocho hombres de 70 años que tenían buena salud pero mostraban signos de edad avanzada fueron trasladados a un antiguo monasterio en New Hampshire. Al entrar, los hombres se encontraron inmersos en el pasado, en 1959 para ser específicos, escuchando el *crooning*[1] de Perry Como. Ahí se vestían con ropas de la época. Veían televisión en blanco y negro y leían periódicos repletos de historias acerca de la toma de Cuba por parte de Castro, y la actitud hostil de Nikita Jrushchov, el jefe de Estado de la Unión Soviética. Vieron la película *Anatomía de un crimen*, de Otto Preminger, que fue estrenada en 1959, y la plática deportiva se concentró en figuras icónicas como Mickey Mantle y Floyd Patterson.

Como control, otro grupo de ocho hombres siguió viviendo como habituaba y sólo se les dijo que recordaran el pasado. Al grupo del ambiente encapsulado se le dijo algo muy distinto: deberían actuar exactamente como si fuera 1959 y fueran 20 años más jóvenes. Por cualquier estándar médico razonable, los resultados del supuesto viaje en el tiempo deberían haber sido nulos. Pero Langer había realizado estudios en Yale con residentes de asilos para

---

[1] *Crooning* es un estilo de canto originado en el jazz que se comenzó a usar en los pop-standards. Implicaba una voz masculina grave y una orquesta. [*N. de la T.*]

ancianos. Ahí descubrió que los signos de envejecimiento, en particular la pérdida de memoria, podían ser revertidos con el refuerzo positivo más sencillo. Dándole a alguien un incentivo para recordar, algo como pequeñas recompensas que dependían del resultado de los exámenes, traía recuerdos que todo el mundo había asumido como irrecuperables.

Pero incluso Langer no esperaba unos resultados tan dramáticos como los de su experimento de inmersión total. Antes de entrar al ambiente cápsula, los hombres fueron evaluados con distintas pruebas de envejecimiento, como la fuerza de agarre de las manos, la destreza y qué tan bien veían y escuchaban. Al final de cinco días, el grupo inmerso en el mundo de su juventud mostraba señas de haber recuperado la flexibilidad, la destreza y la postura. También mostraron mejorías en siete de ocho pruebas, incluyendo una mejor vista, lo que fue un descubrimiento asombroso. Se veían más jóvenes incluso para los testigos externos. Estos resultados fueron mucho mejores que los del grupo de control, el cual también mostró avances en las mismas áreas físicas y mentales sólo con recordar el pasado. Por ejemplo, 63% de los sujetos del grupo encapsulado tuvo resultados más altos en una prueba de inteligencia en comparación con 44% en el grupo de control.

"Lo que importa aquí es lo que de hecho sucedió —explica Langer—. Hombres que cambian de perspectiva cambian sus cuerpos." Treinta y seis años atrás la profesora Langer avanzaba más o menos de manera intuitiva. En 2017 tenemos investigaciones que muestran que cambiar experiencias puede alterar la expresión genética y entrenar al cerebro para continuar desarrollando nuevos caminos, como cuando aprendemos nuevas cosas o cambiamos nuestra perspectiva (hablaremos más acerca de estos avances en los próximos capítulos).

(En 2010, BBC One produjo una serie de televisión titulada *The Young Ones*, en la que seis celebridades de edad avanzada vivían juntas en un escenario de 1975. Como en los experimentos previos de Langer 30 años atrás, los participantes rejuvenecían ante nuestros ojos. Una celebridad que cuando llegó al programa apenas podía agacharse para atarse los zapatos, empezó a mostrar un gran vigor en la pista de baile. Por lo general, todos y cada uno empezaron a verse más jóvenes, desde su postura hasta sus expresiones faciales.)

La reversión del envejecimiento está muy ligada a la sanación debido a que por mucho tiempo ambas han sido consideradas físicas y confinadas a procesos corporales que se desarrollan de manera independiente a la mente. Langer fue de las primeras en desmentir estas suposiciones. Es fácil perderse en la fascinación y el misterio de por qué pretender vivir en el pasado cambia a una persona tan rápido. Pero la pista más relevante es que los cambios eran holísticos. Los médicos están entrenados para lidiar con el cuerpo por células, órganos o tejidos como asuntos separados. No hay razón médica que explique cómo tantas funciones mejoran de golpe, sobre todo a partir de simulaciones. Los resultados de Langer arrojan el efecto placebo al olvido, porque éste implica engañar a un paciente al decirle que está tomando una poderosa medicina cuando en realidad sólo ingiere un dulce de menta.

Durante el experimento del viaje en el tiempo no se hizo ninguna promesa, no se creó ninguna expectativa. La única medicina involucrada era una nueva experiencia, y era suficiente para enfrentarse a todas las premisas médicas de ese tiempo.

En uno de sus primeros experimentos, Langer fue a un asilo y volvió a dividir a sus sujetos en dos grupos. A ambos les dieron plantas de interior para sus cuartos. A un grupo se le dijo que era responsable de mantener las plantas con vida y que podía tomar decisiones en sus horarios cotidianos. Al otro grupo se le dijo que el personal se ocuparía de las plantas y que además no podría decidir sobre sus horarios cotidianos. Al final de los ocho meses, del primer grupo seguía vivo el doble de sujetos, en comparación con el segundo grupo.

Toda la comunidad médica debió sorprenderse con estos experimentos. Pero sólo décadas después se ha vuelto posible usar nuevas experiencias como medios para sanar a los viejos y los enfermos. A los residentes de los asilos se les dan mascotas para que las cuiden. Los pacientes con Alzheimer mejoran si escuchan música. De hecho, Rudy y sus colegas produjeron una aplicación llamada SPARK Memories Radio que provee terapia musical a los pacientes con Alzheimer. Un miembro de la familia que cuida al paciente escribe la fecha de nacimiento de éste, así como toda la información disponible sobre sus gustos musicales. La aplicación reproduce canciones que eran éxitos cuando el paciente tenía entre 13 y 25 años, ya que ésta es la música con la que la mayoría de la gente se identifica el resto de su vida.

La bandeja de entrada del equipo de Rudy se llenó de correos, hablando de cómo los pacientes con Alzheimer inicial se volvieron más tranquilos y menos agitados, y cómo los pacientes en un estadio avanzado y en estado vegetal de pronto "despertaron" otra vez. Una familia contó la historia de su afligido padre, quien sufría en las etapas avanzadas de la enfermedad y llevaba meses sin hablar. Después de escuchar cinco canciones de su juventud, de pronto se sentó en la cama y empezó a contar una historia acerca de una camioneta roja y su primera novia, ¡tal vez dio demasiados detalles! Los familiares se sonrojaron de vergüenza, pero estaban muy emocionados de escucharlo hablar otra vez, tan vivo y feliz. De igual forma, es posible encontrar videos de YouTube en los que se observan pacientes con Parkinson que apenas pueden caminar sin la ayuda de una enfermera, y de pronto encuentran su equilibrio e incluso empiezan a bailar cuando escuchan música. Éste es el poder sanador de la música o, más precisamente, el poder sanador de nuestras respuestas a memorias placenteras.

En breve, estamos entrando a una edad dorada para la salud y la sanación que depende de cómo cada persona usa las herramientas más comunes y poderosas al alcance de todos: la experiencia diaria, las elecciones sobre el estilo de vida y otras técnicas para aumentar la conciencia. En realidad esta noción es antigua. Adi Shankara, un filósofo y sabio indio de la Edad Media, dijo que la gente envejece y muere porque ve como las demás personas envejecen y mueren.

## El cuerpo-mente

Hace 30 años los médicos eran suspicaces con respecto a la conexión entre el cuerpo y la mente, la cual generaba bastante escepticismo porque, a diferencia del corazón o la gripe, la mente es invisible y no física. Hoy en día, gracias a décadas de investigación sobre cómo se comunica el cerebro con cada célula en el cuerpo, encontrar un proceso físico que no sea influenciado por la mente se ha vuelto un reto bastante complicado. El cerebro, que alguna vez fue el emperador de la mente, ha sido destituido. La "mente" está distribuida a lo largo de tu cuerpo. Una célula del corazón o del hígado no piensa con palabras o frases, pero sí envía mensajes químicos complejos todo el tiempo. El flujo sanguíneo, junto con el sistema nervioso central, es una superautopista de información con un tráfico de hasta 50 000 millones de células que ayudan a un objetivo único: mantenerse con vida, sanas, palpitantes. En la siguiente ilustración podrás observar cómo se ven realmente los caminos de información de la superautopista.

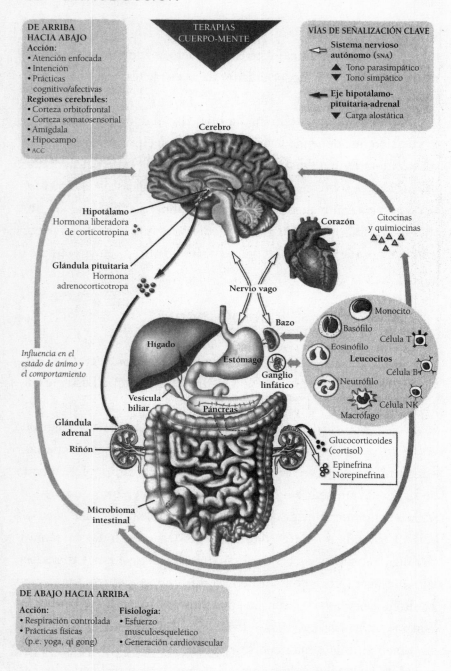

**DE ARRIBA
HACIA ABAJO**
**Acción:**
• Atención enfocada
• Intención
• Prácticas
  cognitivo/afectivas
**Regiones cerebrales:**
• Corteza orbitofrontal
• Corteza somatosensorial
• Amígdala
• Hipocampo
• ACC

TERAPIAS
CUERPO-MENTE

**VÍAS DE SEÑALIZACIÓN CLAVE**
⬅ **Sistema nervioso
   autónomo** (SNA)
   ▲ Tono parasimpático
   ▼ Tono simpático

⬅ **Eje hipotálamo-
   pituitaria-adrenal**
   ▼ Carga alostática

Cerebro

**Hipotálamo**
Hormona liberadora
de corticotropina

Corazón

Citocinas
y quimiocinas

**Glándula pituitaria**
Hormona
adrenocorticotropa

Nervio vago

Bazo

Monocito
Basófilo
Eosinófilo
**Leucocitos**
Célula T
Hígado
Estómago
Célula B
Ganglio
linfático
Neutrófilo
Célula NK
Macrófago

*Influencia en el
estado de ánimo y
el comportamiento*

**Vesícula
biliar**
**Páncreas**

**Glándula
adrenal**
**Riñón**

Glucocorticoides
(cortisol)

Epinefrina
Norepinefrina

**Microbioma
intestinal**

**DE ABAJO HACIA ARRIBA**

**Acción:**
• Respiración controlada
• Prácticas físicas
  (p.e. yoga, qi gong)

**Fisiología:**
• Esfuerzo
  musculoesquelético
• Generación cardiovascular

La fuente de la ilustración original es cortesía de Blake Gurfein. Ilustración realizada por Digital Mapping Specialists.

Para cualquier estudiante de medicina actual o de hace décadas, los órganos en esta ilustración son lo más normal del conocimiento médico. Pero en el futuro, el texto adjunto será muy común. Un médico docto deberá saber todo acerca de las "vías de señalización clave" que salen del cerebro y vuelven a entrar a él. Estas vías son lo que mantiene tu cuerpo unido. Si no se le dijera a cada célula qué hacer, si no mantuviera informados a otros 50 000 millones de células y jugara su parte en el equilibrio holístico del cuerpo, no habría un cuerpo: sólo una colección de células separadas e independientes, como las que componen un arrecife de coral o un molusco.

Décadas de investigación lograron validar la realidad de esta superautopista, e incluso hoy en día hay más descubrimientos que demuestran lo negativo de la separación entre cuerpo y mente. En este libro abandonaremos esa división artificial. El término correcto debería ser cuerpo-mente, por sólidas razones biológicas. Los mismos químicos cerebrales conocidos como neurotransmisores —las moléculas esenciales que le permiten funcionar a tu cerebro— están en todas partes, hasta en tus intestinos. Este descubrimiento, realizado hace tres décadas, impactó a la ciencia médica y ayudó a generar una explosión en la inteligencia.

De pronto, el sistema inmune, que está separado físicamente del cerebro, fue entendido como una vasta red de mensajes químicos a lo largo del cuerpo que compiten con los mensajes enviados por este órgano —los investigadores empezaron a referirse al sistema inmunológico como un cerebro flotante. No importa si la conexión cuerpo-mente es invisible a nuestro nivel, porque no lo es a un nivel molecular. Hay suficientes pistas químicas para convencer a cualquiera de que el estado de ánimo, las creencias, las expectativas, los miedos, los recuerdos, las predisposiciones, los hábitos y el viejo condicionamiento —todo ello centrado en la mente—, son de vital importancia para la salud de una persona.

Y eso nos trae al eje de este libro. Entre los procesos que están influenciados por la conciencia de una persona, la sanación es el más vital. Las células ya tienen su forma propia de conciencia química. La respuesta inmune está despierta y consciente todo el tiempo, supervisando de manera constante, en un estado vigilante, atenta a cualquier posible invasor u otra amenaza exterior. La respuesta inmune es tan autosuficiente como el latido del corazón o la respiración. Aunque, como cualquier estudiante de medicina aprende como conocimiento básico, la respuesta inmune tiene una gran falla en sí misma. Para encontrar la falla, detente y sólo respira. Respirar es una función involuntaria y automática, pero puedes interceder y hacerla voluntaria cuando quieras. La misma habilidad está en casi todo. Puedes inducirte estrés yendo a ver una película de terror. Puedes alterar tu metabolismo al hacer ejercicio o cambiar de dieta. En un encuentro sexual tendrás grandes cambios como los enlistados arriba, e incluso más. La línea divisoria entre lo que sucede de manera automática y lo que sucede voluntariamente no está fija. Las elecciones importan y es ahí que el yo sanador entra en escena. El cuerpo sabe cómo sobrevivir por sí mismo. Depende de nosotros enseñarle cómo florecer.

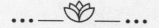

# PRIMERA PARTE

El viaje hacia la sanación

# 1

## ENFRENTAR LA REALIDAD Y COMENZAR

Hablemos con franqueza acerca de estar saludables. Todo mundo quiere mantenerse sano el mayor tiempo posible, pero estamos confundidos sobre cómo lograrlo. Constantemente surge información conflictiva, secundada por estudios que a veces se ponen de acuerdo y a veces lo niegan todo. Las modas van y vienen. Incluso las preguntas más básicas son puestas en duda, como: ¿La leche es buena para los adultos? ¿Los huevos aumentan los niveles de colesterol? ¿Cómo se relaciona la obesidad con la diabetes tipo 2? ¿Por qué hay cada vez más alergias?

Terminamos asumiendo que la vida es una apuesta y que si alguien se mantiene vital y vigoroso por 70 u 80 años, es sólo cuestión de suerte. Pero la razón subyacente es que sentimos que las probabilidades están en nuestra contra. La vida no es una pendiente en crecimiento. Es inevitable enfermarse una vez que pasamos la flor de la vida. En las estadísticas, cada adulto corre algún riesgo de problemas cardiacos y de cáncer, las dos principales causas de muerte en Estados Unidos. El Alzheimer, el mayor miedo de la mayoría de la gente, aparece de manera aleatoria y es incurable.

Este modelo, de mantenerse sano como si se tratara de una apuesta, está presente en la escuela de medicina, sólo que se explica de una manera científica. A pesar de las maravillas de la medicina moderna, hay mucho que se mantiene en la oscuridad. Un resfriado, que es una causa específica de enfermedad, sólo enferma a un porcentaje específico de individuos, nunca a todos. Todos los tratamientos estándar son impredecibles en algún nivel. Funcionan mejor para algunos pacientes que para otros, y a menudo no sirven en lo absoluto. La predicción se define como reducción de riesgos. El hecho de comer bien, hacer ejercicio con regularidad y evitar toxinas como el alcohol o el tabaco no es realmente la forma de atacar la causa de enfermedades mayores como la diabetes, la enfermedad coronaria o el cáncer. La persona promedio no se da cuenta de que estos riesgos sólo aplican a grandes grupos estadísticos. No predicen lo que le sucederá a un individuo. Siempre habrá alguien que lo hace todo bien y aun así se enferma, mientras que alguien más nunca le ha puesto atención a su salud y sale librado.

Aunque la buena suerte te acompañe, llegará el día en el que ni siquiera el Dr. House podrá ayudarte. Sin que tengas la culpa, tu salud se romperá en pedazos y la casa siempre gana. He aquí el porqué:

*Siete razones por las que la atención médica no funciona*
- El médico no conoce la causa de tu enfermedad.
- No existe un medicamento o cirugía que resuelva la situación.
- Los tratamientos disponibles son demasiado riesgosos, tóxicos o costosos, o las tres cosas juntas.
- Los efectos secundarios del tratamiento son mucho mayores que los beneficios.
- Tu condición está demasiado avanzada como para revertirla.
- Eres demasiado viejo para ser tratado sin riesgos o no hay mucha esperanza de recuperación.

- En algún momento, algún médico se equivocó.

Cuando aparece alguno de estos problemas durante la atención médica, lo que suceda después está fuera de control tuyo y de tu médico. Después de tres siglos de ciencia médica avanzando a pasos enormes —legado que nosotros, los autores, respetamos profundamente—, se ha vuelto obvio que el modelo de apuestas para mantenerse sano debe ser remplazado. Están sucediendo demasiadas cosas inaceptables:

- Las personas viven más: aun así, en promedio sufren entre ocho y 10 años de mala salud, y de uno a tres años de incapacidad al final de su vida.
- El cáncer todavía es tratado con un fatalismo fúnebre a pesar de que más de dos tercios de los cánceres pueden ser prevenidos.
- Alrededor de 400 000 personas mueren anualmente por errores médicos.
- La persona promedio se siente indefensa, confundida y ansiosa sobre el hecho de enfermarse e ir al médico.

Estas situaciones inaceptables son el resultado cuando el modelo de la apuesta se establece y tú juegas a la lotería con tu futuro. Lo más inaceptable de todo es perder el control. La gente tiene mucho miedo de caer en las manos de los médicos y terminar en el hospital. Pero existe una alternativa. El autosanador es quien toma decisiones, se enfrenta al mundo de la vida diaria y guía su mente y cuerpo hacia una sanación *duradera*. Una ligera cortada sana en un par de días, y el recuerdo del resfrío del invierno pasado ya es lejano. Pero el yo sanador es de largo alcance. Te dispones a volverte pleno, que es la única estrategia viable para mantenerte saludable de por vida.

Es increíble lo mucho que ha evolucionando el cuerpo humano para hacer posible la sanación. Ahora tienes una oportunidad de evolucionar de forma *consciente*, al tomar decisiones que aumentarán radicalmente tu inmunidad a la enfermedad, reducir y revertir el proceso de envejecimiento, y aumentar la respuesta sanadora. Estas metas no se logran apostando, pero se alcanzan al adoptar un nuevo modelo: la autosanación.

En el nuevo modelo todo se reduce al proceso que se muestra en el diagrama siguiente:

ALTERACIÓN → RESPUESTA SANADORA → RESULTADO

Alteración = Cualquier amenaza a la salud. Puede ser un virus o bacteria invasor, una herida física, un evento exitoso, un evento estresante, alteraciones a nivel celular o genético, problemas mentales y situaciones similares.

Respuesta sanadora = Una reacción a las alteraciones que le devuelve el equilibrio a la mente o al cuerpo.

Resultado = Un regreso a la normalidad, un estado equilibrado y sin alteraciones.

Como puedes observar, la terminología es bastante general. Cualquier experiencia puede ser una alteración, no necesariamente una bacteria o un virus. El recuerdo de un trauma puede alterar el cuerpo, así como perder tu empleo o ceder al impulso de comerte una hamburguesa doble con queso y papas fritas. Asimismo, la respuesta de éste a una alteración involucra a todo el sistema de mensajería y a la superautopista de información. Sanación es aquello que regrese al cuerpo a un estado de equilibrio normal.

Este enfoque de *sistema completo* está ganando fuerza en la medicina contemporánea, y tendremos mucho que decir acerca de él. El sistema completo es sólo otra manera de decir cuerpo-mente. Va más allá de las divisiones de la escuela médica que separa a los órganos y el viejo escepticismo ante la conexión entre cuerpo y mente. Cuando sucede un evento feliz, como enamorarse, el sistema completo responde mientras los mensajes pasan a través del flujo sanguíneo, el sistema nervioso central y el sistema inmune. Cuando un evento trágico sucede, como perder a un ser querido, la respuesta es igualmente holística, pero la combinación de químicos en el proceso de señalamiento es muy diferente. Las cosas que experimentas de manera subjetiva, como el amor o el dolor de una pérdida, deben tener una configuración precisa en el cuerpo-mente. Si esto no existiera, no tendrías la experiencia.

El enfoque de sistema completo no es solamente un nuevo y brillante modelo que remplazará a los viejos, sino que es más cercano a la realidad. La naturaleza no reconoce categorías humanas. El cuerpo y la mente son un reino, así como cada órgano, tejido y célula funcionan hacia la misma meta: preservar la vida. Pero la dura realidad es que nuestros cuerpos no han evolucionado con la velocidad suficiente para lidiar con las alteraciones que les son impuestas. El enfoque de sistema completo revela problemas holísticos, así como soluciones holísticas. Consideremos la actual epidemia de obesidad que enfrentan personas de todas las edades en Estados Unidos. Sólo un factor, el exceso en el consumo de azúcares, es un contribuyente mayor a la obesidad, la diabetes tipo 2 y, aunque sea sorprendente, la cardiopatía. Puedes comer azúcar hoy y no notar signos de estas enfermedades al acecho, pero el páncreas sabe que la demanda de insulina es demasiado alta, el sistema digestivo sabe que demasiadas calorías inútiles se transforman en grasa; el hipotálamo sabe que la energía fugaz de un golpe de azúcar desequilibra todo tu metabolismo.

A pesar de lo poderosa que es la respuesta sanadora innata, depende de la evolución para que un gran cambio pueda suceder, y esto siempre es muy lento. La única estrategia viable es intervenir con decisiones conscientes que el cuerpo-mente absorba y a las cuales se adapte. Una hamburguesa doble con queso y papas fritas es conocida por hacer que los marcadores de inflamación aparezcan en el plasma sanguíneo (el líquido de color amarillento que permanece en tu sangre después de que la parte sólida, sobre todo los glóbulos rojos, se remueve) junto con partículas flotantes de grasa. Esto sucede en unos pocos minutos y dura hasta seis horas. Durante ese tiempo, tu cuerpo experimenta una alteración. Como respuesta, el hígado acelerará la marcha para procesar el exceso de grasa y tu sistema inmune intentará combatir el surgimiento de inflamación. Es muy probable que el resultado inmediato no sea dramático y parezca inofensivo. Pero la repetición de estas alteraciones tiene un amplio margen de efectos dañinos.

Si vives tu vida sin conciencia de lo que le sucede al sistema entero, te estás sumando al modelo de salud que juega a las apuestas. Si te vuelves consciente de los problemas que acarrea una hamburguesa doble con queso y papas fritas, podrás dejar de lado esa indulgencia y tu cuerpo te lo agradecerá. Pero la tentación es constante y ceder ante ella toma unos segundos. No sólo con una hamburguesa con queso sino con cualquier tipo de comida chatarra grasosa, salada, demasiado dulce, procesada, etcétera.

La única manera de cambiar de verdad es hacer un giro mayor a un estilo de vida sanador, que no esté cortado y dividido en pequeñas elecciones temporales —por más saludables que puedan llegar a ser—, sino que se eleve hasta un nivel de cuidado del sistema entero.

## ¿De qué es capaz el autosanador?

Imagina dos pacientes, A y B. Tienen fiebre y van al médico. El paciente A se encuentra con una sala de espera repleta y es informado que el médico va retrasado 30 minutos. Al final, la espera es de más de una hora y cuando A llega por fin con el médico, se siente algo tenso e incómodo. Como si fuera algo burocrático, éste le toma la temperatura, le hace preguntas someras y le prescribe antibióticos.

"Es probable que tengas una infección leve —le dice—. Veamos cómo te funciona esto. Si te estás resfriando, tu fiebre se pondrá peor y después vas a mejorar. Te veo en dos semanas. La enfermera en la recepción puede agendar una cita."

Este escenario es bastante común en las visitas regulares a los médicos de cabecera, y todos conocemos la rutina. Nada de lo que el médico le haya dicho a A es mentira o algo fuera de la práctica regular: tuvo un cuidado de rutina.

El paciente B encuentra una sala de espera vacía y ve al médico de inmediato. Éste le pregunta acerca de su fiebre y quiere saber los detalles sobre cómo comenzó y qué tanto ha afectado el sueño, el estado de ánimo, el nivel de energía y el apetito. Investiga si B ha tenido fiebres similares en el pasado y cómo terminó con ellas. ¿Se desvanecieron por sí mismas o necesitó medicinas? Esta interacción toma más que un par de minutos, pero el médico se muestra interesado y no parece desesperar. El paciente B se siente reconfortado por sus cuidados.

"La mayor parte del tiempo este tipo de fiebres leves son síntoma de un resfrío —dice el médico—. Llámame en los próximos días cuando lo creas necesario. Una vez que supervisemos lo que sucede, tendremos una mejor idea de qué hacer."

El segundo médico suena idílico, pero hay un problema: es de fantasía. Casi ningún paciente recibe el tipo de atención sin prisas que recibió nuestro ficticio paciente B. Y no parece que las cosas vayan a cambiar pronto. Deberíamos considerar la profesión médica como algo atento y cuidadoso, pero incluso en los mejores casos las visitas al médico implican largas esperas, estar a lo mucho 10 minutos con el médico y recibir un tratamiento basado en un captura instantánea de la situación.

Pero hay una alternativa. Puedes aceptar el papel del autosanador. Toma en consideración las cualidades del médico idílico, que incluyen las siguientes:

- Paciencia
- Simpatía
- Mente abierta
- Atención a los cambios en la enfermedad del paciente
- Monitoreo cercano
- Conocimiento detallado de la historia del paciente
- Conocimiento y experiencia médica exhaustiva

Sólo el último elemento de la lista es exclusivo de la profesión médica. Todo lo demás es algo que puedes hacer, ya sea cuidándote a ti mismo o en colaboración con un buen médico. Algunas cosas sólo las puedes hacer tú, como el monitoreo constante, a menos que ingreses a un hospital. Es probable que ya estés haciendo la mayoría de las cosas de la lista, aunque no tengas la conciencia de que actúas como un sanador. Será muy importante maximizarlas porque la conciencia necesita volverse un hábito cotidiano, incluso una habilidad.

De igual manera, las pésimas cualidades que detestamos ver en un médico suelen ser iguales a como nos tratamos a nosotros mismos diariamente. Millones de personas se aproximan a su salud con alguna de las siguientes situaciones:

- Indiferencia
- Negación del dolor o de algún otro síntoma que requiere atención
- Preocupación o ansiedad
- Falta de información
- Conjeturas
- Bajo tratamientos innecesarios o inefectivos

Es claro que queremos evitar lo anterior, pero caemos en respuestas derrotistas todo el tiempo. Nos preocupamos innecesariamente o fingimos que nada nos lastima. Adivinamos lo que está mal y por impulso intentamos algo que esperamos funcione: por lo general esto significa un frasco de medicinas al alcance de la mano. La mayoría de las veces el impulso es temporal, así que regresamos a esperar y preocuparnos.

Desde ahora estás en la posición de adoptar el papel de autosanador. Al adentrarte en el poder de tu conciencia, puedes activar el potencial escondido del sistema sanador del que ya dependes todos los días. Esperamos que todo esto suene emocionante, porque hay cambios de vida frente a nosotros. Pero antes queremos aclarar de lo que este libro *no se trata*.

## Puntos de partida realistas

No te mostraremos la forma de superar una enfermedad crónica como la artritis, la diabetes tipo 1 o la insuficiencia cardiaca.

No tenemos curas para enfermedades incurables como el Alzheimer.

No estamos prometiendo una cura contra el cáncer.

Ninguno de nuestros consejos está fuera de la práctica médica probada: no estamos hablando de la curación por la fe, de placebos o de pensamiento mágico.

Si tienes síntomas avanzados o un trastorno ya desarrollado, debes buscar ayuda médica calificada.

¿Dónde estás ahora?

Habrá quien se decepcione de que este libro no aborde cómo curar por cuenta propia una enfermedad ya desarrollada. Pero las ventajas de la autosanación son inmensas porque aprendes cómo mantenerte conscientemente en un estado de bienestar que aumente por toda tu vida. Tan grande como pueda llegar a ser este concepto, al final la sanación es una experiencia personal hoy, mañana y al día siguiente. Para ello, te pedimos que hagas una pausa y respondas dos cuestionarios. El primero medirá dónde estás ahora —en otras palabras, tu punto de partida para tu camino de sanación—. El segundo medirá qué tan grande es tu potencial, qué tan lejos puedes llegar con la sanación.

Cuestionario 1: ¿Dónde estás ahora?

Para cada afirmación, considera tu experiencia durante el último mes. Marca cada una con un número dependiendo de la frecuencia con la que haya ocurrido:

1 = Nada o sólo una vez

2 = A veces

3 = A menudo

4 = Regularmente

— Estaba deprimido.

— Me sentí preocupado o ansioso.

— Tuve que ir al médico.

— Estaba adolorido pero no fui al médico.

— Había un problema crónico de salud.

— Comí la comida equivocada, comida rápida o chatarra.

— Estuve bajo presión.

— Estuve estresado.

— Tuve problemas para dormir.

— No dormí lo suficiente.

— No tuve control de mi peso.

— Tuve una migraña.

— Tuve dolor de espalda.

— Mis relaciones no terminaron bien.

— Me enojé muchísimo.

— Descuidé el ejercicio y la actividad física.

— Tuve problemas de seguridad en mí mismo y en mi autoestima.

— Me sentí solo.

— Me sentí no amado y no cuidado.

— Hubo problemas familiares conflictivos.

— Estuve preocupado por el futuro.

*Evaluación de tus respuestas*

Este cuestionario no conduce a un puntaje total, sino que nos enfocaremos en cada respuesta individual. Si tienes muchas respuestas con número 3 o 4, tu vida en el último mes ha sido cuesta arriba. Sin embargo, la mayoría de la gente tendrá algunas respuestas con número 3 o 4, sin importar lo bien que esté su existencia.

Guarda tus resultados y vuelve a responder el cuestionario cuando termines de leer este libro. Y respóndelo de nuevo después de algunos días o semanas después de adoptar un estilo de vida sanador. Si tus respuestas mejoran, tendrás la prueba y la motivación de que este estilo de vida en verdad funciona.

Cuestionario 2: Tus experiencias positivas elevadas

La sanación es un proceso holístico, y el ser sanador abre el camino para experiencias más elevadas que hacen tu vida más jubilosa y significativa. Queremos saber cuántas experiencias elevadas estás teniendo ahora. Para cada afirmación considera tu experiencia durante el último mes. Marca cada una con un número dependiendo de la frecuencia con la que haya ocurrido:

1 = Nada o sólo una vez
2 = A veces
3 = A menudo
4 = Regularmente

– Me sentí satisfecho interiormente.
– Expresé amor abiertamente hacia alguien.
– Me sentí libre y liberado.
– Me vi a mí mismo sin culpa ni juicio.
– Fui valorado y elogiado por alguien en el trabajo o mi familia.
– Sentí paz y tranquilidad interior.
– Me sentí como parte de un plan o visión mayor.
– Experimenté un gesto de amor hacia mí.

– Tuve una experiencia espiritual.

– Sentí bondad amorosa y compasión.

– Perdoné a alguien.

– Me perdoné a mí mismo.

– Solté algo negativo del pasado.

– Desarrollé un vínculo emocional con alguien.

– Me sentí bendecido.

– Sentí una presencia divina o sagrada.

– Me sentí con el corazón ligero.

– Afiancé mi fe en la bondad humana.

– Me sentí dichoso o en éxtasis.

– Vi o experimenté la luz interior.

– Experimenté el Ser puro o la conciencia sin límites.

– Vi lo sagrado de otra persona.

– Medité, recé o realicé alguna otra práctica contemplativa.

– Me sentí inspirado creativamente.

*Evaluación de tus respuestas*

Al igual que en el cuestionario anterior, éste no conduce a un puntaje total, sino que nos enfocaremos en cada respuesta individual. Si tienes muchas respuestas con número 1 o 2, tu vida el último mes quizá se haya sentido mundana y sin inspiración. Sin embargo, la mayoría de la gente tendrá algunas respuestas número 1 o 2, sin importar qué tan plena sea su vida: el acceso a experiencias más elevadas todavía está esperando.

Como en el primer cuestionario, guarda tus resultados y vuelve a responderlo cuando termines de leer este libro. Relee tus respuestas unos días o semanas después de adoptar nuestras sugerencias para un estilo de vida sanador. Si tus respuestas mejoran, tendrás la prueba y la motivación de que las experiencias elevadas no son aleatorias. Son accesibles por medio de tu yo sanador todas las veces que quieras.

Ahora tienes una mejor idea de lo que implica tomar las riendas de tu salud. Has descubierto los conceptos críticos para alejarte del modelo de apuestas y mantenerte sano. Al darte cuenta de que la conciencia es la clave, estás en el umbral de la transformación. Hay muchos detalles que deben ser explicados, y los siguientes capítulos describen el meollo de nuestro nuevo modelo. Sin embargo, nada es más importante que saber que el yo sanador es real. Está tan cerca de ti como el siguiente respiro y es tan vital como el siguiente latido de tu corazón.

# 2

## ¿QUIÉN SE MANTIENE BIEN Y QUIÉN NO?

La belleza del enfoque de sistema completo es su naturalidad. Las cosas más básicas que hacemos para mantenernos con vida afectan al sistema completo. Respiramos, comemos y dormimos. La ciencia médica más avanzada ahonda de manera extensiva en estos procesos, y con cada paso que dan las investigaciones resulta cada vez más completo comer, respirar y dormir. Pero esto no tendría por qué nublar un hecho: la gente que logra mantenerse bien durante toda su vida y que disfruta del mayor bienestar es quien duerme sus buenas ocho horas, que lleva una dieta balanceada para mantener un peso saludable y que respira con facilidad, es decir, que no vive agobiada por el estrés o la ansiedad.

Para millones de personas nos resulta imposible afirmar que dominamos el proceso más básico del sistema completo. Por alguna u otra razón se nos ha escapado la naturalidad de estar bien. ¿Cómo es posible? A manera de analogía, piensa en un automóvil que se conduce solo. Algo que por mucho tiempo fue el sueño de los ingenieros es ahora real y su llegada ha sido recibida con pánico y optimismo al mismo tiempo. Para los optimistas, un automóvil que se conduce solo será un avance para la seguridad. Un vehículo sin conductor, equipado con inteligencia artificial y sensores que mantienen un estado vigilante los 360 grados, detectará los potenciales peligros casi al instante, con mucha mayor rapidez que el mejor de los conductores humanos. ¿Pero qué sucede si falla el mecanismo de seguridad? Es ahí donde surge el pánico. Ser conducido hacia un accidente por una máquina que no puedes controlar es una pesadilla.

Por ello, en la práctica, un automóvil que se conduzca solo debe incluir un medio para que el conductor humano intervenga y tome el control. Los momentos de decisión siempre suceden en situaciones de tráfico. Por lo menos por ahora, no muchos estaríamos dispuestos a ceder todo el control a una máquina. Tal vez nunca lo estemos, tomando en consideración los riesgos de vida o muerte.

Gran parte de la misma dificultad se relaciona con nuestro cuerpo. Aunque como maquinaria se autorregule a la perfección —un término simplista pero que viene al caso—, el cuerpo funciona bajo un control dual. En la introducción mencionamos el ejemplo de la respiración. Le prestes atención o no, inhalas y exhalas. Es un mecanismo de supervivencia de lo más básico. Pero si así lo deseas, puedes intervenir y respirar de otro modo, con otro ritmo, con otra profundidad. Debido a que el cuerpo funciona como un sistema completo, tus intervenciones no son locales: un tipo distinto de respiración podría significar un ataque de pánico, por un lado, y una práctica plena de yoga, por el otro. Eso significa que cada intervención tiene la posibilidad de moverte de tu estado natural de bienestar.

Parece que millones de personas han hecho eso. Los signos son obvios en muchos sentidos: encabezando la lista está dormir mal, las enfermedades crónicas del estilo de vida, la obesidad, la ansiedad y la depresión. La respuesta sanadora se ve comprometida por una alteración enorme como la neumonía o la polio, pero estos eventos desastrosos son cada día más raros y su cura más sencilla. La verdadera amenaza a la sanación proviene de nuestras intervenciones diarias, las cuales tienen consecuencias negativas o bien impredecibles. Son las gotas de agua que en algún momento pueden provocar una inundación.

La respuesta sanadora no juzga, se adapta sin preguntar a cualquier decisión que tomes. Tus células son fábricas químicas que alteran su línea de producción dependiendo del estímulo que les des, lo que funciona como una directiva del gerente de la empresa. Dado que la vida de todos es una mezcla de decisiones buenas y malas, todo en la vida debe ser visto como elevación o disminución de tu estado de bienestar. Las células toleran nuestras debilidades a nivel genético, pero pagan el precio junto con nosotros.

La solución es usar el control dual del cuerpo como una herramienta de sanación. En los términos más básicos, hay dos tipos de sanación que suceden en cada persona en este instante.

*Sanación automática*, la cual todos heredamos con nuestros genes gracias a millones de años de evolución.

*Sanación consciente*, la cual cubre cada oportunidad para apoyar y mejorar la sanación automática.

Cualquier experiencia es candidata de sanación. El simple hecho es que un día sin sensación alguna de dolor físico no escapa de las siguientes experiencias:

- Sentirse deprimido, indefenso o desesperanzado.
- Preocuparse acerca del futuro.
- Sentirte ansioso, con miedo o inseguridad.
- Estar estancado en viejos comportamientos y malos hábitos.
- Baja autoestima.
- Falta de realización de metas y proyectos.
- Relaciones problemáticas.
- Sentirse solo, excluido y menospreciado.

- Llevar una vida sin ningún propósito o sentido.
- Culpa y vergüenza por viejos traumas y heridas.

¿Quién puede decir que algo en esta lista no le aflige ahora o le afectó en algún momento? De acuerdo con una encuesta reciente, uno de cada seis adultos estadounidenses toma algún tipo de medicamento psiquiátrico. Como vimos anteriormente, los síntomas de alivio no llegan a la causa real de un trastorno como la depresión. La investigación ha atacado la causa de ésta por medio de escaneos cerebrales, para observar si en este padecimiento está involucrada alguna área específica del cerebro; por medio de perfiles genéticos, para descubrir si existe un "gen de la depresión" o un grupo de genes; y por medio de evaluación psiquiátrica, con la esperanza de que un patrón de comportamiento conduzca a ella.

Sin embargo, no se ha encontrado ninguna causa específica por este camino. La conclusión más aceptada es que la depresión de cada persona es única y muestra una amalgama de factores psicológicos, fisiológicos y genéticos. La depresión está ligada a la experiencia personal y cómo reaccionas a ella. Leer la misma mala noticia en un periódico no desencadena la misma reacción en personas diferentes, quienes pueden responder en un rango inmenso de emociones que van de la indiferencia hasta una profunda depresión. La misma variable aplica a la ansiedad, que explica por qué una persona colecciona arañas como un pasatiempo placentero y otra persona muere de miedo sólo de verlas. ¿Estás en una relación problemática? ¿Tu vida parece no tener propósito o significado? Que un espectro tan amplio de reacciones sea intratable no es culpa del tratamiento médico. Estas causas de sufrimiento no tienen una cura farmacéutica; ni siquiera encajan en el modelo estándar de enfermedad, el cual insiste neciamente en que las causas "reales" de ésta son cambios físicos.

Para contrarrestar este prejuicio, hay estudios impresionantes que han demostrado que los estados subjetivos invisibles tienen un efecto muy poderoso en el cuerpo. Por ejemplo, investigadores de la Escuela de Medicina de la Universidad de Texas estudiaron las tasas de mortalidad de hombres y mujeres que habían pasado por una cirugía de corazón abierto, incluyendo *bypass* cardiaco y reemplazo de la válvula aórtica. Si te basas en el enfoque médico de rutina, la razón por la que alguien muere seis meses después de la cirugía mientras alguien más sobrevive tiene que ver con una diferencia física. Pero el equipo encabezado por el doctor Thomas Oxman tomó un enfoque poco ortodoxo. Formularon dos preguntas a los pacientes acerca de su situación social: ¿participas de manera regular en grupos sociales organizados?, y ¿tomas energía o consuelo de tu religión o tu fe espiritual?

Éstas son preguntas de sí o no bastante sencillas, y al evaluar las respuestas los investigadores excluyeron los factores de riesgo típicos de morir después de una operación de corazón, los cuales incluyen la edad, la severidad de la enfermedad y la severidad del previo ataque al corazón. Con estos factores descartados, los descubrimientos eran asombrosos:

- Una persona que respondió *Sí* a ambas preguntas tenía menos de 5% de probabilidades de estar muerta seis meses después de la cirugía.
- Una persona que respondió *No* a ambas preguntas tenía entre 20 y 25% de probabilidades de estar muerta seis meses después de la cirugía.

Al final, tener apoyo social y consuelo de tu fe te da siete veces más probabilidades de sobrevivir una operación mayor del corazón, que alguien que no tiene ninguna de las dos en su vida. Casi seguramente este resultado es la única diferencia de siete veces en cualquier riesgo de mortalidad del corazón, incluyendo los niveles de colesterol, la alta presión arterial y una historia genética de ataques al corazón en la familia. Mientras que preguntar si alguien pertenece a un club social o a una iglesia es una medida objetiva, la pregunta sobre la fe espiritual o religiosa trata por completo sobre cómo *se siente* la persona.

Cómo te sientes es subjetivo por completo, pero igual de importante. Es una actividad en la conciencia, un pequeño indicador de tu autoconsciencia. El apoyo a la sanación consciente no podría ser más obvio.

## La historia de Marge: lo primero es la conciencia

Gran parte de la respuesta sanadora sigue siendo un misterio. Nadie sabe realmente —o no puede prevenirlo siempre— por qué una persona se enferma y otra no. Las razones ocultas existen en una zona oscura que va más allá de lo físico.

Hay gente que es prueba viviente de que funciona la sanación basada en la conciencia como modo de vida. Pensemos en el caso de Marge, una mujer entrada en años que se mantuvo activa y autosuficiente hasta los 91 años de vida. Marge seguía viviendo sola en su departamento, cocinaba para sí misma, manejaba su auto sin ayuda y sólo contrató ayuda doméstica para las actividades más pesadas. La salud de Marge era excelente. En comparación con las siete medicinas de prescripción que toman los adultos mayores de 70 años, ella sólo tomaba una para la alta presión arterial.

En una población en proceso de envejecimiento, mucha gente querrá conocer el secreto de Marge. ¿Será acaso una buena genética del envejecimiento? A la fecha, ninguna investigación definitiva ha encontrado un gen o grupo de genes que tenga estas condiciones (a pesar de que hay muchas pistas, como veremos un poco más tarde). Es común decir que si tus padres llegaron a los 80 años, tu esperanza de vida será tres veces más larga que el promedio. No es una gran ventaja.

Marge tenía algunas ventajas estadísticas. Creció en un hogar adinerado en Cincinnati, lo cual significa que tuvo buen cuidado médico, aunque esto no salvaba a nadie de alguna enfermedad infantil seria en los años veinte. Cuando Marge nació, los antibióticos estaban todavía bastante adelante en el futuro. Tuvo suerte de no enfermarse de tuberculosis, polio o fiebre escarlata. La ausencia de enfermedades serias en la infancia está asociada con una vida más larga.

Pero en su mente, ninguno de estos factores era el decisivo.

"Tuve un matrimonio complicado con un artista de Nueva York —recuerda—. Ambos teníamos un carácter muy fuerte y peleábamos bastante. La mayor parte de mi energía la gastaba en él en lugar de dedicarla a mis tres hijos. No me siento orgullosa por eso, y por más que amé a mis hijos, fui muy dura con ellos."

Mirando en retrospectiva, Marge se dio cuenta de que un solo atributo psicológico, la ira, le había generado efectos drásticos en la vida.

"Me divorcié cuando mis muchachos eran unos adolescentes. Uno se fue a un internado y los otros dos decidieron vivir con su padre, quien estaba tan enojado conmigo que hizo un tremendo esfuerzo para quedarse con todo nuestro dinero para él y los chicos. De pronto me sentí sola y estupefacta al ver cómo mi vida había cambiado tan drásticamente."

Marge luchó con la depresión. Más tarde fue obvio que sus hijos habían crecido teniéndole miedo debido a su temperamento irascible. "Olvidaba qué era lo que me había hecho enojar apenas se calmaban las cosas, pero nunca se calmaban. Me temían a mí, su madre."

Hasta este punto de su historia, nada sugeriría que Marge viviría más que el promedio; incluso lo contrario, si su depresión se había vuelto crónica y afectaba su estado de salud. Después un solo factor cambió su vida: Marge se convirtió al budismo. Para ella, esta decisión inauguró una transformación interna.

"Encontré a un maestro zen por medio de un amigo —recordó—. No te podría decir por qué le di una oportunidad al budismo, pero una vez que empecé a meditar pasaron dos cosas. La primera fue que, al estar más en calma, mi mal humor no explotaba a la primera. La segunda fue que vi algo muy real acerca de mí misma. En lo profundo, estaba muy ansiosa por estar sola. Todo el drama que hacía era una táctica para lograr que la gente me prestara más atención y eso me protegía de sentir mi soledad."

Hoy en día, a los 96 años de edad, Marge vive en un asilo, con el programa más básico de ayuda: alguien la asiste algunas veces al día y la ayuda a bañarse. Sus medicamentos no han aumentado. Baja a comer y cenar sin ayuda y sale a comer con amigas una vez a la semana. Sólo hay dos cosas que son áreas de dificultad.

"La prótesis de mi cadera, que me puse a los 70 años, ya no está tan bien como antes, así que decidí empezar a usar una silla de ruedas en lugar de caminar distancias largas. Mis hijos aún toman sus precauciones conmigo. Haber tenido una madre iracunda no es algo que hayan superado con facilidad. Ése es el único remordimiento que tengo. En cuanto al resto, estoy en paz."

Marge fue afortunada por haber comenzado a meditar hace tanto tiempo, porque fue hasta finales de los años setenta que la medicina convencional empezó a realizar estudios que demostraban cómo la meditación se asociaba a resultados de salud positivos, como la disminución de la presión arterial. "Relajación" era la otra palabra clave para más beneficios, como la reducción del estrés y la ansiedad. Hoy en día, el enfoque de sistema completo disuelve todas las barreras artificiales entre la mente y el cuerpo. Cada día toma más fuerza la comprensión de que toda experiencia tiene un resultado mental y otro físico.

Tomemos como ejemplo el simple hecho de que la tristeza reduce la respuesta inmune de una persona. La tristeza por una pérdida es un evento mental muy drástico, una fuente de dolor psicológico. Cuando alguien continúa en dolor después de seis meses de haber perdido a un familiar, lo cual sucede el 10% de los casos, su condición es conocida como duelo traumático. Los estudios sobre las personas que sufren de duelo traumático indican que es muy probable que se trate de una "discapacidad global", lo que en términos sencillos significa que cualquier cosa puede salir mal con su salud.

Un estudio de 150 viudos y viudas descubrió que "la presencia de síntomas de duelo traumático a los seis meses de la muerte de la pareja predecía consecuencias de salud tan negativas como cáncer, cardiopatías, alta presión arterial, pensamientos suicidas, así como cambios en los hábitos alimenticios durante los próximos 13 a 25 meses". (Rudy recuerda que después de la muerte de su padre a la edad de 45, cuando él tenía 17, su madre pasó años en duelo antes de ser capaz de vivir una vida normal otra vez.) Si asimilas el significado de todo esto, por razones desconocidas algunas personas sufren con mayor fuerza un duelo que otras. El tiempo natural de recuperación para un duelo no las cura, y hasta dos años después se encuentran en riesgo de una amplia gama de trastornos, tanto físicos como mentales. Otros estudios han encontrado resultados parecidos que tienen que ver con el insomnio, la baja autoestima y una sensación de tristeza.

El duelo traumático acelera el poder de la conexión mente-cuerpo. A pesar de que la ciencia médica dice muchas cosas con respecto a la parte física del cáncer y la deficiencia cardiaca, y si se acerca más puede incluso encontrar los desequilibrios químicos que aparecen en alguien que sufre de duelo traumático. No existe una *causa* que genere este tipo de duelo de larga duración, no hay conocimiento sobre *por qué* falló el sistema de sanación, y muy poco se sabe acerca del *propósito* y el *significado* del duelo en un primer lugar. (Otros mamíferos no parecen entrar en duelo, salvo excepciones como los elefantes y los perros domesticados. Si un cazador le dispara a un venado en una manada, el resto se aflige por un momento y después regresa a pastar con normalidad.)

Las palabras en itálicas en el párrafo anterior —*causa, por qué, propósito* y *significado*— apuntan a un hecho innegable. Los humanos vivimos por un propósito, y cuando un propósito es dañado —la esposa que amas muere— el duelo y el dolor pueden hacer aparente que la vida no tiene sentido. Cada célula en el cuerpo recibe un mensaje de forma química. Los químicos son la evidencia física del dolor, pero la pérdida de sentido no es química, sino que es humana en el sentido más amplio. Tan doloroso como pueda llegar a ser el duelo, si alguien no siente dolor con la muerte de su esposa podría considerarse extraño, incluso algunos dirían a sus espaldas que no tiene corazón, otra palabra muy humana.

## Sanación invisible

El yo sanador es la parte de nosotros que lidia con las causas invisibles, el porqué de quién se enferma y quién no, y el propósito y significado de estar vivos. Sanar no es místico sólo porque es invisible.

Alguien que nunca ha pensado sobre su respuesta sanadora querrá ser feliz, y una clave para una felicidad general es sentirse amado. ¿En verdad es posible que tus células se sientan amadas? Antes de reaccionar a lo que parece ser una afirmación ridícula, consideremos el siguiente estudio.

Investigadores de Yale examinaron a 119 hombres y 40 mujeres que se sometieron a los análisis más precisos para detectar bloqueos en las arterias coronarias, conocidas como angiografías coronarias. (Es un procedimiento que provoca mucha ansiedad a muchas personas, a pesar de que no es tan invasivo. Por lo general se inserta un pequeño catéter en el antebrazo, el cual se lleva hasta las arterias del corazón. Se inyecta una tinta que muestra el interior de la arteria usando una exploración tomográfica computarizada o una resonancia magnética. De esta manera, el tamaño de la apertura del vaso sanguíneo, o del bloqueo, se puede observar directamente.) Los pacientes que les dijeron a los investigadores que se habían sentido amados y apoyados emocionalmente solían mostrar una menor obstrucción arterial, lo cual es la causa de los ataques al corazón.

Existen otros factores de riesgo que pueden predecir la presencia de cardiopatía, como la dieta, el ejercicio, el tabaquismo y la historia familiar, pero incluso cuando éstas salen de la ecuación, el sentimiento de ser amado y apoyado emocionalmente era un indicador de quién tendría más o menos obstrucción arterial. Un estudio de 131 mujeres en Suecia llegó a la misma conclusión. Pero tal vez la investigación más impactante se basaba en una sola pregunta. Un equipo de la Universidad Case de la Reserva Occidental hizo un sondeo de 10 000 hombres casados sin ninguna historia de angina de pecho, el clásico dolor de pecho asociado a la cardiopatía (a pesar de que los paros cardiacos pueden suceder sin este síntoma previo).

Como se esperaba, los hombres con un mayor puntaje en los factores de riesgo familiar para la cardiopatía, como alto colesterol, hipertensión y edad avanzada, tenían 20 veces más probabilidades de desarrollar angina de pecho durante los siguientes cinco años. Entonces los investigadores hicieron una simple pregunta: "¿Tu esposa te muestra su amor?". Los hombres que respondieron sí tenían menos riesgo de desarrollar angina, incluso cuando presentaban altos índices de factores de riesgo conocidos. Lo opuesto también resultó ser verdadero. Un hombre con factores de riesgo elevados que respondía que su esposa no le mostraba amor, tenía hasta dos veces más probabilidades de desarrollar angina.

Al igual que con el duelo traumático, tomar en serio la conexión entre cuerpo y mente resulta suficiente para reventar dos de las suposiciones más comunes en el cuidado médico:

1) La sanación es física y sucede de manera automática.
2) Cuando la respuesta sanadora automática colapsa, lo único que un médico puede hacer es intervenir con medicamentos o cirugía.

Desde extremos opuestos del espectro emocional, el amor y el duelo cruzan la barrera entre lo mental y lo físico. La cardiopatía se puede tratar con medicamentos y cirugía, pero estos tratamientos pueden ser inefectivos en alguien que se siente aislado, solo o no querido. Los efectos físicos impredecibles del duelo traumático no pueden ser tratados con medicamentos o por medio de cirugía: al final, no puedes tomarte una pastilla por todo lo que esté mal de los 13 a los 25 meses desde el inicio del duelo. Al ignorar al yo sanador, el médico deja fuera una parte clave de la salud y la sanación en su práctica diaria.

## Conciencia básica

Tomando en cuenta todo lo que hemos dicho hasta ahora, los beneficios de la sanación consciente son evidentes. Pero para muchos, *consciente* sólo significa que no estás dormido o noqueado. Todas las personas tenemos el mismo potencial para estar tan conscientes como un monje o un yogui avanzado, pero nadie nos ha enseñado a usar esta habilidad. Toma a tres personas y siéntalas en una habitación, después pregúntales de qué son conscientes. Recibirás respuestas aleatorias que no tendrían por qué ser la misma. Una persona estará consciente del olor en la habitación, otra del tapiz, de la altura del techo o demás cosas, dependiendo de qué note al instante. Es menos probable que uno de ellos esté consciente de un estado interior: pensamientos, estados de ánimo, sensaciones. Sólo si generas un cambio abrupto en la atmósfera, como aumentar la temperatura a 30 grados centígrados, todos mencionarán la misma cosa.

Las prácticas espirituales como el yoga u otras tradiciones orientales buscan perfeccionar la conciencia aleatoria para afilarla, convirtiendo una capacidad en una habilidad. Antes de ser conscientes de algo "afuera" o "adentro", quienes han entrenado su conciencia siempre dirán que son autoconscientes. La persona común también es autoconsciente. No puedes tener un sentido de "yo" sin ello. Pero la autoconsciencia es sólo una pieza de la actividad aleatoria, impredecible y revuelta que sucede en la mente.

Las habilidades de conciencia no tienen por qué estar asociadas a la espiritualidad o al Oriente. Pueden ser usadas para mejorar tu calidad de vida. Es entonces que el yo sanador se vuelve práctico en cualquier situación, en cualquier momento del día y con cualquier trasfondo religioso. Monitorea las señales que indican tu estado inmediato de bienestar, aquí y ahora. Estos niveles incluyen lo siguiente:

- *Saber cómo te sientes físicamente*. Implica estar abierto y sensible a las señales que tu cuerpo te envía.
- *Saber cómo interpretar estas señales*. Implica la aceptación de tu cuerpo como tu mayor aliado, no como una fuente de malestar.
- *Saber qué sucede en tus emociones*. Implica abandonar la negación, las ilusiones, el miedo, así como la represión de tus emociones.

Cuando alguien pregunta casualmente: "¿Cómo estás?", solemos responder igual de casual, pero el yo sanador se toma esta pregunta con mucha seriedad. Al saber qué está sucediendo, empiezas el proceso de autosanación. Un dispositivo portátil puede avisarte cuando tu ritmo cardiaco aumente, cuando tu presión sanguínea se eleve o cuando tu respiración se vuelva errática: sin duda éstos son indicadores útiles. Pero sólo tú puedes responder a las señales y empezar la sanación.

Como un ejemplo práctico de conciencia básica, he aquí algo que puedes hacer casi sin ningún esfuerzo en tu trabajo.

*Conciencia plena trabajando: Siete ejercicios de autoconsciencia que puedes hacer ahora mismo*

Adopta una o todas las siguientes recomendaciones para contrarrestar la negativa invisible que afecta el típico espacio de trabajo.

*1)* En las tradiciones orientales, la conciencia debe estar direccionada a un solo punto, lo que significa que debes mantener tu atención en un estado de concentración relajada. No realices varias tareas al mismo tiempo, ya que esto divide tu atención y ha demostrado reducir la eficacia en el trabajo.

2) Para mantener tu concentración relajada en lugar de tensa, haz lo posible por trabajar en un área silenciosa donde estés relativamente libre de interrupciones. Para que tus colegas no sientan que no estás disponible, tómate un tiempo cada hora para circular, estar en contacto y hacer saber que quieres tener interacciones personales. De esta manera, tu tiempo a solas será más respetado.

3) La conciencia será en el ahora. Para mantenerte en el momento presente no permitas que las pequeñas peticiones se apilen. De inmediato hazte cargo de todo lo que tome cinco minutos o menos. Si haces de esto un hábito, tu administración del tiempo mejorará, quizá de manera dramática, y no llegarás al final del día quejándote de que no tuviste suficiente tiempo para hacer todo lo que debías.

4) Sé consciente de tu cuerpo y sus necesidades. Como mínimo levántate de tu silla, estírate y da una vuelta por lo menos una vez cada hora.

5) Se consciente de tu centro. Cuando te sientas exhausto, encuentra un lugar tranquilo donde puedas cerrar los ojos, respirar profundo y centrarte de nuevo. Algunas personas encuentran que es más fácil centrarse si ponen atención al área del corazón.

6) Recuerda respirar, porque respirar conecta muchas funciones corporales, incluyendo el ritmo cardiaco, la presión arterial y la respuesta al estrés. Por lo menos una vez cada hora, cuenta hasta 10 respiraciones de la siguiente manera: inhala en cuatro tiempos, mantén la respiración por un segundo mientras te relajas con la sensación de la respiración y después exhala

en seis tiempos. (Asegúrate de que tu ritmo se sienta cómodo, no tan lento como para que te ahogues después de unas respiraciones.) Por lo general tu respiración disminuirá de 14 respiraciones por minuto a ocho, acompañada de la sensación de que tu mente está más tranquila.

7) Sé consciente de tu propósito final, que nunca es terminar el trabajo sino producir felicidad mientras lo haces. Los psicólogos descubrieron que la gente que lleva la vida más feliz sigue la estrategia de tener días felices. Lo que te haga sonreír de manera genuina cuenta como una experiencia feliz.

Estas mismas prácticas también son efectivas fuera del lugar de trabajo. Sin embargo, por lo general pasamos un tercio de nuestros días entre semana en el trabajo, y algunas veces incluso más (se estima que el oficinista promedio que lleva trabajo a casa consigo, dedica 60 horas o más a la semana). Es un reto mantenerse autoconsciente con las presiones de un espacio de trabajo. Pero los beneficios son considerables, ya que si logras estar centrado y concentrado sin quedar exhausto por todo el ruido mental que invade cualquier día laboral, de verdad estarás meditando en medio de la acción, una de las metas principales en cualquier tradición de sabiduría. Dejando de lado los asuntos espirituales, ser autoconsciente es una pieza fundamental para un estilo de vida sano.

# 3

## NADA ES MEJOR QUE EL AMOR

Es muy importante la investigación que demostró que la gente que se siente amada tiene más posibilidades de disfrutar de un corazón más sano que quienes no se sienten amados. Respalda con ciencia dura algo que todos conocemos personalmente: el amor es la más sana de las emociones. Nada compite con el amor en cuanto a mantener la vida al nivel de la confianza, del disfrute y la compasión. Un gran poeta de India, Rabindranath Tagore, declaró que el amor no es sólo una emoción sino una fuerza cósmica. Crecer en un hogar sin amor es el peor destino que un niño puede soportar, como lo ilustrará la siguiente historia.

Patrick tiene unos 30 años y no creía haber sufrido daño emocional en la infancia. Sólo sabía que cuando su madre le decía que lo amaba, no podía esperar de ella un abrazo o siquiera sentir su tacto. Su distancia fue constante desde una edad temprana.

Me hospitalizaron a los cinco años para operarme las amígdalas— recuerda Patrick—. Era el día de San Valentín, y yo estaba en el pabellón infantil con otros niños. Sus madres vinieron con postales y dulces, pero la mía no. Pero eso fue lo extraño. Recuerdo mirar hacia la pared y tapar mis oídos con una almohada para no escuchar a los otros niños y sus madres. Guardé mucho rencor por años, y después sucedió algo de lo más peculiar. Un día mi madre y yo almorzábamos y me llegó la curiosidad. Le pregunté por qué nunca vino a verme al hospital. ¿Y sabes qué dijo? Que llegó un poco después de que las horas de visita empezaran y me encontró hecho bolita en la cama, llorando. Me contó que me consoló, pero esa es la parte que no recuerdo, sólo me queda el sentimiento de estar solo y olvidado.

Así como muchos psicólogos afirman, los niños pequeños generan creencias poderosas acerca de su crianza que no siempre encajan con los hechos. A la ciencia médica le ha tomado mucho tiempo dejar de asumir que los hechos medidos con exámenes médicos y diagnósticos son el único componente para estar sano. Las creencias importan, aunque sean completamente subjetivas: todos creemos en las historias que nos contamos. Esta historia empieza con los mensajes que nuestros padres nos enviaban en la infancia.

Los padres de Patrick le enviaron el mensaje de que estaba por su cuenta. Al mostrar desinterés y poco afecto ellos mismos, consideraban que era normal. Pero los niños necesitan sentirse en una conexión próxima a un padre amoroso y protector. Esto es un rasgo evolutivo que tiene millones de años de antigüedad. En un experimento muy famoso, se separaron a unos bebés mono de sus madres y enseguida comenzaron a mostrar un comportamiento inseguro, ansioso e intranquilo. Cuando se les dio una madre artificial construida de malla de alambre con relleno en el torso, los bebés se pegaron de inmediato a ella, aferrándose al confort.

En el caso de los humanos, los efectos de un vínculo afectivo pobre son sumamente devastadores, aunque tengamos habilidades superiores para adaptarnos incluso a las peores condiciones. En el caso de Patrick, creer que estaba por su cuenta lo llevó a lo que los psicólogos llaman "apego suelto". En términos legos, no se sentía a salvo, valorado ni protegido. En su mente, fuera o no verdad, sentía que si se encontraba en apuros nadie estaría allí para ayudarlo. Ésa es una noción bastante exagerada y maniquea. No hay duda de que sus padres estarían en *shock* al escuchar su versión, pero las ideas de los niños tienden a ser así, se basan en la experiencia emocional imborrable.

"Por una parte fui afortunado —recuerda Patrick con una vaga sonrisa—. Fui muy bueno para volverme independiente. Todos comentaban que yo era un pequeño adulto cuando tenía siete u ocho años, y yo me sentía orgulloso de ello. Siempre lograba lo que me proponía porque eso es lo que hacían los adultos, y fue así por mucho tiempo."

En su adolescencia, cuando empezó a salir con personas, Patrick no llenaba el agujero en su corazón. No sabía cómo. De hecho, al acercarse a alguien se sentía ajeno. Se mantenía fiel a su idea de que tenía que ver por sí mismo, pero lo que lo motivaba a vincularse era principalmente su deseo sexual. Las chicas solían estar en el mismo canal que él, pero si de pronto empezaban a querer más y la relación se inclinaba hacia algo más serio, Patrick encontraba excusas para empezar una pelea o actuar con tal frialdad que la chica, sorprendida y herida, se alejaba de él.

Para el momento de ir a la universidad a estudiar ciencias de la computación, el aislamiento emocional de Patrick ya estaba integrado. No había duda alguna de su capacidad de hacerse cargo. Pero no se daba cuenta de que se ocupaba de sí mismo porque creía que nadie más lo haría. No tenía ningún modelo de un amor protector y de sustento emocional.

La historia podría haberse detenido ahí. Pero por suerte para él, no fue así. En la maestría conoció a una muchacha y ella era distinta.

La concepción racional del mundo que tenía Patrick se estampó de frente con el amor a primera vista.

Para ser honesto —dice—, pensé que esas palabras eran clichés. La primera vez que vi a Fran, la pude mirar sólo un segundo mientras hablaba con amigos fuera del departamento, pero yo quedé cautivado. Había algo en ella. Tomé un poco de valor y me presenté. Ella era amistosa y me sonrió. No pasó nada más, pero cuando regresé a casa sólo podía pensar en ella.

Accedió a salir conmigo y las cosas se desarrollaron desde ahí. Sin previo aviso me volví un tonto enamorado. Moría por dentro si ella cambiaba de planes y no me podía ver. Me pellizcaba todos los días para estar seguro de que era verdad, que me había enamorado de la mujer más hermosa del mundo.

A pesar de la experiencia indudable de enamorarse a primera vista, y la abundante evidencia de que el amor crea cambios psicológicos poderosos, todo este fenómeno sigue siendo un misterio. ¿Lo que provocaba que Patrick se sintiera enamorado eran los cambios químicos en la actividad neuronal, o era *él mismo*? En el enfoque de sistema completo, ambas cosas son inseparables. En lo que concierne a la sanación, hay asuntos muy profundos que cruzan la barrera entre el cuerpo y la mente:

- ¿Cómo y por qué el amor estimula la salud física?
- Cuando el deseo se vuelve amor duradero, ¿qué puede hacer por nuestro bienestar?
- Si el amor se vuelve lo bastante profundo, ¿le abre la puerta a una conciencia elevada?

La experiencia humana testifica que el amor tiene un poder único en todas estas áreas, y que si investigamos con suficiente profundidad hay respuestas para saber por qué sucede así.

## El amor tiene un alcance profundo y largo

Vivimos en una época en la que una experiencia tan abrumadora, una que puede transformar a un ser completo, se explica como consecuencia de la bioquímica. Pero incluso con escaneos cerebrales y mediciones de los niveles hormonales, queda pendiente cuál es el *significado* de enamorarse. Dicho significado lo abarca todo. Bajo los términos que estamos usando, el amor es un evento de sistema completo. Los estudios que indican cómo las arterias coronarias responden al amor o a la falta de éste son sólo la punta del iceberg. A nivel genético, tenemos una marca evolutiva muy profunda. La psicóloga Barbara Fredrickson afirma: "En algún lugar de nuestro cerebro tenemos un mapa de nuestras relaciones. Se trata del regazo de nuestra madre, la mano de nuestro mejor amigo, el abrazo de nuestro amado; todo esto lo tenemos con nosotros cuando estamos solos. Tan sólo saber que ellos están ahí para acogernos si caemos, nos puede dar un sentido de paz".

Lo que es más significativo es que cuando alguien está solo, sentado en silencio y en pasividad, de verdad no está solo. Cada uno de nosotros carga un mapa construido de todas las relaciones experimentadas desde la infancia. Esto es también un fenómeno de sistema completo. Cada momento de una relación es una pieza minúscula que encaja en el mapa completo mientras cambia y vira.

Para ver cómo funciona lo anterior, *responde lo primero que llegue a tu mente* cuando leas las siguientes afirmaciones:

| | | |
|---|---|---|
| Mi madre me amó lo suficiente | SÍ | NO |
| Estoy contento del padre que tuve | SÍ | NO |
| Confío en dónde estoy ahora | SÍ | NO |
| Mi relación actual está en un muy buen lugar | SÍ | NO |
| Tengo un buen amigo con quien tengo un vínculo cercano | SÍ | NO |
| Me gusta ser emocional | SÍ | NO |
| Suelo mostrar cómo me siento | SÍ | NO |
| Los otros se sienten bien confiando en mí | SÍ | NO |
| Apoyo a los demás | SÍ | NO |
| Siento que pertenezco | SÍ | NO |

No hay respuestas buenas o malas a estas afirmaciones. Pero si respondes rápido sin detenerte a responder lo que piensas que es lo "correcto", tus respuestas llegan desde tu mapa interior de amor y relaciones. Puedes estar contento o estupefacto por tus respuestas y nosotros te mostraremos cómo mejorar tu mapa interior de diversas formas. Aquí sólo sé consciente de la imagen interna que tal vez nunca pensaste que te afecta, no de manera incidental sino con la historia de quién eres, que involucra a la persona completa.

Un enfoque de persona completa predecirá que el amor, o la falta del mismo, tendrá efectos diversos, y así será. En términos bioquímicos, cuando alguien se enamora sucede un importante número de cambios. La dopamina y la serotonina aumentan, así como hormonas como el cortisol y la hormona de estimulación folicular. Éstos son los primeros cambios al enamorarse. De manera irónica, los últimos dos son indicadores de estrés causado por la excitación entre los sexos. En otras palabras, hay una base química que explica por qué el amor trae placer y dolor. Shakespeare se adelantó a un hecho de la neurociencia en *Sueño de una noche de verano* con la famosa frase: "El curso del amor verdadero nunca transcurrió con suavidad". Es incluso más intrigante que los niveles de testosterona disminuyan en los hombres y aumenten en las mujeres con el paso de los años, trayendo consigo cambios en el carácter que vuelve a dos miembros del sexo opuesto un poco más parecidos.

Pero los posibles efectos del amor en la respuesta sanadora llegan todavía más lejos. El buen funcionamiento de tu sistema inmune es un factor crucial, y está muy bien documentado que las emociones transforman el sistema inmune. Los médicos Janice Kiecolt-Glaser y Ronald Glaser observaron parejas que llevaban mucho tiempo casadas, con un promedio de edad de 42 años, y descubrieron que quienes discutían a menudo tenían una respuesta inmune disminuida. Si éste parece ser un descubrimiento triste sobre los matrimonios mayores, cabe decir que además sucede con bastante rapidez. Un estudio de parejas que estaban en su luna de miel demostró que los recién casados que se mostraban hostiles para discutir el tema de los problemas matrimoniales, también tenían una respuesta inmune disminuida.

Hasta este momento, después de haber leído todo lo anterior, no te sorprenderá saber que el cuerpo responde a emociones positivas o negativas. Pero la velocidad de estas respuestas sí te sorprenderá. Un estudio de vanguardia, realizado por el psicólogo David McClelland y su equipo de la Universidad de Harvard, consistió en pedirles a alumnos que vieran una película acerca del trabajo llevado a cabo en la periferia de Calcuta por la Madre Teresa, la monja católica que ganó notoriedad mundial al ocuparse de los niños más abandonados y pobres. (A manera de control, un segundo grupo de alumnos vio un documental neutro sobre otro tema.) En promedio, los estudiantes que vieron la película de la Madre Teresa mostraron niveles elevados de anticuerpos al instante, así como una disminución en medidas de estrés como una presión arterial más baja.

Este hallazgo es impresionante porque muestra cómo el cuerpo responde aquí y ahora a las experiencias emocionales. Sin embargo, McClelland fue más allá y se preguntó por qué algunos estudiantes habían tenido una respuesta inmune reducida al ver las buenas obras de la Madre Teresa. Como continuación del estudio, se le mostró a todo el grupo de estudio original una foto de una pareja sentada en una banca junto a un río. Cuando se les pidió escribir una historia acerca de la pareja, algunos los describieron como amorosos, comprensivos y respetuosos, mientras que otros escribieron historias muy distintas en las que la pareja era infeliz, manipuladora y traicionera. Los estudiantes que mostraron la mayor reducción en la respuesta inmune durante la primera parte del estudio resultaron ser los que escribieron respuestas negativas en la siguiente parte. La implicación es poderosa: hay ideas engranadas que llevamos dentro, las cuales definen de qué se tratan las relaciones, aun cuando dichas ideas no estén alineadas con la verdad. En cambio, imponen su interpretación a la fuerza.

Regresando a la historia de Patrick, él y Fran entraron a la primera fase del amor romántico, que es el deseo. En ese estado, todo en el amor es tan poderoso que transforma la realidad. El ser amado es la persona más hermosa del mundo. En presencia del ser amado entras al paraíso. Bajo el hechizo amoroso, el mundo entero se ve más brillante y repleto de gente maravillosa. Para un racionalista estricto, éstas son sólo ilusiones. Y de hecho, el enamoramiento es temporal; su intoxicación se desvanece y, si la persona es afortunada, le abre camino a etapas más estables del amor. En estas etapas posteriores otros neuroquímicos, como endorfinas (que son opiáceos naturales), oxitocina y vasopresina siguen patrones predecibles al estira y afloja de los amantes. ¿Pero acaso enamorarse es sólo una serie de respuestas químicas?

Hay un factor importante que los racionalistas no consideran. Enamorarse da un acercamiento a una visión *más realista* de la vida, ya que nos pone en contacto con nuestro verdadero yo. De manera accidental y temporal caemos en un estado de conciencia expandida, el cual ha sido exaltado por los grandes poetas místicos, quienes ligan la intensidad del amor humano con el amor divino. Rumi, el amado poeta persa, se regocija:

¡Oh, Dios, he descubierto el amor!
¡Que maravilloso, qué bueno, qué hermoso que es!
Le ofrezco mi saludo
al espíritu de la pasión que encendió y excitó todo este universo
y todo lo que contiene.

No hay duda de que el amor se puede expandir a esta dimensión elevada, en la cual la persona completa es curada de la manera más profunda. La conexión entre el cuerpo y la mente es innegable, pero lo mismo es verdad cuando te enamoras. Las siguientes experiencias conciernen al amor, donde sea que se experimente:

- Sentirte renovado.
- Vincularte desde el corazón.
- Sentirte protegido y a salvo.
- Emociones de felicidad, euforia e inspiración.
- Un corazón más abierto, que extiende empatía y simpatía a los demás.
- Sentirte más ligero físicamente.
- Sentir energía o luz atravesando el cuerpo.

No hay ninguna distinción entre lo que describiría un santo y Patrick, que descubre el amor por primera vez. Él y Fran no duraron juntos más de un año. Como cualquiera que haya pasado por la etapa del enamoramiento, tenían necesidades del ego que no eran las mismas. Establecer el amor y al mismo tiempo negociar las exigencias del "yo y lo mío" crea sus propios retos. Pero Patrick aprendió la lección más valiosa de su vida: que podía ser amado y, al mismo tiempo, que podía amar.

Los humanos no somos robots biológicos. Vivimos por significado, por el valor personal de cada experiencia. El cuerpo metaboliza nuestras experiencias y le envía un mensaje a cada célula, mientras que la mente, en su propio terreno, procesa las experiencias en términos de sensaciones, imágenes y sentimientos. No hay nada como el corazón humano para activar los efectos de sistema completo del amor, o de su falta. Y por ello el corazón debe ser comprendido como algo más que un órgano físico.

## Una perspectiva de sistema completo del corazón

El corazón ofrece uno de los mejores ejemplos de cómo el enfoque de sistema completo hace más sentido. La cardiopatía es la causa principal de muerte en Estados Unidos, tanto en hombres como mujeres, y por ello es un objetivo primario para un estilo de vida sanador. No hay ninguna decisión que tomes de la que tu corazón no sepa.

Sin embargo, muy poca gente es consciente de esto. Hasta que empiezan a sentir síntomas alarmantes, como dolor en el pecho, llegan a pensar en la salud de su corazón, pero sólo en términos de hacer ejercicio cardiovascular en el gimnasio. Otras enfermedades, como el cáncer de mama, atraen más publicidad y generan mayor temor entre las mujeres, pero estadísticamente esta percepción no conforma la situación actual. Del total de las muertes entre mujeres estadounidenses cada año, el cáncer de mama es de 1 en 31, mientras que las muertes por cardiopatía son de 1 en 3. La depresión y la ansiedad se asocian con un mayor riesgo de ataques al corazón debido al ejercicio. En contraste, niveles mayores de emociones positivas se asocian con un riesgo menor. Es importante tener un corazón saludable. Pero en nuestro enfoque de sistema completo el órgano físico sólo es una parte de la historia. La otra parte tiene que ver con las actitudes y perspectivas de cada persona.

Incluso si alguien afirma que un enfoque puramente físico es adecuado, esa parte de la ecuación ni siquiera está comprendida del todo. Por ejemplo, un estudio realizado a inicios de la década de 1950 analizó los corazones de soldados jóvenes que fueron heridos en la Guerra de Corea. Estados Unidos apenas comenzaba a detectar que había una epidemia de ataques al corazón en hombres entre los 40 y 60 años. Nadie sabía qué causaba este alarmante repunte en ataques prematuros al corazón. Aún no había comenzado la moda de culpar al colesterol por ello, y no existían medicamentos como las estatinas que disminuyen el colesterol para prevenir las cardiopatías.

En este entorno desconcertante, los corazones de los jóvenes soldados contaban una historia desalentadora. En un alto porcentaje de ellos había una cantidad considerable de placa bloqueando sus arterias coronarias. La placa es grasa endurecida mezclada con los minerales y sangre coagulada que pueden cerrar el suministro de oxígeno del propio corazón. Cuando una arteria se estrangula, el músculo del corazón tiene convulsiones y entra en un ataque cardiaco de alta intensidad. Se suponía que tomaba décadas para que la placa se acumulara, lo que gradualmente aumentaba el riesgo de falla cardiaca.

Sin embargo, éstos eran hombres veinteañeros, y en algunos casos sus arterias estaban bloqueadas tanto como las de hombres mayores con cardiopatías. ¿Cómo sucedió esto? Y también era un misterio por qué el corazón esperaba hasta que un hombre tuviera 40 años para que ocurriera un ataque cardiaco. Estas preguntas siguen sin ser respondidas hasta la fecha. Es sumamente complicada la relación entre la placa arterial y todos los factores posibles que la causan: dieta, grasa en la sangre, estrés, genética y cambios microscópicos en las paredes de los vasos sanguíneos coronarios.

El hecho más obvio es que ni los solados ni los médicos que los revisaron tenían idea de que algo serio les sucedía. (El advenimiento de pruebas sofisticadas como la angiografía estaba décadas adelante en el futuro.) El dolor de pecho típico asociado con cardiopatía, conocido como angina de pecho, por lo regular aparece demasiado tarde, y también es posible tener las arterias bloqueadas sin sentir dolor: en estos casos, el ataque al corazón sucede de forma inesperada. Se debe seguir un estilo de vida sanador si el dolor persiste o no.

Incluso con tantas preguntas abiertas, una vez que la cardiopatía ha sido diagnosticada después de una breve visita al cardiólogo y la realización de una serie de pruebas médicas, es típico que el primer paso sea recetar un medicamento para combatir el colesterol alto o la presión arterial elevada. Después se habla de dientes para afuera sobre hacer un cambio en el estilo de vida, y a veces ni siquiera eso. En primer lugar, es común que la motivación de un paciente para seguir una dieta y ejercicio no sea fuerte. Si la enfermedad del paciente continúa empeorando está la posibilidad de recurrir a alguna cirugía. Las dos intervenciones más populares son la angioplastia y el *bypass* de arteria coronaria. He aquí un breve esquema de la intervención "más simple", la angioplastia, que en Estados Unidos es realizada más de 600 000 veces al año.

## ANGIOPLASTIA: ¿MÁS DESVENTAJAS QUE VENTAJAS?

¿Qué es la angioplastia? Implica insertar un globo diminuto en una arteria del corazón para expandirla. La teoría es que al abrir la arteria se logrará un mejor flujo de sangre al corazón, lo cual disminuye el riesgo de un ataque cardiaco. Se inserta un stent de malla de alambre (un tubo corto y delgado) para mantener la arteria abierta después de la cirugía. El riesgo relativamente bajo de la angioplastia contribuyó a un aumento dramático de 133 000 cirugías en 1986 a más de un millón anuales para la década de 2000, lo que derivó en una industria de 100 000 millones de dólares actualmente si se incluye la cirugía de bypass al corazón. Sin embargo, como con todas las intervenciones quirúrgicas, la angioplastia tiene sus pros y sus contras.

PROS: La intervención no es severa a nivel físico, ya que se introduce un alambre diminuto a través del cual el globo se desliza hacia la arteria. Muchas veces la única opción del paciente para sobrevivir es esta cirugía, por ejemplo, después de un ataque cardiaco.

La angioplastia es rápida y no es terriblemente incómoda.

Después de una noche de observación en el hospital, la recuperación es rápida. Por lo regular los pacientes vuelven a su vida normal.

El principal propósito de la angioplastia es hacer que los pacientes se sientan mejor al aliviar el dolor de pecho u ofrecer alivio psicológico de la ansiedad, y casi siempre este objetivo se cumple.

CONTRAS: La angioplastia no cura la enfermedad subyacente, la cual sigue progresando. A menudo el procedimiento debe repetirse y los stents deben ser remplazados.

Generalmente no conlleva una extensión significativa de la expectativa de vida, sobre todo en pacientes de la tercera edad. (Una fuerte excepción en circunstancias extremas es con pacientes que recientemente sufrieron un ataque cardiaco.) Las primeras pruebas clínicas de angioplastia a inicios de la década de los noventa del siglo pasado revelaron que no había beneficios de supervivencia de la angioplastia optativa comparada con la medicación.

El riesgo inmediato serio es que la placa arterial puede ser removida por el globo, lo cual conduciría potencialmente a un ataque cardiaco (o a una apoplejía, si el stent fue colocado en una arteria carótida bloqueada en el cuello), lo cual sucede en 1 o 2% de las cirugías. Las arterias se pueden romper si el globo se infla demasiado. Existen varias posibilidades de infección.

La angioplastia es cara y su costo varía ampliamente. Y los resultados no equivalen al alto costo.

En 2008, una presentación de la conferencia anual de la Asociación Americana del Corazón (AHA, por sus siglas en inglés) concluyó que la angioplastia libera el dolor de pecho en algunos pacientes pero "a un costo generalmente considerado prohibitivo como estrategia inicial de manejo del problema". A pesar de esta conclusión, cada año más de un millón de estadounidenses recibe stents para el corazón.

La cirugía de *bypass* del corazón es una intervención más seria que implica conectar al paciente a una bomba externa para mantener la circulación, mientras se opera el corazón. Este procedimiento eleva todos los riesgos de la angioplastia e incluso es más caro. No entraremos en detalles al respecto pero a continuación ofrecemos lo más destacado:

- La cirugía de *bypass* es más dolorosa, la recuperación completa es más tardada y aun así no aumenta de forma significativa la esperanza de vida, excepto en casos especiales en los que la arteria coronaria primaria está severamente bloqueada.
- Incluso en ese caso, debido a que pocos pacientes siguen el consejo de mejorar su estilo de vida, la placa puede comenzar a dañar el vaso sanguíneo injertado en cuestión de pocos meses. (El primer paciente que recibió con éxito un *bypass* en 1960 se liberó de los síntomas de angina de pecho sólo durante un año.)
- Los inventores del procedimiento predijeron erróneamente que la cirugía de *bypass* sería una intervención poco común, útil sólo en pacientes con un riesgo inminente de falla cardiaca. Sin embargo, en la actualidad, más de medio millón de cirugías de *bypass* de arteria coronaria se realizan en Estados Unidos cada año.

De los muchos contras que tienen la angioplastia y la cirugía de *bypass* del corazón, el que destaca es el primero: la enfermedad subyacente no se cura. En la década de 1980, los estudios pioneros del doctor Dean Ornish en la escuela de Medicina de Harvard mostraron concluyentemente que los cambios positivos en el estilo de vida pueden hacer más que tan sólo prevenir la cardiopatía: pueden sanarla. El programa de Ornish de dieta, ejercicio, meditación y reducción del estrés, en ese entonces considerado revolucionario, liberó arterias coronarias obstruidas, lo cual fue el primer éxito en revertir la cardiopatía.

Un enfoque basado en el estilo de vida sigue siendo la única forma probada de revertir la placa que se acumula en las arterias coronarias de personas con un alto riesgo de sufrir un ataque al corazón. La inclusión de la meditación en el programa fue considerada atrevida y controvertida al mismo tiempo: la profesión médica todavía albergaba el prejuicio de que la meditación era una práctica religiosa esotérica de Oriente, y por ello no tenía nada que ver con la medicina "real". Ahora se ha vuelto aceptado y común recomendar la meditación como terapia para la alta presión arterial, la ansiedad, el insomnio y otros trastornos. Pero el programa original de Ornish era absolutamente estricto y exigía que el paciente se apegara a reglas dietéticas estrictas. Por ejemplo, una regla era limitar toda la ingesta de grasa, o máximo dos cucharadas al día.

Para la vasta mayoría de las personas que no han sido diagnosticadas con cardiopatía o que no han sufrido un ataque al corazón, sigue abierta la búsqueda de un estilo de vida ideal, uno que sane y no solamente prevenga. El doctor Ornish ha publicado diversos libros y artículos que exploran la sanación en términos de cuerpo-mente. La medicina seguirá compartimentalizando la mente y el cuerpo, pero como individuos que buscamos la sanación no podemos darnos ese lujo. La investigación original del estilo de vida derrumbó la barrera que separaba la mente y el cuerpo. Sin eso, toda la revolución del sistema completo no habría sucedido.

Los estados emocionales asociados con el corazón incluyen algunos de los que cualquier persona se beneficiaría:

- *Empatía*, que nos hace sentir lo que otra persona siente.
- *Compasión*, que nos motiva a extender la bondad amorosa.
- *Perdón*, que nos limpia por completo de antiguos dolores y heridas.
- *Sacrificio*, que nos permite anteponer el bienestar de otro al nuestro.

- *Devoción*, que inspira reverencia ante valores elevados.

Ninguno de los estados emocionales mencionados es una expresión de cardiología, pero tienen consecuencias médicas. En el próximo capítulo descubriremos cómo los hallazgos recientes están transformando problemas del corazón. Pero aquí queremos reforzar el valor sanador del amor. La gente florece cuando se siente amada y languidece cuando no se siente así. El amor aumenta la autoestima, la cual conduce a que uno se cuide más y mejor. El amor también alivia el estrés, muchas enfermedades relacionadas con el envejecimiento como la cardiopatía, la diabetes, y la especialidad de Rudy, el Alzheimer. El amor es un estado de conciencia, no una elección del estilo de vida. Y al final lo que cuenta no son las decisiones que tomes, sino la conciencia que mantiene a esas decisiones andando en un estado constante de sanación.

# 4

## LÍNEA DE VIDA DIRECTO AL CORAZÓN

El hecho de que las emociones jueguen un rol en la cardiopatía es sólo una parte de un rompecabezas complejo. Mientras que el resfriado común tiene una sola causa, los rinovirus, la enfermedad de las arterias coronarias (EAC) no la tiene: está rodeada de una nube de factores de riesgo, y ninguno de ellos tiene un papel preponderante. Dos personas pueden desarrollar una cardiopatía o escapar de ella cuando al parecer tienen los mismos riesgos. Esto quizá te sorprenda, porque si asociamos palabras, la primera palabra que a la mayoría de la gente le viene a la cabeza cuando piensa en ataque al corazón es *colesterol*. La campaña para prevenir las cardiopatías gasta millones de dólares en medicamentos que disminuyen los niveles de colesterol en la sangre. Frente a un programa libre de medicinas que de hecho revierte la EAC, liderado por Ornish y todavía disponible, la proporción de personas que eligen los medicamentos es abrumadoramente alta. Nuestro objetivo es inspirarte a que busques un estilo de vida sanador, pero la gente está acostumbrada a depender de los médicos y las medicinas casi sin pensar. En el caso de la EAC, enfocarse en el colesterol nunca ha sido la solución completa porque no se encarga totalmente de un trastorno complejo.

La nube de factores de riesgo que rodean a la EAC ilustra a la perfección la enorme ventaja de un enfoque de sistema completo. Si tu corazón responde a cómo llevas tu vida, incluyendo tus relaciones y tu vida emocional, mantener tu corazón saludable debería ser algo integral. Comencemos por esbozar cómo se formó la nube de riesgos. Como mencionamos en el capítulo anterior, uno de los grandes misterios en la historia de la medicina fue la epidemia de ataques prematuros al corazón en Estados Unidos en la década de 1950. La cardiopatía tradicionalmente era considerada poco común. A principios del siglo XX, uno de los cirujanos líderes del país, William Osler, de la Escuela Médica Johns Hopkins, declaró que un médico general quizá tenía un caso de angina de pecho al año. Y de ahí saltamos hasta la década de 1950 y los médicos veían una vez a la semana o diariamente a pacientes, sobre todo hombres, que se quejaban de dolor de pecho. En 1900, la neumonía era la primera causa de muerte en Estados Unidos, en una época en la que el promedio de esperanza de vida era de 47 años. Para 1930 la cardiopatía llegó a ser la primera causa de muerte, donde ha permanecido desde entonces, y la expectativa de vida era de 60 años.

¿Qué sucedió en medio de esos dos momentos? La explicación común es que la gente empezó a vivir más y que la cardiopatía se eleva drásticamente con la edad. Con mayores periodos de vida se desenmascaraba una enfermedad que siempre había sido prevalente. Una mejoría en la higiene había jugado un papel importante en permitir a la gente vivir más tiempo, y la teoría de los gérmenes de enfermedades infecciosas derivó en una mejor prevención. Incluso cuando las enfermedades infecciosas habían sido reducidas de forma masiva gracias a la invención de los antibióticos, sobre todo la penicilina, nadie anticipaba que después de la Segunda Guerra Mundial aumentarían a niveles alarmantes las muertes por ataque cardiaco en hombres de 40 a 60 años, un rango considerado prematuro, lo cual resultó en una epidemia que alcanzó su punto máximo a mediados de la década de 1960. Desde entonces, las muertes por ataque al corazón y apoplejías han disminuido de manera continua, aunque nuestra expectativa de vida sigue en aumento.

## Una nube de riesgos

La disminución continua de las muertes por ataque cardiaco no era tan sólo el resultado del control del colesterol. Los factores más importantes pueden ser resumidos rápidamente:

- Muchos ataques al corazón eran provocados por una infección del corazón (endocarditis aguda), la cual podía ser detectada con análisis de sangre o ecocardiogramas y tratada con antibióticos. Algunos investigadores argumentan que éste era el principal factor en la disminución de muertes por ataque cardiaco.
- Un mejor tratamiento en los hospitales elevaba la tasa de supervivencia después de que alguien sufría un ataque cardiaco.
- En una combinación de los dos factores mencionados arriba, los pacientes con infecciones del corazón detectadas podían ser tratados en el hospital, en un entorno mucho mejor para la supervivencia en caso de tener un ataque al corazón debido a la infección.

Lo que no se ve es una mejoría en los factores que comenzaron a construir la nube de riesgos. También es fácil resumirlos:

- Paul Dudley White, un cardiólogo prominente de Harvard, fue designado para ser el médico del presidente de Estados Unidos,

Eisenhower, después de que éste sufrió un ataque cardiaco en 1955. White opinaba que lo más importante era un cambio en la dieta estadounidense, ya que era la causa de la epidemia de ataques cardiacos. Antes y durante la Gran Depresión, debido a los bajos ingresos, los estadounidenses se alimentaban con una alta porción de vegetales y poca carne. Con la prosperidad de la posguerra hubo un aumento sin precedentes de dietas altas en grasa, ricas en carne.

- White, a quien se le reconoce por comenzar el empuje de la prevención de los ataques cardiacos, también señaló los beneficios del ejercicio para la salud, ya que la vida del estadounidense se estaba volviendo cada vez más sedentaria.
- Un tercer factor que White enfatizó era el control de peso.
- Después, conforme se comprendió mejor el estrés, el concepto de la personalidad tipo A entró a la cultura popular. Los ataques al corazón estaban vinculados con rasgos de la personalidad tipo A, como ofenderse fácilmente, ser exigente, determinado y perfeccionista, en oposición a la personalidad tipo B, que era más relajada, con mayor aceptación y por lo regular poco exigente.
- La toxicidad entró en escena cuando comenzaron a observarse los efectos dañinos del tabaco. Aunque el cáncer de pulmón era el problema principal, también se descubrió que fumar ataca el revestimiento de los vasos sanguíneos, incluyendo las arterias coronarias.
- Se descubrió una diferencia de género en los ataques cardiacos en gran medida por la función del estrógeno, que protege a las mujeres de cardiopatías hasta la menopausia.
- Se descubrió que la hipertensión (alta presión arterial) agravaba la cardiopatía al ejercer presión en el revestimiento de las arterias

coronarias, exacerbando las fisuras minúsculas donde las placas de grasa comienzan a depositarse.

Como puedes ver, esta nube de riesgos no se basa solamente en el colesterol, así que en la superficie parece peculiar que un solo factor en nuestra dieta —y un químico totalmente necesario para la estructura celular— se considere el único villano. A los cínicos empedernidos les gusta señalar las enormes fortunas amasadas por las compañías farmacéuticas que promueven medicamentos, o la mentalidad de "remedio milagroso" de los estadounidenses en busca de una píldora que resuelva el problema de forma instantánea, incitados por la disposición de los médicos a prescribir medicamentos para disminuir el colesterol cuando saben que la EAC es un trastorno complejo con múltiples caminos para la prevención.

Pero el cinismo no lleva a las soluciones, y eso es lo que buscamos aquí. Controlar los factores de riesgo sigue siendo importante. A pesar del problema del incumplimiento, ahora más estadounidenses llevan un estilo de vida benéfico para sus corazones: se ejercitan de forma regular, consumen menos grasa y azúcar (ahora se sospecha que esta última podría ser de mayor riesgo que las grasas saturadas), meditan y practican yoga, y no fuman.

Abordaremos estas medidas de prevención estándar en un capítulo más adelante, incluyendo las espinosas complicaciones del colesterol. Pero no es válido convertir al colesterol en un villano ni pensar que la disminución de éste es la panacea. Después de un metaanálisis (que examina múltiples estudios) de cuatro pruebas de prevención primaria, Medical Clinics of North America sugirió en 1994 que 24% de la reducción de ataques cardiacos no fatales y una reducción de 14% en los fatales podría ser debido a la terapia de disminución del colesterol.

Nuestra adicción a los medicamentos milagrosos es tan fuerte, que se ofrece como solución algo moderadamente exitoso como una estatina, un tipo de medicina para bajar el colesterol y la más común y utilizada por la cuarta parte de la población mayor de 40 años. Se debe reconocer que las estatinas pueden disminuir significativamente el riesgo de un ataque cardiaco o apoplejía. En 2016, un artículo en la prestigiosa revista médica *The Lancet* afirmaba que las estatinas previenen 80 000 ataques cardiacos y apoplejías al año en el Reino Unido. Pero lo que se oculta es la diferencia entre los riesgos relativos y absolutos.

Digamos que tu médico, al realizar la evaluación de los peligros, te dijo que tu riesgo de tener un ataque cardiaco podría ser reducido 50% si tomas una pastilla. Suena impresionante, pero si tu riesgo absoluto de tener un ataque cardiaco fuera sólo de 10% para empezar, bajarlo a 5% no es tan impactante. "Reducir a la mitad" suena dramático comparado con "reducido en 5%", y por ello las compañías farmacéuticas tienden a informar solamente las mejorías de los riesgos relativos. (Para algunas personas, esta reducción del riesgo relativo es esencial. De hecho, Rudy, que proviene de una familia con un historial de ataques cardiacos a temprana edad, toma una estatina como un preventivo necesario para mantener su LDL —lipoproteína de baja densidad, o colesterol "malo"— debajo de 60. La historia familiar puede señalar un riesgo genético que no se equilibraría, excepto al intervenir con un medicamento para disminuir el colesterol.)

Las investigaciones médicas presentan diferentes perspectivas en la misma información. En una carta enviada en enero de 2009 al *New England Journal of Medicine*, David H. Newman, del Hospital St. Luke's Roosevelt en la ciudad de Nueva York, ofrece un ejemplo sorprendente. El mundo médico recientemente había sido motivado por un metaanálisis que mostraba beneficios considerables de tomar estatinas:

El rango (citado) como la reducción de riesgo relativo para la mortalidad en general, de 20 a 30%, es inexacto. La reducción del riesgo relativo fue de 2% a lo largo de cinco años. Este número significa que una muerte por año fue evitada por cada 417 pacientes que tomaron una estatina, o 1 de cada 83 pacientes después de cinco años con el tratamiento. La gran preponderancia de sujetos en este metaanálisis ha establecido que la enfermedad coronaria, y la tasa de mortalidad entre los sujetos en el grupo de control (9.7%) era bastante alta.

Este beneficio es real, pero es pequeño, y sustancialmente más pequeño entre los pacientes con bajo riesgo (p.e., la gran mayoría de pacientes que actualmente reciben tratamiento con estatinas). Este beneficio debería ser discutido explícitamente con los pacientes para que comprendan, en la base de su propio riesgo de muerte de cinco años, sus posibilidades individuales de beneficiarse del tratamiento con estatinas, dados los riegos conocidos y el costo de estos medicamentos.

Todos, tanto los médicos como el resto de la gente, le dan la bienvenida a las buenas noticias sobre reducir el riesgo de los ataques cardiacos, y es fácil olvidar la diferencia entre riesgo relativo y riesgo absoluto. En términos absolutos, la disminución del riesgo no es grande para pacientes que ya tienen un diagnóstico de EAC. Después de cinco años:

- 96% no observó ningún beneficio.
- 1.2% extendió su esperanza de vida al salvarse de un ataque cardiaco fatal.
- 2.6% fue ayudado al prevenir la repetición de un ataque cardiaco.
- 0.8% fue ayudado al prevenir una apoplejía.

- 0.6% fue dañado al desarrollar diabetes.
- 10% fue afectado por daño muscular.

Estos descubrimientos están de acuerdo con los resultados generales que demuestran que las estatinas reducen el riesgo absoluto en personas con cardiopatías preexistentes en un promedio de 3%, lo cual es muy diferente a la afirmación de que la disminución del riesgo relativo es de 20 por ciento.

La Asociación Americana del Corazón aconseja que tomar estatinas es útil. Para apoyar esta afirmación, un artículo exhaustivo publicado en 2016 en *The Lancet* mostró que el tratamiento con estatinas reduce el riesgo de enfermedades vasculares mayores —por ejemplo, ataques cardiacos y apoplejías— en porcentajes cada vez más altos que se incrementan cada año si el medicamento se toma por cinco años. El estimado total indica que si 10 000 personas disminuyeran el colesterol LDL con estatinas en este periodo de tiempo, serían prevenidos 1 000 eventos cardiovasculares: en otras palabras, un beneficio absoluto de 10%. Para aquellos como Rudy, cuyos antecedentes familiares demandan que mantenga bajos sus niveles de LDL, este beneficio es suficiente para justificar la administración del medicamento. ¿Pero será suficiente para personas con un riesgo más bajo? La recomendación gubernamental actual es que después de la evaluación del riesgo con tu médico, deberías tomar estatinas si tu riesgo de cardiopatía es de más de 10% y tienes entre 40 y 75 años.

Aunque las estatinas son aceptadas como el estándar dorado para la disminución del colesterol, de ninguna manera son infalibles. Dos estudios publicados descubrieron que la calcificación de la placa aumentó en los usuarios de estatinas, lo cual provocó que su cardiopatía progresara más rápido. En un estudio, 6 600 hombres que no tenían un diagnóstico previo de enfermedad coronaria congénita (CHD, por sus siglas en inglés), publicado en la revista *Atherosclerosis*, la prevalencia y el alcance de la placa calcificada era 52% más elevada que en personas que no tomaban el medicamento. Las estatinas también pueden reaccionar con medicamentos comunes para la presión arterial y anticoagulantes, además de antibióticos. Las mujeres en edad reproductiva que ingieren estatinas deben tomar anticonceptivos simultáneamente o de lo contrario corren el riesgo de que las estatinas causen efectos de nacimiento en el bebé.

Pero dejemos de lado si vale la pena o no tomar estatinas durante cinco años, considerando el costo y los posibles efectos secundarios (la mialgia, o dolor muscular, es común y aumenta con la edad o al tomar otros medicamentos para el corazón). Hay una estadística más importante que no es comprendida por el público en general: las estatinas no necesariamente indican que vivirás más. En un metaanálisis realizado por el doctor Kausik Ray y sus colegas, publicado en *Archives of Internal Medicine* en 2010, se descubrió que las estatinas no tenían efecto alguno en las tasas de mortalidad de todas las causas. Las estatinas funcionan manejando un factor de riesgo: disminuyen los niveles de colesterol LDL en el torrente sanguíneo, el lípido de baja densidad, considerado el colesterol "malo". Sin embargo, no se observó que los niveles de LDL influenciaran de forma significativa cuánto tiempo vive una persona. Se deben considerar muchos otros factores, como la inflamación y la predisposición a la calcificación.

Sin duda la nube de riesgos de la enfermedad coronaria es confusa y no indica cuál riesgo es clave cuando tomas decisiones sobre tu estilo de vida. ¿Es por el colesterol en tu dieta o por el estrés en el trabajo? ¿Es porque estás sentado frente a la computadora todo el día o porque tienes sobrepeso? Y la nube de riesgos tampoco ayuda con otro factor crucial: que conforme las personas envejecen y entran en las décadas más peligrosas para las cardiopatías, también tienden a disminuir sus esfuerzos para ejercitarse, seguir una dieta saludable y permanecer en un peso ideal. (Una encuesta realizada por Gallup en 2015 a 335 000 adultos estadounidenses reportó que 51.6% dice que hace ejercicio durante 30 minutos al menos tres veces por semana. Pero esto en realidad no satisface las recomendaciones gubernamentales de 150 minutos de actividad física moderada a intensa por semana, además de dos o más sesiones de ejercicios de fuerza que trabajen todos los grupos musculares más importantes. De acuerdo con la información actual de los Centros para Control y Prevención de las Enfermedades de Estados Unidos, sólo 20% de los adultos cumple con esta cantidad óptima de ejercicio. La gente que tendía a hacer más ejercicio tenía entre 18 y 26 años, ganaba más de 90 000 dólares al año, vivía en estados del oeste del país y era de sexo masculino. Sólo dos de cada cinco personas obesas se ejercitaban al menos tres veces por semana.)

En el sistema de enfoque completo queremos desvanecer la nube de riesgos y su confusión. Para comenzar, dejemos de aislar el corazón como si fuera un órgano vulnerable por el que debemos preocuparnos todo el tiempo. El panorama completo es muy distinto. De acuerdo con estadísticas de Estados Unidos y Europa, una persona que tiene 65 años vivirá en promedio 19 o 20 años más. Este promedio se refiere a hombres y mujeres, pero se ve fuertemente afectado si la persona es pobre, fuma o si lleva un estilo de vida no saludable. Pero si preguntas cuántos de estos años de más serán saludables, la respuesta es impactante: la mitad. Un hombre de 65 años por lo regular piensa que vivirá 11 años más de forma saludable, una mujer de 65 años un poco menos. El término *saludable* es sujeto de diversas definiciones, pero este panorama general es el de una década de calidad de vida disminuida. Finalmente, eso es lo que debemos mejorar y prevenir. Un enfoque saludable del corazón contempla la meta mayor del bienestar de por vida.

## Variabilidad del ritmo cardiaco (VRC)

Necesitamos bases más sólidas si queremos encontrar la sanación que beneficia al sistema completo. Comencemos con una medida llamada variabilidad del ritmo cardiaco (VRC). El sonido típico del latido de corazón es un tamborileo estable al ritmo de un latido débil seguido de uno fuerte: *lub-DUB, lub-DUB*. En realidad, un corazón saludable es flexible y cambia su ritmo de acuerdo con la situación. El corazón palpitante de un maratonista es sumamente diferente al corazón casi detenido durante la meditación profunda de un yogui hindú. En un nivel más sutil, tu corazón responde al estímulo del estrés cotidiano, incluso el más mínimo. Si te tensas, la palpitación de tu corazón es constante, rápida y uniforme. En términos médicos, eso significa que tu VRC es baja, que no es lo mejor. En los diabéticos, la baja variabilidad del ritmo cardiaco se asocia con mala salud del corazón e incluso puede elevar el riesgo de muerte repentina por ataque cardiaco.

La VCR alta sucede cuando el corazón responde en un rango flexible de latidos más rápidos o más lentos, dependiendo de lo que suceda en el cuerpo-mente. Por sí mismo, un corazón humano palpita con 100 latidos por minuto, aproximadamente, pero el efecto en el sistema nervioso autónomo, que es responsable de los procesos inconscientes de cuerpo, lo reduce a unos 70 latidos por minuto. En promedio, ése es un ritmo de descanso deseable. Pero de todas formas, el sistema nervioso es el que resulta crítico.

Cuando la VCR es alta, el sistema nervioso autónomo está en equilibrio. Las señales que podrían causar una respuesta de luchar o huir o bien de estrés, por lo regular se mantienen bajo control por señales que promueven el descanso y la relajación. Cuando la VCR es baja, no sólo puede señalar problemas del corazón sino dar otras pistas diagnósticas sobre cáncer, diabetes, apoplejía, glaucoma y otras enfermedades. El largo alcance de estas influencias es intrigante para quienes estudian las respuestas autónomas. Por ejemplo, puedes intervenir y desacelerar tu corazón al aplicar presión a los ojos, o al frotar las arterias carótidas ubicadas a los lados del cuello.

Con el advenimiento de dispositivos portátiles para monitorerar la presión arterial, el ritmo cardiaco y otros signos vitales, resulta que la VCR es uno de los mejores indicadores de qué tan estresada se siente la persona. Al respirar profundo o con unos momentos de meditación, la gente puede mejorar su VCR mientras que reduce la respuesta al estrés. Un dispositivo portátil puede monitorear y verificar el cambio. Sin embargo, la realidad objetiva y subjetiva se fusionan, como lo hacen en la unión del cuerpo y la mente.

Digamos que se te hizo tarde para llegar al trabajo y sales aprisa de tu casa. Es una mañana fría y cuando das vuelta al interruptor del coche éste no enciende. En ese momento, los dos lados de la realidad comienzan a tener un efecto. En el lado objetivo, es un estresor externo —la batería de tu auto está muerta—, lo que conduce a cambios objetivos en tu cuerpo. Seguramente estás secretando hormonas del estrés como adrenalina y cortisol; el centro emocional del cerebro, la amígdala, intensifica su actividad; tu presión arterial se eleva y aumenta tu ritmo cardiaco. Todo esto es típico de la respuesta del cuerpo al estrés. En el lado subjetivo, el rango de reacciones es tan variable que éstas son mucho menos predecibles. Por ejemplo, podrías entrar en pánico si llevas dos semanas en ese trabajo y sería un desastre que te despidan. Por otra parte, si eres dueño de la compañía te parecería un inconveniente menor. Fuera del ámbito de los pequeños estreses cotidianos, los estreses mayores que alteran la vida de una persona evocan todo, desde dolor emocional y tristeza hasta miedo extremo, depresión y tendencias suicidas.

Lo maravilloso es que el sistema completo es tan sensible y dinámico que se encarga del espectro entero. Pero en el fondo, el factor crucial es subjetivo. La forma en que percibes e interpretas cualquier tipo de estrés determina qué tanto te afecta. La batería muerta del auto puede ser el inicio de algo grande o de nada. Así que, ¿qué tan bien lidias con una medida que depende tanto de tu vida interna? Es una pregunta importante porque en términos de factores de riesgo la VCR baja está vinculada a una serie de trastornos, tanto psicológicos como físicos. Como marcador de la enfermedad mental, la baja VCR aparece más o menos en todo, desde la depresión y el trastorno de ansiedad generalizada, hasta el trastorno de estrés postrautmático (TEPT), trastorno bipolar y esquizofrenia. El corazón siente el sufrimiento de la mente. En el aspecto físico, la baja VCR se asocia con la inflamación y abre la puerta a una gama tan amplia de trastornos que, una vez más, la baja VCR puede ser un marcador de enfermedades que al parecer nada tienen que ver una con otra, como cáncer, diabetes y cardiopatías.

Claramente, en términos médicos es positivo tener una VCR alta. Una forma directa de lograrlo es, como ya hemos mencionado, por medio de la meditación y otras prácticas contemplativas. Si observas la ilustración de los caminos del cuerpo-mente en la página XX (15 del original), notarás que el corazón está colocado a mitad de camino entre los mensajes "de abajo hacia arriba" enviados por la región intestinal y los mensajes "de arriba hacia abajo" enviados por el cerebro. Para un médico que busca la parte específica de la anatomía responsable de llevar mensajes en ambas direcciones, lo que destaca es el nervio vago, así que hay que estudiarlo más de cerca.

## ESTIMULACIÓN DEL NERVIO VAGO

El término *vago* proviene del latín y significa "vagar", que es lo que hace este nervio. Es uno de los 10 nervios craneales que se ramifican directamente desde el cerebro y se esparcen a lo largo del cuerpo. El nervio vago deambula desde el cerebro hasta los intestinos con paradas a lo largo del camino, principalmente en el corazón y los pulmones. Su responsabilidad más importante es regular las funciones del corazón, los pulmones y digestivas. Dado que es el nervio más largo del cuerpo, el vago tiene dos ramas principales, derecha e izquierda, que descienden de cada lado del cuello. Se puede decir que el nervio vago está conectado directamente desde los intestinos hasta el cerebro. Las señales son producidas por el microbioma intestinal, las bacterias que habitan los intestinos. El microbioma intestinal contiene 200 veces más genes que el genoma humano (cuatro millones contra 20 000).

De todas las cosas que se pueden decir acerca de los nervios, una distinción importante es que algunos mandan señales desde el cerebro hacia afuera (nervios eferentes) y otros mandan señales desde el cuerpo hasta el cerebro (nervios aferentes). Gracias a que sus minúsculas e incontables ramas alcanzan casi cada órgano, el nervio vago es responsable de entre 80 y 90% de los impulsos aferentes. En lenguaje sencillo, esto significa que la información sensorial —sobre todo los efectos del estrés y el dolor— que viaja a lo largo de la autopista de la información del cuerpo transita a lo largo de este nervio. Como resultado, cuando la actividad del nervio vago es baja, una multitud de cosas puede salir mal: la actividad disminuida se asocia con un aumento de muerte por infecciones, artritis reumatoide, lupus, síndrome de colon irritable, sarcoidosis (un trastorno de causa desconocida que genera hinchazón en los nódulos lifáticos), trauma, depresión y estrés. La estimulación del nervio vago tiene un efecto instantáneo en tu ritmo cardiaco y VCR.

Ahora ya estás acostumbrado a esta lista de enfermedades que cruzan la frontera del cuerpo-mente. Es significativo que el nervio vago sea una autopista de dos sentidos, que envía señales de ida y vuelta entre el tracto intestinal y el cerebro. Regula la respuesta intestino-cerebro, la cual es de suma importancia para la inflamación. Descubrimientos que han sido publicados indican que la meditación y diversas prácticas contemplativas pueden mejorar la respuesta inmune al estimular el nervio vago y reducir así la inflamación.

Una evidencia tentadora implica estimular el nergio vago físicamente. Se trata del implante quirúrgico de un pequeño generador con batería del tamaño de un reloj. El implante se coloca debajo del lado izquierdo del esternón y se realiza como una cirugía ambulatoria. Un alambre es pasado hacia el cuello, donde desciende la rama izquierda del nervio vago, y se da vuelta al alambre alrededor del nervio. Cuando se enciende el generador —hay varios niveles de débil a intenso— envía impulsos eléctricos suaves que estimulan el nervio vago.

Desde el punto de vista de la medicina convencional resulta alucinante la amplitud de los posibles beneficios de la estimulación del nervio vago (ENV). En la actualidad más de 32 trastornos están siendo estudiados y han tenido indicaciones de resultados positivos. Comienzan con la adicción al alcohol, la arritmia (fibrilación arterial) y autismo, en una terrible galería de enfermedades físicas y psicológicas: cardiopatía, trastornos del estado de ánimo como la depresión y la ansiedad, una variedad de enfermedades intestinales, adicciones y quizá también pérdida de memoria y Alzheimer. El nervio "vagabundo" abarca muchas partes del cerebro y del cuerpo, lo que implica que puede tener un efecto sanador holístico.

Un descubrimiento clave sobre el nervio vago fue realizado por Kevin J. Tracey, un neurocirujano y especialista en medicina molecular. El doctor Tracey comprendió que el sistema inmune tuvo que haber evolucionado para preservar la homeostasis, el equilibrio general del cuerpo. Cuando la inflamación sucede como parte de una respuesta inmune normal (el llamado reflejo inflamatorio) el cuerpo se desequilibra y entra en modo de sanación. Existen químicos específicos que regulan este reflejo, el cual es controlado desde el núcleo de las células. Un importante marcador de inflamación es un grupo químico llamado citocinas. Se sabe que éstas pueden salir de su rango normal y, cuando esto sucede, surge una inflamación aguda o crónica. Es como si el cuerpo encendiera una llama que no se apaga y que puede reavivarse de forma peligrosa.

Por mucho tiempo se creyó que el sistema inmune se hacía cargo por sí mismo del reflejo inflamatorio, pero a comienzos de 2011, Tracey y sus colegas demostraron que un químico cerebral, llamado acetilcolina, interviene en la regulación de la cantidad de citocina que se produce. En específico, conectaron la acetilcolina con la memoria de las células T en el bazo. La autopista a través de la cual viaja este mensaje es el nervio vago. (Un perfil de Tracey publicado en 2014 en el suplemento dominical del *New York Times* fue titulado, acertadamente: "¿Puede ser hackeado el sistema inmune?".)

En 2012 Tracey y su equipo demostraron los beneficios terapéuticos de estimular el nervio vago en un artículo que revelaba las mejorías en los síntomas de artritis reumatoide que eran resistentes al tratamiento convencional con medicamentos. Este resultado abrió las compuertas de la investigación en muchas áreas. De pronto el eje del intestino-cerebro se convirtió en uno de los temas más candentes de la medicina interna. El paradigma de las enfermedades ahora está siendo revisado radicalmente, y la revisión siempre va en la dirección de la integridad, viendo el cuerpo-mente como un solo sistema.

Por ejemplo, millones de personas sufren de síndrome de colon irritable, también llamado colon espástico, colon nervioso y colitis mucosa. Es una enfermedad miserable que no sólo causa dolor abdominal severo y movimientos irregulares del colon, sino también el sufrimiento emocional de nunca saber cuándo se presentarán estos síntomas impredecibles. Si se analiza de forma local como un problema sólo intestinal, el colon irritable genera inflamación que sensibiliza el área intestinal: el más mínimo estímulo puede causar inflamación aguda.

El paradigma de la enfermedad ha cambiado con el descubrimiento de que, a través del nervio vago, diversas áreas del cerebro están implicadas, como el córtex somatosensorial, la ínsula, la amígdala, el córtex cingulado anterior y el hipocampo. Las señales nerviosas que entran y salen están vinculadas a lo largo del eje intestino-cerebro, y una vez que el cerebro es invocado hay una mayor apertura para las reacciones emocionales y de estrés. Esto ayuda a explicar por qué muchas de las personas que sufren síndrome de colon irritable son remitidas a psicoterapia, ya que la disfunción de su rutina cotidiana les causa mucha ansiedad y depresión.

Sin embargo, ahora que sabemos que hay señales cerebrales anormales en pacientes con colon irritable, ya no tiene sentido separar los aspectos físicos y psicológicos de su enfermedad. Una de las muchas causas de optimismo en tratar el trastorno es el implante de nervio vago porque mejoraría la actividad del eje cerebro-intestino. También en el horizonte hay dispositivos portátiles que estimulan el nervio vago sin cirugía, y que envían los débiles impulsos eléctricos a través de la piel donde los nervios están conectados más cerca del nervio vago, como alrededor del oído.

El nervio vago es un ejemplo convincente que apoya la idea de que sólo existe un cuerpo-mente: en efecto, es una línea de vida hacia el corazón que porta mensajes de eventos físicos y mentales. Una alternativa para nada invasiva es la meditación, la cual ha demostrado reducir la respuesta al estrés; hay reportes anecdóticos de meditadores que afirman que su colon irritable mejoró después de que comenzaran a meditar. El descubrimiento de que el cerebro afecta directo a las células T en el sistema inmune fue sorprendente, incluso para los expertos en el campo. La enseñanza médica siempre mantuvo al sistema nervioso central en un compartimento y al sistema inmune en otro. Ahora se sospecha que existen docenas de decisiones del estilo de vida que estimulan el nervio vago. Esto establece una pieza crítica del rompecabezas y muestra que el sistema inmune está conectado con el cerebro y no está aislado. Pero toda esta evidencia física no nos debe llevar en la dirección equivocada. La sanación no sólo se controla físicamente: la clave es la conciencia.

## Conciencia e inflamación

Constantemente repetimos que no puedes cambiar aquello de lo que no eres consciente. Una conexión clave —quizá la respuesta definitiva— entre diversas enfermedades crónicas, incluyendo la enfermedad coronaria, parece ser algo de lo cual es difícil o imposible tener conciencia: la inflamación. Los efectos iniciales son microscópicos en el caso de lo que sucede dentro del corazón. Y esto requiere un poco de explicación médica. El interior resbaladizo de la superficie de tus arterias se conoce como endotelio. Su consistencia escurridiza no se debe por completo a que tiene una superficie suave. El endotelio es dinámico y activo. Por ejemplo, tiene químicos secretos que

repelen las toxinas que lo dañan, como lo son los residuos del tabaco. A diferencia de las tuberías, los vasos sanguíneos se expanden
y contraen para alterar la cantidad de sangre que fluye a través de
ellos. La rigidez de la placa que se acumula en la cardiopatía es un
problema, pero el asunto subyacente es la arteriosclerosis, comúnmente llamada endurecimiento de las arterias.

Así como las hojas de los árboles se acumulan en las alcantarillas
durante el otoño, cuando el recubrimiento endotelial de las arterias
coronarias comienza a desarrollar grietas, pequeños fragmentos de
colesterol LDL que están flotando se acumulan en ellas, y los depósi-
tos grasos se endurecen lentamente con acumulaciones de calcio y
coágulos sanguíneos diminutos. Con el tiempo, los glóbulos blancos
que se apresuran a lidiar con el colesterol LDL en las paredes de la
arteria también se suman a la placa. (La arterioesclerosis no se limita a las arterias coronarias, sino que es una enfermedad sistémica.
El potencial de tener apoplejías a menudo se asocia con la presencia
de placa en la arteria carótida en el cuello.) Se sabe que la presión
arterial alta, fumar y altos niveles de colesterol LDL provocan el surgimiento de la placa.

Pero no es así como comienza la enfermedad. A un nivel microscópico, los primeros signos de arterioesclerosis parecen ocurrir
cuando estrías grasas se cuelan dentro de las células musculares de la
arteria. Estas estrías grasas se inflaman y así se comienzan a desarrollar las grietas en el recubrimiento endotelial. Nadie sabe cuál es el
origen de las estrías grasas, pero es probable que cuando se empieza
a seguir una prevención tradicional la enfermedad ya tiene tiempo
ahí. Sin embargo, entre las estrías grasas y las grietas, una causa —la
inflamación— puede ser atacada. De hecho, por todo lo que sabemos, esto es el mejor enfoque de sistema completo.

La inflamación es un problema de sistema completo de pies a cabeza. Pero si no podemos detectarla en la vida cotidiana, ¿cómo sabremos qué hacer al respecto? A diferencia del enrojecimiento, la hinchazón y la incomodidad de la *inflamación aguda* (p.e. en una quemadura o herida), la *inflamación crónica* de bajo nivel provoca pocos síntomas, si no es que ninguno. Los marcadores que indican la inflamación, en particular las citocinas, aparecen en las paredes arteriales con arterioesclerosis. La conciencia de ello hace una gran diferencia en el área del estrés, el cual, como ya está bien documentado, provoca inflamación.

La meditación reduce el estrés, ya que actúa al nivel de las respuestas autónomas inconscientes en el cerebro. Pero conforme te vuelves más consciente, ya sea por medio de la meditación o por otra vía, comienzas a darte cuenta de las cosas que mantienen a todo el sistema con una muy baja respuesta al estrés. La explicación química es compleja, pero la cadena de eventos es clara:

Estrés→Inflamación→Arterioesclerosis→Enfermedad coronaria

Si el primer vínculo en esta cadena cambia a la *conciencia de uno mismo*, el resto de la secuencia puede ser prevenido o reducido, y ello facilita el tratamiento. Anteriormente (ver página 41) ofrecimos algunos indicios de cómo permanecer consciente de ti mismo en el trabajo. Pero la conciencia de uno mismo puede ser bloqueada por todo tipo de cosas. Usemos el lugar de trabajo como ejemplo:

- La presión de las fechas límite induce un nivel de estrés que es crónico, y nos adaptamos a él bloqueándolo e incluso normalizándolo. Pero nuestras células no tienen este mecanismo de bloqueo y se dañan cada vez más.

- La variabilidad del ritmo cardiaco sufre bajo las demandas constantes de un día de trabajo típico.
- La rutina sedentaria de los trabajos modernos, muchos de las cuales implican estar horas ante la computadora, debilita el tono muscular y contribuye a la epidemia de obesidad actual.
- La repetición del trabajo rutinario nubla la mente y crea un estado de ánimo plano.
- Las tensiones interpersonales en el lugar de trabajo generan resentimiento, enojo, envidia y ansiedad que terminan siendo evadidas en vez de resueltas.
- Las emociones negativas no expresadas y la tensión se comunican de ida y vuelta entre el cerebro, el corazón y el intestino a lo largo del nervio vago, disminuyendo así las funciones: ello se manifiesta en un estómago apretado, colon irritable, estreñimiento y otros signos de inflamación.

Estos estresores en el lugar de trabajo son un excelente ejemplo de cómo la vida "normal" va en contra de la sanación, y existen estresores similares fuera del trabajo, en casa. Y, sin importar qué tan lento sea el ritmo de la disfunción, todo el sistema está pagando un precio constante que se acumula poco a poco, día con día. Cuando vas a trabajar, te llevas 50 trillones de células a la oficina contigo, y al final *su* bienestar determina *tu* bienestar.

La inflamación es un asunto complejo que sucede en gran medida a un nivel celular oculto, pero podemos controlar la respuesta al estrés en la vida cotidiana. Irónicamente, éste es el elemento al cual la mayoría de la gente le presta menos atención. Las personas mejoran su estilo de vida con dieta y ejercicio, mientras que el centro del problema es la vida acelerada y demandante. El siguiente paso en nuestro viaje hacia la sanación es ver cómo el estrés y la respuesta de sanación están conectados al nivel más íntimo.

# 5

## SALIR DE LA HIPERACTIVIDAD

Décadas después de que *estrés* se convirtió en una palabra familiar, la mayoría de la gente no comprende lo que es, y no es su culpa. Piensa cuáles de los siguientes eventos consideras estresantes:

- Atravesar un divorcio.
- Ganar la lotería.
- Salir de vacaciones.
- Tener un bebé.

La respuesta correcta es "todos". El estrés puede definirse como cualquier cosa que detone la respuesta de estrés del cuerpo. Psicológicamente, el estrés resulta cuando se evoca la ansiedad acerca del futuro o el arrepentimiento por el pasado. Podríamos etiquetar un divorcio agresivo como un evento negativo y el hecho de ganar la lotería como positivo, pero nuestro cerebro no lo ve así. El cerebro inferior, o reptiliano, es una herencia evolutiva de etapas más antiguas de la vida en la Tierra, y con él viene nuestra respuesta ancestral de lucha o huida. Múltiples experiencias cotidianas son estresantes: desde dar a luz hasta perder tu trabajo, desde tener depresión en tu historia familiar hasta ganar en el casino en Las Vegas. Los expertos se refieren a "eustrés" para indicar cuando el estresor es un evento feliz —la palabra griega *eu* significa "bueno" o "bien"— pero de todas formas resulta estresante.

En un estilo de vida sanador debemos enfrentar el estrés que se acumula con el tiempo, y dado que esta acumulación es invisible y sucede muy despacio, en realidad no hay diferencia entre el manejo del estrés y el manejo de la vida. Por ejemplo, aunque sea gozoso dar a luz, las madres primerizas afirman que criar a un niño es extremadamente estresante, aunque no es una sorpresa. Nos adaptamos al eustrés y a la angustia, lo bueno y lo malo a lo largo de todo el espectro, porque debemos hacerlo. Los bebés necesitan ser amados y nutridos, a pesar del costo en el estrés físico y mental de los padres.

Nuestro enfoque de sistema completo nos dice que soportar el estrés no es suficiente. A los padres primerizos, todos los que han estado en su situación les dicen que eventualmente los bebés dejan de despertarte a media noche, terminan saliéndoles los dientes, dejan de estar en los terribles dos años. Todo ello es verdad, pero siempre hay algo estresante más adelante, y así sucede en la vida en general. Así que lidiar con el estrés implica dos cosas: despejar del sistema los residuos de antiguos estresores y prevenir el impacto de que los nuevos sean demasiado severos. Los dos pasos son esenciales en el manejo de la vida.

## Lidiar con el estrés agudo

Algunos eventos surgen de la nada y nos enfrentan con el estrés inmediato: esto se conoce como estrés agudo. Un ejemplo es ser despedido del trabajo, y todos hemos experimentado lo difícil que es perder un empleo; es algo profundamente temido por millones de personas. También hemos experimentado formas autodestructivas de lidiar con este tipo de crisis. Un cierto porcentaje de personas tan sólo se retrae y busca distracciones, esperando que el tiempo sane su herida. Estudios psiquiátricos han descubierto, por ejemplo, que el comportamiento más común frente al estrés agudo es ver más televisión (que ahora se actualizaría a jugar videojuegos todo el tiempo), un fenómeno que se ha vuelto endémico entre obreros que son despedidos del trabajo, a menudo de forma permanente. Debido a que este comportamiento también se acompaña de tasas cada vez más altas de adicción a los opiáceos entre hombres mayores de 50 años y un aumento alarmante de suicidios, resulta claro que usar la distracción no es una defensa viable contra el estrés agudo.

En tu propia vida, cuando enfrentas estrés agudo, como una ruptura con tu pareja o el diagnóstico de una enfermedad potencialmente seria, cierta medida de retraimiento y distracción es natural y buena. El tiempo no conduce a la sanación total, pero permite que las emociones perturbadas se equilibren de nuevo. Usar la comida para lidiar con las emociones y "comerte tus sentimientos" sirve por algún tiempo. Pero eventualmente tendrás que lidiar con el estrés agudo de una forma sana que sea proactiva. De lo contrario, podrías terminar con heridas perdurables, malos recuerdos, baja autoestima y otros daños.

De hecho, el camino hacia la sanación se demuestra cuando alguien tiene un bebé. Después de que la madre da a luz, su cerebro genera niveles más altos de dopamina y oxitocina, dos químicos asociados con un estado de ánimo intenso, incluso con euforia. Como con cualquier experiencia de placer o recompensa, la primera vez que lo vivimos nos hace querer sentirlo de nuevo. Un estudio dirigido en 2008 por Lane Strathearn en la Universidad de Baylor y publicado en la revista *Pediatrics* demostró que cuando las madres primerizas experimentaban placer al ver a su bebé, se activaban las mismas regiones cerebrales que se activan por el consumo de cocaína: en este caso, es una droga natural. Resulta intrigante que ver el rostro del bebé feliz o triste era percibido como señal de recompensa en el cerebro de la madre, siempre y cuando se sintiera confiada y segura sobre su bebé. En contraste, a las madres que estaban demasiado estresadas con sus recién nacidos se les activaban diferentes áreas del cerebro cuando el bebé lloraba, las cuales están vinculadas al dolor y la aversión. Resulta que el nivel de estrés de una madre puede tener un efecto dramático en su interacción con el infante y la manera en que se desarrollará el cerebro del bebé.

El estrés que ocurre cuando llega un recién nacido no desaparece de pronto. Durante un año o más, ambos padres viven trastornados, y experimentan los típicos signos de estrés agudo, incluyendo fatiga, irascibilidad, dormir mal y la sensación de perder el control. Los expertos en el estrés indican que aumentar lo impredecible en tu vida y sentirte fuera de control empeora mucho el estrés agudo. Es fácil ver cómo perder el empleo convierte el ingreso estable y el orgullo de hacer un buen trabajo en lo opuesto: no tener un logro del cual estar orgulloso y no saber lo que deparará el futuro. Pero tener un bebé tiene las mismas dimensiones. La salud infantil es impredecible y los padres no tienen control sobre cuándo su bebé necesitará atención inmediata.

Algunos padres de recién nacidos lidian mejor con ello que otros. A continuación enlistamos ejemplos de cómo lo hacen.

### La "solución de bebé" al estrés agudo

La clave es una variedad de mecanismos de afrontamiento que cualquiera puede usar.

- Descansar y dormir lo suficiente.
- Hacer tiempo cada día para estar a solas y en silencio.
- Asegurarte de salir para refrescar tu conexión con la naturaleza.
- Mantener una vida activa: no encadenarte a la situación.
- Compartir deberes y responsabilidades. Pide ayuda antes de sentirte sobrepasado.
- Llevar una rutina regular: compensa los eventos impredecibles.
- Encontrar una actividad que te haga sentir en control.
- Tener un confidente con quien puedas compartir tus sentimientos sin ser juzgado.
- No te martirices al asumir más de lo que puedes manejar.
- Lucha contra el impulso de sentirte victimizado.
- No te aísles: mantén tu actividad social.
- Busca personas en la misma situación que empaticen contigo y te ofrezcan apoyo.
- Abstente de juzgarte a ti mismo. Sé suave contigo mismo, acepta los altibajos de las emociones como algo natural.
- Cuando exista la posibilidad de sentir alegría, date una pausa para valorarla.

La llegada de un bebé es un evento tan feliz que el lado positivo que contrarresta el estrés es obvio y es fácil acceder a él. Pero no sucede lo mismo si estás atravesando por un divorcio o de pronto pierdes tu trabajo. Incluso así, lo importante es estar consciente de que puedes enfrentarlo al desarrollar el comportamiento que hemos enlistado. Éste es un proyecto que se lleva a cabo en la conciencia. Tus respuestas inherentes no lo lograrán por ti.

Si estás en una crisis que induce estrés agudo sigue estos pasos:

1. Escribe un diario sobre cómo salir de la crisis.
2. En el diario escribe la lista de mecanismos de afrontamiento que te hemos dado. Cada uno puede ser el encabezado de una página.
3. Debajo de cada mecanismo de afrontamiento escribe algo que puedes hacer de inmediato para adoptar ese comportamiento.
4. Da seguimiento cada día a tus logros cuando un mecanismo de afrontamiento comience a dar resultados.

Ninguno de estos mecanismos de afrontamiento es complicado: la mayoría se explican solos. Pero el estrés agudo es una perturbación poderosa que desequilibra nuestra conciencia. Terminamos haciendo cosas que en el fondo sabemos que son autodestructivas, como estar solos mucho tiempo, actuar el rol de víctimas y permitir que el miedo y la ansiedad se apoderen de nosotros al mantener las emociones reprimidas.

Ya hemos descrito cómo la gente que se siente apoyada tiene muchas menos probabilidades de desarrollar angina de pecho que aquellos que no sienten dicho apoyo (ver página 95). La conexión entre el bienestar emocional y la salud del corazón es innegable. Pero lo mismo sucede al confrontar el estrés agudo, el cual amenaza la salud y el bienestar en todos los niveles, incluyendo nuestro cuerpo. Sin embargo, en la mayoría de nuestra vida las situaciones que provocan estrés agudo tienden a ser intermitentes y con suerte escasas. Debemos extender la discusión al tipo invisible de estrés cotidiano que causa mayor daño del que la gente cree, un daño que puede generar estragos a lo largo de los años sin que se detecte. Y nos referimos al culpable oculto: el *estrés crónico*.

## El estrés crónico y la "hiperactividad simpática"

¿Cómo manejas los pequeños estreses cotidianos en tu vida? La mayoría de las personas se queja de los estresores que plagan a casi todo mundo en la sociedad moderna, en particular su alta velocidad, las largas jornadas de trabajo y las irritaciones ineludibles como los embotellamientos y los trayectos aburridos. Tendemos a adaptarnos a estos estreses y los tomamos con filosofía. No hacemos caso a la forma en que la vida continúa acelerándose (incluso demandando mayor velocidad cuando se trata de internet y *smartphones*); escuchamos música para desviar la frustración del rugido del tráfico y las largas esperas en el aeropuerto; aceptamos que las presiones laborales son necesarias para avanzar en nuestras carreras.

La adaptación humana es milagrosa, pero el manejo del estrés tomó un rumbo equivocado al inicio, cuando los expertos, y los médicos en general, se enfocaron en dos factores como los más importantes: estrés físico y estrés externo. Estos dos van de la mano. La teoría era que un evento externo detonaba una respuesta física, y en esta interacción el problema principal del estrés era revelado. Así que si escuchas disparos (estresor externo) y de inmediato sientes que se te acelera el pulso (respuesta física), se ha detonado la típica reacción de estrés. Este patrón es bastante común. Páginas atrás mencionamos una variedad de eventos externos altamente estresantes, como atravesar un divorcio o ganar la lotería.

Pero desde el punto de vista del sistema completo, al menos la mitad de la historia permanece sin ser contada porque el mundo interno de los eventos subjetivos también crea estrés, y al mismo tiempo es la fuente para sanar los efectos de éste. Observemos un evento sumamente estresante: ingresar al hospital para una cirugía.

En el aspecto físico, el evento estresante es el procedimiento médico en sí mismo, pero otros estreses tienen un impacto mental y emocional. Entre ellos se encuentran los siguientes:

- Preocupación por el resultado de la operación.
- Altas o bajas expectativas.
- Confianza o desconfianza en el cuidado médico.
- La extrañeza del entorno hospitalario.
- Perturbación de los hábitos cotidianos normales.
- Revisiones físicas invasivas e incómodas.
- Pérdida de control de lo que sucede.
- Ansiedad acerca del futuro.
- Miedo de lo que le sucederá a toda la familia.

Tanto depende de estos factores que deberían ser prioritarios. Para un cirujano, ya sea que repare un corazón, hígado o cerebro enfermo con éxito, o que no lo logre. Pero el resultado físico apenas toca los estreses invisibles y la manera en que lidiamos con ellos.

Incluir meditación y prácticas de concientización ha demostrado ser benéfico para disminuir el estrés por su enfoque interno, y por ello es razonable pensar que ir hacia dentro de uno mismo es una manera adecuada de combatir el estrés. Pero sería exagerado creer que la meditación y la concientización han penetrado profundamente en los estilos de vida occidentales típicos. ¿Por qué? Ha existido una gran cobertura mediática sobre la meditación y sus beneficios. Las actitudes negativas hacia ella se han desvanecido cada vez más: ahora pocas personas consideran la meditación como una práctica religiosa esotérica de Oriente. La resistencia a adoptar la meditación y la concientización nos da una imagen de una vida que está atorada en viejos hábitos y actitudes que no sólo bloquean la meditación misma, sino que también bloquean el estilo de vida sanador en general.

Al no ver el daño que hacemos, casi todos nos hemos puesto en hiperactividad. ¿Qué significa esto? En términos psicológicos, la mejor referencia es el sistema nervioso. El sistema nervioso es el mejor ejemplo de cómo opera el cuerpo bajo el control dual, un punto al cual seguimos regresando. Cualquier proceso corporal que no tengas que pensar está manejado por el sistema nervioso autónomo, que en términos legos alguna vez fue llamado (en cierto modo equivocado) sistema nervioso involuntario. En esencia, el sistema nervioso autónomo controla cómo funcionan los órganos. El término *involuntario* alguna vez tuvo todo el sentido, porque los nervios que controlan el corazón, el estómago y el tracto digestivo supervisan las funciones que no requieren de nuestra cooperación voluntaria. No puedes decirle a tu corazón que deje de latir o a tu intestino delgado que te deje en paz y que extraiga menos calorías de la comida que ingieres.

Pero la idea de que no tenemos control sobre el sistema autónomo es engañosa, porque este sistema nervioso resulta ser más adaptable a nuestros deseos, sentimientos, pensamientos y otras actividades mentales de lo que creíamos. El sistema nervioso autónomo se divide en dos partes, conocidas como *sistema nervioso simpático* y *parasimpático*. (Una vez más, los términos son engañosos ya que *simpático* no significa ofrecer tu simpatía hacia otra persona.) La función básica del sistema nervioso simpático es proveer la respuesta de lucha o huida. Aunque es en el cerebro inferior donde reside la lucha o huida, para activar todos los elementos necesarios en esta única respuesta se necesita una red completa de nervios que corre a lo largo del cuerpo y se extiende desde la columna vertebral.

Una gran cantidad de elementos está implicada en la respuesta de lucha o huida: dilatación de las pupilas, aumento de la sudoración, aumento del ritmo cardiaco, aumento de la presión arterial. Al mismo tiempo, la digestión se detiene de forma temporal, el metabolismo cambia a otra velocidad y los músculos comienzan a operar anaeróbicamente, es decir, sin necesidad de oxígeno. Debido a que es temporal, éstas sólo son medidas de emergencia. La evolución no nos equipó para reaccionar constantemente al estrés. Además, cuando se detona una respuesta total al estrés, uno no puede hacer nada para ignorarla porque las hormonas que están siendo secretadas, como el cortisol y la adrenalina, se aferran a receptores específicos en la membrana celular y detonan una cadena de eventos imparables dentro de la célula. Por ejemplo, en la médula ósea el estrés crónico provoca que las células inmunes generen inflamación, un proceso que comienza con cambios al nivel genético. Si un estresor específico, como un vecino que grita, sucede todos los días, la inflamación crónica puede resultar en cardiopatía, cáncer y otras enfermedades. Por fortuna, estos cambios nocivos en nuestras células en respuesta al estrés también pueden ser temporales. Así, en vez de decir que la mayoría de la gente está en hiperactividad, deberíamos decir que está en "hiperactividad simpática", ya que se demanda mucho del sistema nervioso simpático. La respuesta de lucha o huida se siente como un mecanismo de encendido/apagado cuando la experimentas: las señales son drásticas e inconfundibles.

Si alguna vez has presenciado un acto de magia callejera en persona o en televisión, cuando el mago hace un truco, ya sea que saca el as de espadas detrás de la oreja de alguien o lee correctamente el número aleatorio que estaban pensando, muchos espectadores salen corriendo: pueden reírse, pero el sistema nervioso simpático no puede soportar una broma y los obliga a irse, al menos por un momento.

De hecho, en realidad la respuesta al estrés opera en una escala deslizable, y el sistema nervioso simpático puede ser lanzado a un estado de bajo nivel que con el tiempo produce una amplia gama de efectos nocivos.

Más allá de lo que la gente se percata, estar en hiperactividad simpática debilita día con día. Podemos ilustrar el problema con una historia sobre una mujer llamada Mara, cuya vida no contiene nada desastroso o muy conflictivo pero ejemplifica lo lejos que muchas personas están de la sanación sin saberlo.

## La historia de Mara: el daño invisible a lo largo del tiempo

Mara tiene 40 años, es exitosa y no tiene nada de qué quejarse. Desde pequeña se dio cuenta de que era una buena estudiante, y el éxito académico la siguió a lo largo de su vida escolar hasta que se graduó con honores de una universidad de la Ivy League. Nació a mediados de la década de los noventa y, como muchos otros jóvenes animados por una economía floreciente, entró al sector financiero y obtuvo un buen trabajo en un banco muy importante. Su vida comenzó a desarrollarse de acuerdo con lo planeado.

"Gané mucho dinero y me ascendieron rápidamente —recuerda Mara—. El precio a pagar era una dedicación total al trabajo y, al igual que todos los que conocía, pasaba un mínimo de 60 horas por semana en el trabajo. Me llevaba trabajo a mi casa y a veces iba a la oficina los sábados. Francamente, lo disfrutaba. Cuando escuché que algunas personas florecen cuando están bajo estrés, pensé para mis adentros: *Ésta soy yo.*"

Mara desarrolló esta actitud al descubrir muy pronto lo competitiva que era la carrera que había elegido. Sus amistades se limitaron a colegas del banco: jóvenes ambiciosos con quienes le entusiasmaba estar. Estaban determinados a ser triunfadores. De entre estas personas, comenzó a salir con Frank, otro banquero, que también tomaba clases en la escuela de derecho por las noches.

"Frank era ambicioso —cuenta Mara—, pero también era inteligente y divertido. Podía medir a la gente y bajarle los humos si era necesario. Al parecer hacíamos un gran equipo."

Con estilos y objetivos de vida similares, se convirtieron en una pareja con planes serios y se mudaron a vivir juntos. Dado que tenían un enfoque tan fuerte en el trabajo, pospusieron tener un bebé al menos hasta llegar a sus 30.

Adelantémonos cinco años. A los 30 Mara ya había pasado a otra relación: al mirar atrás a los tres años que duró con Frank se da cuenta de que quizá eran muy parecidos. Ambos tenían egos muy fuertes, discutían mucho y a ninguno le gustaba ceder. Lo que al final rompió la relación fue el dinero. Cuando Mara comenzó a ganar más que Frank, él se volvió hosco e intentó compensarlo actuando más dominante y agresivo, buscando pretextos para menospreciarla.

"Cuando decidí salirme de la casa yo no estaba tan afectada. De todas formas sospechaba que él estaba buscando salir con alguien más. Me recuperé bastante rápido, y fue sólo unos meses después que conocí a Jason, que no era ambicioso y tenía una carrera totalmente distinta a las finanzas. Jason es tierno, cariñoso y no competitivo, mientras que Frank es egocéntrico, tenso y enojado. En cuanto me di cuenta del contraste me resultó fácil cambiar", dice Mara.

La carrera de Mara seguía avanzando, pero se dio cuenta de que ascendían a los hombres a su nivel y a ella no. Esto, y otras evidencias de sexismo, hicieron que el trabajo fuera más conflictivo, pero ella era buena en lo que hacía. También comenzó a hacer ejercicio —ahora corre regularmente— y a cuidar su peso, dos cosas que no habían sido parte de su estilo de vida en sus veintes.

Avancemos a la edad de 40. Mara se casó con Jason y tienen una hija de cuatro años. Después de tres meses de licencia por maternidad cuando nació la bebé, Mara volvió al trabajo. Se siente bien por su relación con Jason, pero existen áreas de conflicto. En particular, él es pasivo y a veces hace cosas que ella considera pasivo-agresivas, como "olvidar" recoger a su hija del kínder después de tener una fuerte discusión con Mara. En la dinámica de su matrimonio, Mara adoptó el rol del agresor, aunque odia ser así, mientras que Jason guarda silencio y mira la televisión si percibe tensión, a pesar de que ella le ha rogado mil veces que le diga cómo se siente en realidad.

"Miro a mi alrededor y las cosas no son perfectas. Caí en el síndrome de la supermamá intentando ser una triunfadora en el trabajo y una esposa y madre amorosa en casa. Las cosas van bien. Hay muchas personas mucho peor que yo", dice Mara.

Existen otros aspectos positivos de su vida sobre los cuales rara vez piensa. La salud de Mara es buena, nada de qué preocuparse, como cuando tenía 20 años. Nunca ha tenido una falsa alarma de cáncer y por ser premenopáusica el estrógeno la ha protegido hasta ahora de cardiopatías. Es verdad que dejó de correr durante el embarazo y nunca volvió a hacerlo, e intenta de forma intermitente hacer dieta para perder los cinco kilos que subió en ese entonces. Pero con una madurez emocional cada vez mayor, es más capaz de navegar por los altibajos de una relación íntima, así como criar a una hija como una madre responsable y amorosa.

Entonces, ¿cuál es el problema? Millones de personas tienen vidas similares y sienten que nada problemático las afecta. Pero si consideras lo que hemos descubierto hasta ahora sobre un estilo de vida sanador, Mara no lo está viviendo. Lee a continuación para comprender dónde pueden ocurrir las grietas invisibles en la vida que probablemente llevas ahora.

*¿Cómo un estilo de vida "normal" bloquea la sanación?*
- La autoestima se construye sobre normas externas, como ser ascendido y ser competitivo.
- Con tanta atención en lo externo, la vida se vive en la superficie. Conforme los factores externos se organizan más, la vida interna de una persona no sigue el ritmo.
- Las necesidades emocionales son puestas en segundo plano y no se enfrentan honestamente.
- Poca o ninguna atención se presta al estrés crónico de bajo nivel.
- Las relaciones se instalan en la rutina y los hábitos.
- La actividad física y el contacto con la naturaleza comienzan a disminuir con el tiempo. La vida se vuelve gradualmente más sedentaria.
- No hay una visión más amplia de posibilidades, gracias a la carga de demandas y deberes constantes de la familia y el trabajo.
- Prestar atención a los problemas de salud es temporal e intermitente. Casi siempre se hace poco antes de que aparezcan los síntomas.

Ésta es una lista desconcertante de cosas que damos por hecho —o que logramos soportar—, aunque nos mantengan en hiperactividad simpática. El estrés sigue los pasos de cada entrada de la lista, lo que significa que el estrés es un problema mucho más grande de lo que suponemos. Para ponerlo en términos simples, millones de personas ponen un valor positivo en las decisiones que de hecho son negativas desde la perspectiva de sistema completo.

Así que, ¿dónde estás parado ahora? Resulta difícil enfrentar tu propio estrés porque el cuerpo-mente es muy bueno para adaptarse. Pasan los años sin que se exponga el daño que provoca el estrés. Los expertos en estrés reconocen tres etapas que suceden una tras otra. La etapa más temprana expone efectos psicológicos; la siguiente, efectos conductuales; y la tercera, efectos físicos. A continuación presentamos un resumen de cada etapa. Lee cada categoría y detecta cualquier signo de estrés que te esté afectando.

## Tres niveles de daño

### Psicológico y neuronal

El daño psicológico y neuronal comienza con cosas menores, como sentirse mentalmente cansado y bajo presión por las fechas límite del trabajo. Cuando la gente dice que está estresada, generalmente quiere decir que se ha quedado sin energía, lo que puede enmascarar estados mentales como depresión, ansiedad e incluso pánico. Debido a que el cerebro es afectado, se interrumpen los ritmos normales de sueño, o surge una sensación agobiante de que el tiempo se acaba, enfermedad que el doctor Larry Dossey llama "mal del tiempo". Con la fatiga mental se toman decisiones deficientes o hay lagunas en la memoria, pero en general el problema es la pérdida de la concentración, de la habilidad de enfocarse. A nivel emocional, el estrés parece regresarnos a la infancia y nos volvemos proclives al enojo, la angustia y la irritabilidad. Entre más se acumula el estrés, nuestras emociones negativas detonan más fácil.

### Conductual

Los cambios negativos en el comportamiento se manifiestan en dos áreas principales: el trabajo y las relaciones. Los trabajos estresantes nos hacen responder con todo tipo de comportamientos, desde el chisme en la oficina hasta salir a beber alcohol después del trabajo. Conforme aumenta el estrés, la bebida puede aumentar también y la necesidad de distracción es más severa. Inevitablemente llevamos nuestros sentimientos del trabajo a la casa, donde surgen con facilidad las fricciones. Una esposa que se siente desatendida, maltratada e ignorada siente la peor parte del comportamiento relativo al estrés. El estrés hace que una persona pierda el apetito y otra coma de más. A menudo se perturba el sueño y en algunos casos el insomnio crónico es el resultado. Éstos y otros efectos pueden conducir a la persona a volverse dependiente de pastillas para dormir y otros medicamentos en el intento de sacudirse el estrés laboral y encontrar el camino de regreso para volver a sentirse normal.

## Físico

Cuando el cuerpo no puede adaptarse por completo al estrés, los efectos negativos suceden sin ser predecibles. La mayoría de la gente sufre fatiga física. Dolor de estómago, mala digestión y dolores de cabeza son lo más común. Asimismo hay una respuesta inmune disminuida que conduce a más resfriados y alergias más fuertes. Después de eso, los problemas estarán asociados con la inflamación, cuyos efectos pueden moverse a donde sea. Una persona podrá experimentar erupciones en la piel; otra, síndrome de colon irritable; y otra más, un ataque cardiaco o una apoplejía. En esta etapa, el daño causado por el estrés ha derivado en un serio colapso del sistema.

En el cerebro, el estrés activa una red neuronal específica llamada eje hipotálamo-pituitaria-adrenal (HPA). La activación del eje HPA conduce a que las glándulas adrenales produzcan en exceso unas hormonas específicas llamadas glucocorticoides. Los glucocorticoides son necesarios para el desarrollo cerebral normal y también se activan en momentos de estrés agudo. Sin embargo, los niveles elevados tienen el efecto contrario y causan neurotoxicidad, como se demuestra en estudios sobre el estrés durante el embarazo. Hay una barrera natural que evita que las hormonas del estrés de la madre pasen al feto a través de la placenta. En un embarazo estresante, esta barrera parece ser cruzada, y una consecuencia principal es la interferencia con el desarrollo y funcionamiento normal del cerebro: cuando les dieron glucocorticoides a ratas embarazadas, el cerebro de sus crías no se desarrolló adecuadamente.

Mucho más de lo que se sospechaba anteriormente, un embarazo difícil que pone a la madre bajo estrés crónico puede tener efectos de largo alcance a nivel celular y genético. En los seres humanos, el exceso de glucocorticoides en el cerebro prenatal del feto afecta directamente los niveles de dopamina, la cual, como abordamos páginas atrás, está involucrada en la búsqueda de recompensa o placer. El estrés prenatal también puede tener efectos conforme crecen los niños, incluyendo discapacidad para el aprendizaje, mayor susceptibilidad para el abuso de drogas y un aumento en la ansiedad y la depresión. El estrés materno también ha sido vinculado con una actividad mayor del eje HPA en diferentes edades del niño, como los seis meses, cinco y 10 años, y más adelante en la adultez. Resulta perturbador que en los estudios con animales estos niveles elevados de glucocorticoides permanecen en la siguiente generación o incluso en una generación más.

No ofrecemos esta información para alarmarte, sino solamente para demostrarte que el estrés de bajo nivel merece ser llamado la epidemia de la civilización. Sus tentáculos llegan a todos lados y nadie es inmune a él. El dilema es que, al ser tan generalizado, el estrés crónico provoca muchas cosas que potencialmente acaban mal: los expertos no han descubierto un solo remedio que pueda hacer frente a las consecuencias impredecibles que trae consigo el estrés cotidiano. Veamos cómo puedes aspirar a algo mejor con un estilo de vida sanador.

## La respuesta del sistema completo

No te sorprenderá que la respuesta de sistema completo es traer a escena a la conciencia. Ya que los primeros efectos dañinos del estrés crónico son psicológicos y neuronales, aquí es donde comienza también la sanación. Ya hemos mencionado que soportar el estrés y adaptarte a él son malas estrategias. Tus células no se adaptan, aunque creas que *tú* sí lo haces. Un buen ejemplo serían los trabajadores de turno nocturno. Largas jornadas de trabajo nocturno perturban los biorritmos circadianos (o cotidianos). Como resultado, el detrimento mas obvio es la pérdida del buen sueño, lo cual se sabe desde hace mucho: el cerebro nunca se ajusta a no dormir por la noche. Pero otras investigaciones han revelado que los trabajadores de turno nocturno están en riesgo de otras siete maneras:

1) Mayor riesgo de padecer diabetes.
2) Mayor probabilidad de obesidad debido al desequilibrio hormonal que afecta el hambre y la saciedad.
3) Riesgo aumentado de cáncer de seno.
4) Cambios metabólicos negativos que podrían influenciar el riesgo de cardiopatía.
5) Aumento potencial de ataques cardiacos.
6) Mayor probabilidad de sufrir accidentes en el trabajo.
7) Mayor riesgo de depresión.

En suma, todo el sistema es afectado potencialmente por perturbar demasiado un solo biorritmo que resulta estar conectado con otros biorritmos, como el vínculo entre el sueño y el hambre-saciedad. También parece que la solución obvia —renunciar al trabajo nocturno— quizá no sea suficiente para revertir el daño si alguien ha trabajado demasiados años por la noche.

La lección básica para todos es que los estresores no son cosas aisladas. Un comportamiento o actitud conformista puede esparcir su mala influencia muy ampliamente. Digamos que estás en el aeropuerto y descubres que tu vuelo ha sido cancelado. La aerolínea no proveerá otro avión, pero te dice que debes esperar cinco horas hasta que llegue una nave para que puedas viajar. Sin otra alternativa que soportar el maltrato de la aerolínea, los pasajeros actúan de forma pasiva, se sientan y esperan, pero por dentro muchas personas (quizá tú) reaccionarán con las siguientes respuestas: preocupación, queja y pesimismo. Todo ello es autodestructivo.

*La preocupación es ansiedad autoinducida.* No resuelve nada y bloquea la posibilidad de lidiar con las cosas de forma más positiva.

*Quejarse aumenta la tensión y el enojo.* Como despliegue de hostilidad, incita a otras personas a actuar hostiles a su vez.

*El pesimismo induce la ilusión de que una situación no tiene esperanza.* Alberga la creencia de que esperar un resultado negativo siempre es realista, cuando de hecho no es así.

Si te ves a ti mismo o a otros en estos comportamientos y actitudes, te estás engañando al creer que te estás adaptando al estrés. Como tu cuerpo lo experimenta, sin embargo, es que tú mismo te has convertido en el estresor. Eso es porque un evento externo (el vuelo cancelado) debe atravesar una interpretación interna antes de detonar la respuesta al estrés. A diferencia de una crisis por perder el trabajo, el retraso de un vuelo pertenece a la categoría de estreses crónicos cotidianos. Eso significa que puedes elegir cómo respondes. La preocupación, la queja y el pesimismo son respuestas inconscientes. La persona que está atorada en eso se ha convertido en víctima de antiguas reacciones que se fijaron porque no las reevaluó.

Algunas personas enfrentan la situación de un vuelo cancelado mejor que otras. Así como te brindamos la "solución de bebé" para el estrés agudo, a continuación te damos la "solución de aeropuerto" para el estrés cotidiano de bajo nivel.

## La "solución del aeropuerto" para el estrés crónico

- *Desconéctate del estresor*. En el aeropuerto la gente hace esto leyendo un libro o buscando un lugar para estar a solas.
- *Céntrate*. En el aeropuerto la gente lo hace cuando cierra los ojos para meditar.
- *Permanece activo*. En el aeropuerto esto significa caminar alrededor en vez de tirarse en una silla a esperar.
- *Busca válvulas de escape positivas*. En el aeropuerto esto puede ser comprar algo, darte un masaje en los sillones de monedas o ir a un restaurante.
- *Busca apoyo emocional*. En el aeropuerto la forma común de hacer esto es llamar a un amigo o familiar por teléfono. (Una breve llamada anunciando que llegarás tarde no te dará apoyo emocional. La clave es sostener una conversación de al menos media hora con alguien importante en tu vida.)
- *Escápate si es necesario*. En el aeropuerto, si el comportamiento de la línea aérea es demasiado indignante, psicológicamente es

mejor para ti reprogramar tu vuelo e irte a casa. (Claro que no siempre es práctico o asequible.)

Todo lo anterior son adaptaciones positivas, opuestas a la negatividad de la preocupación, la queja y el pesimismo. Traen conciencia a una situación para la cual la respuesta correcta no es relajarse en una aceptación pasiva. Debajo de la actitud de "tengo que soportar esto" yace el estrés. Por lo regular no puedes resolver un vuelo cancelado, y puede suceder en cualquier momento sin previo aviso. Por ello, esta situación cumple las dos condiciones que empeoran el estrés: imprevisibilidad y pérdida de control.

Tienes la opción de transformar la situación al interpretarla no como mala suerte sino como algo no estresante, a lo cual respondes haciendo cosas que de hecho quieres hacer, como meditar, hablar con un amigo o ir de compras. Cuando te acostumbras a darles la vuelta a las cosas arrancas el estrés crónico de raíz. Interrumpes un proceso que de otra forma habría afectado tu cuerpo como la tortura china del agua, gota a gota.

La "solución del aeropuerto" también aplica ahora mismo. Describe una estrategia para salirte de la hiperactividad simpática. Hay una explicación psicológica de lo que sucede. El sistema nervioso simpático es equilibrado por un conjunto completamente distinto de nervios con respuestas opuestas conocido como sistema nervioso parasimpático. En vez de tensión, brinda relajación. Podríamos decir que la naturaleza diseñó el sistema nervioso simpático y parasimpático como antagonistas. La acción temporal y drástica del sistema nervioso simpático es contrarrestada por la actividad continua y equilibradora del sistema nervioso parasimpático.

Cuando estamos bajo estrés crónico, exigimos que el sistema nervioso simpático esté en guardia todo el tiempo, hasta que salga de su rutina normal y comience a alterar el estado normal de equilibrio. Al mismo tiempo, el estado normal y relajado del sistema nervioso parasimpático se bloquea o se pone de lado. Para salir de la hiperactividad debes mejorar la parte parasimpática de la ecuación. Esto sólo se logra al decidir conscientemente, ya que, si se permite que actúen solos, estos dos antagonistas seguirán haciendo lo que acostumbran. Sin la influencia del estrés, el vaivén automático entre el simpático y el parasimpático se regula a sí mismo. Pero metafóricamente el estrés es como recargarte en una pared hasta que la presión la tire.

Cuando la "solución del aeropuerto" se aplica a un estilo de vida sanador, debe ser activada todos los días de la siguiente manera:

- *Desconéctate del estresor*. Asegúrate de tener periodos de descanso y tiempo a solas.
- *Céntrate*. Practica meditación, la táctica más deseable, o por lo menos encuentra tiempo a lo largo del día para cerrar los ojos en un lugar tranquilo e inhala profundo varias veces hasta que te sientas relajado y centrado. La mejor técnica de respiración, que mencionamos en conexión con el lugar de trabajo (página 41), es inhalar a la cuenta de cuatro, y exhalar a la cuenta de seis.
- *Permanece activo*. Levantarte y moverte a lo largo del día estimula el nervio vago, una de las principales avenidas del sistema nervioso autónomo. El yoga es todavía más estimulante y es la mejor actividad para cambiar de la hiperactividad simpática a una mejor actividad parasimpática.
- *Busca válvulas de escape positivas*. En este caso, la palabra *positiva* significa cualquier cosa que te haga feliz. Darte tiempo para estar feliz es una estrategia de sistema completo, pero eso suena frío y abstracto. La felicidad es la piedra filosofal para convertir una situación estresante en sanadora. En términos psicológicos, es

por ello que la mejor forma de construir una vida feliz es construyendo días felices.

- *Busca apoyo emocional.* La sociedad moderna es cada vez más aislada, lo cual sucede desde antes de que internet y los videojuegos aceleraran el problema. No hay sustituto para la vinculación emocional, y una cosa que casi siempre se encuentra en los estudios sobre la felicidad es que las personas felices pasan una hora al día, o incluso más, en contacto con amigos y familiares que más les importan, ya sea en persona o por teléfono.

- *Escápate si es necesario.* Por lo regular ésta es la decisión más difícil para la mayoría, ya que soportará las situaciones estresantes mucho después de que es evidente que escapar y alejarse es la decisión correcta. Situaciones graves como la violencia doméstica son estresores agudos. Los cambios significativos en la vida como el divorcio o el cambio de carrera deben tomar en cuenta diversos factores. Sin embargo, en términos cotidianos deberías darte la libertad de alejarte de discusiones acaloradas, chismes malintencionados, correos electrónicos groseros, quejumbrosos perpetuos, personas pesimistas y cualquiera que te critique abiertamente.

Al final, salir de la hiperactividad simpática, lo cual no le sucede a demasiada gente, es la decisión más importante que puedes tomar porque los beneficios al sistema completo son de por vida.

# 6

## LO MÁS GRANDE QUE ES PRECISO SANAR

Te hemos mostrado suficientes pruebas del enfoque de sistema completo para hacer una afirmación atrevida: la mente y el cuerpo son uno solo. Si hubiera una sola cosa que debieras sanar en tu vida sería la separación entre la mente y el cuerpo. Ahora mismo, como vivimos la vida la mayoría de nosotros, el ser que llamamos "yo" no ha dominado por completo el rol del yo sanador. La razón principal es la pérdida de la integridad. Nos han enseñado a pensar en el cuerpo como separado de la mente, lo cual en realidad sólo es una creencia. Cuando te miras en el espejo, ¿qué ves? Sin pensarlo dos veces cualquiera diría: "Mi rostro". Pero, de hecho, tu reflejo es algo que no sólo miras: lo lees.

Lees indicaciones de tu estado de ánimo, si te sientes fresco o cansado, cuál es tu edad y lo que los años han marcado en ti. Antes ya hablamos del mapa invisible que todos llevamos en la mente sobre cómo funcionan la vida y las relaciones. Pero al ser un mapa visible, tu rostro —y todo tu cuerpo— simboliza las mismas cosas. Conforme cambia tu historia cambia tu mapa. Para citar un inteligente axioma médico, si quieres saber cuáles eran tus pensamientos ayer observa tu cuerpo hoy. Si quieres saber cómo será tu cuerpo mañana, observa tus pensamientos hoy.

La palabra *holístico* se ha convertido en un término esencial del movimiento de bienestar, pero en cierto nivel es más fácil vivir en la separación. Puedes desconectarte de lo que hace tu cuerpo. Un ejemplo triste es cuando algunos pacientes, ante la presencia de la posibilidad de que una enfermedad tenga un componente mental, se lamentan: "¿Significa que me hice esto a mí mismo?". La autosanación se les presenta con una acusación de culpa. Pero otras personas han llevado el cuerpo-mente a alturas extraordinarias, y en cada caso se abre una nueva posibilidad que aplica para todos.

## POSIBILIDADES EXTRAORDINARIAS

¿Qué sucedería si te levantaras todas las mañanas a la misma hora exacta? Ése fue el caso del psicólogo pionero estadounidense William James (aunque parece que fue una habilidad inconsciente).

¿Qué pasaría si pudieras hacer que una alergia desapareciera al instante? Esta hazaña ha sido registrada por pacientes que sufren trastorno de personalidad múltiple, en el que una personalidad tiene una alergia que desaparece cuando aparece una personalidad distinta. En un caso, un niño se llenaba de ronchas cuando tomaba jugo de naranja y emergía su personalidad alérgica en ese momento, pero no mostraba síntomas si otra personalidad se hacía presente.

¿Qué sucedería si te sentaras en una cueva helada durante la noche vistiendo sólo una bata de seda? Esto ha sido observado entre monjes tibetanos que han dominado la meditación llamada *tumo*, en la que la temperatura corporal, que normalmente es involuntaria, es controlada de forma consciente. En otro extremo, un occidental que ha sido sometido a pruebas médicas, Dutchman Wim Hof, realiza proezas en el control de la temperatura corporal, como escalar a la cima de una montaña en medio de una tormenta de nieve usando tan sólo unos pantalones cortos o sentarse sumergido hasta el cuello en agua con hielo durante varias horas.

Hof tiene su propia explicación de cómo llegó a lograr tales cosas: "Yo dije que el sistema nervioso autónomo ya no sería autónomo". El problema con esta afirmación es que la comprensión médica estándar sostiene que el sistema nervioso autónomo no puede ser afectado de manera voluntaria. Sin embargo, un significativo estudio holandés desafía dicha comprensión y se pone del lado de Hof.

El estudio, publicado en 2014 en *Proceedings of the National Academy of Sciences*, ofrece evidencia de la activación voluntaria de una tarea vinculada con el sistema nervioso autónomo: la respuesta inmune. Los voluntarios saludables "fueron entrenados durante 10 días en meditación (meditación del tercer ojo), técnicas de respiración (hiperventilación cíclica seguida de retención de la respiración) y exposición al frío (inmersiones en agua helada)". El grupo de control no fue entrenado. Después a los dos grupos se les inyectaron toxinas de una cepa de la bacteria *Escherichia coli*, comúnmente llamada *E. coli*. Ésta por lo regular reside en el tracto intestinal y es inofensiva, pero existen cepas patógenas que provocan intoxicación por la comida, por ejemplo.

Después de recibir la toxina, el grupo entrenado siguió sus técnicas voluntarias mientras que el grupo de control no hizo nada. Se tomaron muestras de sangre y revelaron que el grupo entrenado tenía una liberación menor de químicos proinflamatorios que los investigadores vincularon a un profundo aumento de la hormona epinefrina, que se sabe que disminuye la inflamación. Además de demostrar que Wim comprendió la conexión entre este extraordinario control físico y el sistema nervioso autónomo, los resultados holandeses teóricamente son útiles para personas que padecen inflamación persistente, en especial aquellos con enfermedades autoinmunes.

Aunque estos ejemplos puedan ser exóticos, casi cualquiera puede hacer que aparezca a voluntad un punto rojo en el dorso de la mano o que las palmas se calienten al usar *biofeedback* simple. En la época de los dispositivos portátiles, los inventores médicos están buscando formas de monitorear señales de enfermedades o estrés potenciales por medio de un dispositivo que se porta en la muñeca y nos permite regresar a un estado normal de equilibrio a voluntad, usando *biofeedback* simple.

La gran pregunta es qué tipo de vida sería la que se construye alrededor del cuerpo-mente y si creará un salto cuántico en el bienestar. Pensamos que así será, porque ya lo ha sido para la extraordinaria mujer de la siguiente historia.

## La historia de Tao: paz y pasión

Nadie ejemplifica mejor que Tao una vida sanadora. Tiene una presencia física deslumbrante, con su piel almendrada y cabello oscuro, hija de padre francés y madre hindú. Pero su presencia personal es todavía más impresionante, tiene una especie de serenidad sonriente que todos desearíamos alcanzar al llegar a la edad de Tao, 98 años. Ella también es la maestra profesional de yoga más anciana, como se declara en *The Guinness Book of World Records*. Todavía imparte de seis a ocho clases de yoga a la semana en la ciudad de Nueva York.

Cuando le preguntan cuál es su definición de yoga, Tao responde de inmediato: "Unión, unidad".

Cuando le preguntan si alguna vez planea retirarse, ella responde riendo: "Voy a enseñar yoga mientras siga respirando".

Si reúnes los hechos de su vida, son muy únicos y extraordinarios como para ser duplicados. Tao Porchon nació en 1918, proveniente de una familia próspera en Pondicherry, el área de la colonia francesa de India en la costa del suroeste. Su madre murió al dar a luz, y ella fue criada por sus tíos. Cuando tenía ocho años entró a una habitación de la casa y vio a un hombre sentado en el suelo mientras los visitantes y los familiares tocaban sus pies, el signo tradicional de veneración en India.

Tao habla sobre todas sus experiencias con una voz clara y articulada. "Me sacaron de la habitación. Después, una noche mi tío me despertó temprano. 'Vamos a hacer un viaje', murmuró. 'No le digas a tu tía. Se preocupará.' No tenía idea de a dónde me llevaba pero resultó que me uní a la primera de las dos marchas que realicé con Mahatma Gandhi. Él era el hombre cuyos pies habían estado tocando."

Este singular evento puso a Tao en un camino que ha seguido su vida entera, cuyo tema es la paz. Un día vio por casualidad a unos practicantes de yoga en la playa, y así surgió en ella el interés de hacer yoga, aunque en ese entonces, la década de 1920, la práctica era considerada casi estrictamente para hombres. Tao creció en una atmósfera espiritual y bajo la guía de luminarias espirituales como Sri Aurobindo, quien en ese entonces era el gurú más famoso de esa parte de India y tenía una gran reputación a nivel mundial. De esta manera, Tao desarrolló su propia filosofía consciente de vida. En esencia es una filosofía centrada en el corazón y ve el amor como la fuerza universal que es capaz de sanar toda forma de separación.

Tao cree fuertemente en ir al interior y escuchar al corazón. Pero hay otro camino que ella ha transitado y que contrasta con una vida de meditación y yoga. Siguiendo su creencia central —"No hay nada que no puedas hacer"—, Tao transformó su vida interior en una serie increíble de logros externos. Si los enlistamos todos se llegará al límite de lo creíble. Fue una activista pacifista que marchó con Martin

Luther King Jr. Fue actriz de teatro y tuvo una carrera en Hollywood, lo cual hizo una parte de su vida comenzando en la década de 1950, y antes de eso fue cantante de cabaret durante la Segunda Guerra Mundial. Pero hay otros aspectos como el de esposa, cuando se convirtió en Tao Porchon-Lynch (enviudó en 1982 y no tiene hijos), o el de bailarina de salón especializada en tango, por lo cual ha ganado cientos de premios de primer lugar, y, tal vez lo más sorprendente, como conocedora de vinos y escritora.

Lo único en lo que demuestra poco interés es en su longevidad. "No se enfoquen en la edad —dice un poco impaciente—. No existe."

Hay mucho más que decir sobre ella, pero no estamos presentando a Tao tan sólo como una triunfadora extraordinaria, ni siquiera como un hermoso ejemplo de una vida vivida con paz y pasión. Sus logros no pueden ser duplicados por nadie más, y su tiempo histórico, que a menudo vivió al lado de estrellas de cine, escritores, activistas y líderes políticos, no volverá jamás. Eso no es lo que hace de Tao la persona única que nos fascina, pero hace de ella un ejemplo que todos pueden seguir. Tao ha vivido casi un siglo *moldeando su propia vida de forma consciente*. Como resultado, si tomas una foto de cualquier día de su larga existencia en la Tierra, verás a alguien que:

- Hizo de su vida interior la prioridad.
- Confió en sus sentimientos e intuición.
- Valoró el ahora como la fuente de renovación constante.
- Cultivó la resiliencia emocional, y convirtió su visión en acción.
- Puso su confianza en el amor y el crecimiento espiritual todos los días.

Podríamos llamarlo el modelo de un estilo de vida sanador. No significa que Tao no haya tenido experiencias dolorosas, comenzando por la muerte de su madre, la pérdida de su esposo, y, a nivel físico, tres reemplazos de cadera. Pero en vez de convertir estas experiencias en sufrimiento, conscientemente ha hecho lo opuesto: se ha vuelto más dinámica y resiliente. Uno diría que para Tao existen sólo dos tipos de experiencias, no las buenas y las malas, los momentos de placer y los momentos de dolor, sino experiencias que celebrar y aquellas que sanar. Tú puedes vivir la vida de la misma forma.

## Alimento para el pensamiento

A continuación presentamos un ejemplo cotidiano de cómo la separación entre el cuerpo y la mente genera dificultades prácticas para abordar un problema muy común: el control de peso. Millones de personas coquetean con las dietas de moda, y millones más han luchado por años para perder peso y mantenerse en línea. ¿Cuántas veces has escuchado afirmaciones como las siguientes? Tal vez tú mismo las hayas dicho:

- "Me miro en el espejo y odio lo que veo."
- "El chocolate es mi perdición, se va directo a mis muslos."
- "Después del divorcio subí cinco kilos tan rápido que no podía creerlo."
- "He intentado de todo, pero no bajo de peso."
- "Bajo unos cuantos kilos, pero luego me estanco y no pasa nada."

Éstas son expresiones de una sociedad en la cual la obesisdad se ha vuelto una epidemia, y en la que las dietas no funcionan: menos de 2% de las personas que hacen dieta pierde al menos 2.5 kilos y se mantiene así por dos años. Los editores de las revistas saben que pueden aumentar las ventas al poner el encabezado de una nueva dieta de moda en la portada, prometiendo lo fácil que será perder peso esta vez, y así alimentan una fantasía que el público desea creer. Pero entre toda la preocupación, frustración, autodestrucción e ilusiones que circundan la pérdida de peso, ¿por qué unir el cuerpo y la mente en el cuerpo-mente haría la diferencia?

Porque el problema subyacente no es el sobrepeso. Si revisamos las afirmaciones enlistadas arriba, lo que todas tienen en común es "yo" me siento infeliz con "él", el cuerpo, lo cual convierte al acto normal de comer en una lucha entre lo que la mente intenta alcanzar y lo que el cuerpo está haciendo. Esto es lo que la mente de alguien a dieta hace típicamente:

- Fantasear sobre cuánto peso perderá.
- Creer que lo logrará si intenta una vez más.
- Odiar cómo se ve su cuerpo.
- Envidiar a quienes tienen cuerpos "perfectos".
- Sentirse culpables y avergonzados por tener sobrepeso.
- Prometer portarse mejor mañana.
- Sentirse atrapados en hábitos alimenticios negativos que se niegan a cambiar.

La separación entre la mente y el cuerpo no es rara ni inofensiva. Yace en el centro del motivo por el cual las dietas no funcionan. Ésta es una situación totalmente innecesaria. Al ser cuerpo-mente, cada uno de nosotros está equipado de forma natural para hacer lo que el cuerpo y la mente quieren hacer: comer normalmente al seguir las señales de hambre y saciedad.

Dos hormonas, la leptina y la ghrelina, son secretadas en un biorritmo natural. Cuando el estómago está vacío, sus células secretan ghrelina y envían un mensaje al cerebro que registras como sentirte hambriento. Percibir que ya comiste lo suficiente, es el resultado de un mensaje de la leptina, secretada por las células grasas, que equilibra el ritmo de hambre/saciedad.

De hecho, tanto la obesidad como la leptina han sido implicadas en el riesgo de padecer Alzheimer. Estudios epidemiológicos (p.e. de población) han demostrado que la circulación de niveles más altos de leptina está asociada con un menor riesgo de Alzheimer, mientras que la circulación de niveles menores de leptina se ha encontrado en pacientes que ya tienen la enfermedad. Los receptores de leptina se expresan intensamente en el hipocampo, el área del cerebro responsable de la memoria a corto plazo, la cual es devastada por el Alzheimer. El uso de suplementos de leptina en ratones resultó en una menor patología del Alzheimer en esta región cerebral. Esto es una evidencia adicional que fortalece el vínculo entre el intestino y el cerebro.

## Aumento de peso: tu cuerpo no tiene la culpa

Un motivo por el cual las versiones iniciales de cirugía para la pérdida de peso eran infructuosas es que cuando se realizaba un procedimiento de *bypass* gástrico o banda gástrica, el estómago quedaba intacto, con una pequeña porción sellada para reducir drásticamente la cantidad de alimento que una persona podía ingerir en cualquier momento. En vez de comer una hamburguesa completa con papas fritas, consumían menos de un tercio. Los pacientes reportaban estar sumamente hambrientos aunque sus estómagos más pequeños estaban llenos, y el motivo es que todo el estómago todavía secretaba una cantidad completa de leptina y ghrelina.

La lección aquí es que no has comido lo suficiente cuando el estómago está lleno. Has comido lo suficiente cuando el cerebro lo dice, sobre todo la región del hipocampo. Pero cuando la mente y el cuerpo se separan ignoras al cerebro o distorsionas tu relación con él. En vez de escuchar el biorritmo natural que rige el hambre y la saciedad, impones tus propios comportamientos. Debido a que tienes libre albedrío, estos comportamientos pueden ser de todo tipo, pero las normas sociales actuales están distorsionadas, y por eso encuentras a niños pequeños adoptando hábitos de por vida a los cuales el cerebro se adapta. Entre ellos, los siguientes:

- Continuar comiendo cuando están llenos.
- Comer azúcar y grasa en exceso.
- Tomar alcohol.
- Comer botanas a toda hora.
- "Comerse sus sentimientos."
- Ignorar las horas de comida regulares.
- Consumir una dieta no balanceada o muy limitada (como una dieta muy baja en vegetales y fibra).
- Comer demasiado porque has perdido la batalla de las dietas y ya no te importa nada.

Irónicamente, siempre se culpa al cuerpo por este problema. Entre más peso aumente y más pierda su forma, lo más probable es que la persona juzga su cuerpo por no cooperar. Pero esta falta de cooperación comenzó en otra parte, en la conexión debilitada entre el cuerpo y la mente. Veámoslo a profundidad. Como ya hemos mencionado, dos hormonas, la leptina y la ghrelina, controlan el hambre y la saciedad. Después de que la leptina fue descubierta en animales en 1994 por un genetista molecular llamado Jeffrey Friedman y sus colegas, el *New York Times* publicó su historia con entusiasmo: "Parecía casi demasiado bueno para ser verdad: una hormona que hace que los animales, y quizá las personas, coman menos y se ejerciten más. Pero los investigadores dicen que eso es exactamente lo que han descubierto". Las compañías farmacéuticas desde el principio estaban ansiosas por producir un medicamento que aumentara los niveles de leptina, lo cual indicaría al cerebro que inhibiera el apetito y aumentara la actividad física.

Pero la historia pronto se complicó. Para empezar, las personas obesas ya producen niveles más altos de leptina porque tienen más células grasas que la gente con peso normal. ¿Por qué la leptina no contiene su apetito? Nadie lo sabe con certeza. Los factores relevantes incluyen la resistencia a la leptina, en la cual los receptores de esta hormona en particular se recargan: es similar a la forma en que la sobreproducción de insulina provoca que la persona sea menos sensible a ella. La leptina y la ghrelina también son químicos cerebrales llamados neuropéptidos. Los receptores del cerebro quizá son afectados por la sobreingesta crónica de alimentos, pero aquí el asunto se complica porque la misma región cerebral que contiene estos receptores, el hipotálamo, también debe equilibrar el metabolismo general y controlar la cantidad de energía que se distribuye en todo el cuerpo.

Otras pistas apuntan a problemas con las vías que van desde el hipotálamo después de que recibe la leptina, con la posibilidad de que no suficiente leptina atraviese la barrera sangre-cerebro. A esto hay que añadir el factor genético. Estudios en ratones realizados en 2004 en la Universidad de Columbia indican que los niveles de leptina a inicios de la vida pueden alterar las conexiones del cerebro e influenciar la cantidad de comida que se ingerirá en la adultez. Al parecer esto se correlaciona con descubrimientos sobre los infantes que son alimentados en demasía pues corren un riesgo más alto de padecer obesidad en un futuro. A un grado aún no definido, la leptina ayuda a entrenar al cerebro al transformar su conectividad, lo que conduce a una alteración del apetito. Una persona puede estar en cualquiera de los extremos: estar hambriento por demasiado alimento o por muy poco.

Resulta intrigante que la leptina pueda hacer esto, pero tú eres mucho más poderoso en tu habilidad para entrenar al cerebro porque puedes hacerlo de forma consciente. Si quieres cerrar la brecha entre la mente y el cuerpo en relación con la manera en que te alimentas, intenta llevar a cabo el siguiente experimento simple de conciencia.

---

### UNA PRÁCTICA PARA COMER CON CONCIENCIA

Cuando haces cualquier cosa de forma consciente, incluyendo comer, ignoras la configuración predeterminada del cerebro y te comunicas directo con el cerebro superior, que es responsable de los pensamientos y las acciones conscientes. A menudo comemos de manera inconsciente, sin pensar o sopesar las consecuencias de lo que hacemos.

Puedes transformar esta situación con una práctica simple de conciencia.

La próxima vez que comas algo, ya sea una comida o una colación, haz lo siguiente:

Paso 1. Haz una pausa antes de comer el primer bocado e inhala profundo.
Paso 2. Pregúntate: "¿Por qué estoy comiendo esto?"
Paso 3. Toma nota de la respuesta. Es más, escríbela: podrías comenzar un diario de alimentación consciente.

---

Paso 4. Toma una decisión consciente de comer o no hacerlo.

No hay nada más que hacer, pero esta simple práctica te puede llevar a beneficios mayores. Tu meta es regresar al biorritmo natural del hambre y la saciedad. Cuando te detienes a tomar una decisión, tu motivo para comer debería ser "Tengo hambre". Pero hay una variedad de razones por las que comemos, como las siguientes:

- "Estoy aburrido."
- "No puedo resistirlo."
- "Necesito consuelo."
- "No quiero desperdiciar toda esta comida."
- "Estoy estresado."
- "Tengo antojo."
- "Estoy deprimido."
- "Estoy ansioso."
- "No sé por qué."
- "Me siento solo."
- "Estoy harto de hacer dieta."
- "Las personas que me acompañan están comiendo."
- "Ya no queda mucho. Mejor me termino el paquete."
- "Tengo ganas de celebrar."

Cuando te preguntas por qué estás comiendo, es probable que surjan algunas razones. No las juzgues y no te obligues a rechazar la comida por culpa. En este estado de conciencia estás consciente de ti mismo, y ésa es la clave. Cuando eres consciente de ti mismo sucede la transformación con menos esfuerzo que en cualquier otro estado mental. Dejar de comer de forma inconsciente a menudo es suficiente para dar un vuelco a los problemas de peso de la persona, sobre todo cuando son de leves a moderados.

Como puedes ver, hay esperanza más allá de hacer dietas, un camino hacia adelante para las personas que se quejan de que han intentado de todo y nada funciona. Un enfoque de sistema completo para la pérdida de peso termina con la lucha: tu cuerpo deja de ser tu enemigo y tú dejas de ser su víctima.

## Hacer dieta de forma consciente

No menospreciamos las investigaciones sobre cómo funciona la digestión. Toda una carrera de investigación podría estar dedicada a estudiar una sola hormona como la leptina —algunas lo están— y aun así su promesa para bajar de peso seguiría siendo inalcanzable. (La industria farmacéutica ofrece una variedad de medicamentos para bajar de peso de venta libre y de prescripción, desde los llamados quemagrasas hasta inhibidores del apetito, pero no están probados o son inefectivos, llenos de efectos secundarios o clínicamente insignificantes.)

Al mismo tiempo, una serie de creencias autodestructivas dejará de tener poder sobre ti. En la psicología de comer en exceso se da un círculo vicioso. Las creencias dolorosas se convierten en pretextos. Por ejemplo, la creencia: "Siempre he tenido problemas con mi peso, así que seguro nací así". Ninguna actitud es más autodestructiva, y está la ciencia para fortalecer aún más esta creencia. En efecto, existen indicadores genéticos que sugieren que algunas personas tienen probabilidades de aumentar de peso.

Por ejemplo, es invaluable saber cuál es el gen específico que modula la cantidad de leptina que se produce, porque en algunos individuos obesos una mutación de este gen causa deficiencia de leptina, lo que deriva en un aumento de peso incontrolable. La historia de la leptina está entrelazada con la historia de la obesidad en el público en general, y vale la pena seguir cada pista al respecto. Pero hemos cubierto lo engañosa que resultó ser la promesa inicial de la leptina, y en el mismo sentido la búsqueda de un solo "gen de la obesidad" ha sido igualmente infructuosa. A lo sumo, tus genes son responsables de sólo un porcentaje de las causas del sobrepeso: hay otros factores implicados que puedes cambiar, como tu psicología, tus hábitos alimenticios y actitudes transmitidas por tu familia cuando eras niño. Estos factores dependen del libre albedrío cuando aprendes a cambiarlos. La buena noticia es que cuando ocurra el cambio, tus genes responderán alterando su actividad para sanar este problema.

Existen muchas otras creencias que mantienen el círculo vicioso en movimiento al convertir la culpa en pretexto. ¿Cuántas de las siguientes creencias has tenido?

- La creencia de que la comida te hace feliz cuando estás triste.
- La creencia de que estar lleno es un estado de plenitud.
- La creencia de que factores de riesgo conocidos (demasiada grasa, azúcar y sal) no aplican para ti: tú estás protegido por el pensamiento mágico.
- La creencia, esta vez inconsciente, de que la comida que no recuerdas haber ingerido no cuenta.
- La creencia de que en realidad no te importa cuánto pesas.
- La creencia de que no te importa lo que piensen los demás.

Estas creencias lanzan un doble infortunio. Te dan un pretexto para emprender la retirada, pero los pretextos avivan la derrota. Entre mejor sea el pretexto, peor es el fracaso. En nuestro enfoque, ser realista significa que rompes el círculo vicioso al intercambiar la fantasía por la realidad. Confiamos en los efectos positivos del realismo, aunque muchas personas miran sus problemas de sobrepeso y temen confrontarse a sí mismas: verse en el espejo ya es lo bastante doloroso para ellas.

Toma tiempo, pero la recompensa es la conciencia misma. Por ejemplo, en nuestra experiencia personal con la meditación hemos visto gente que vuelve a su peso normal sin esfuerzo. El disfrute de estar vivo y consciente sustituye el placer de comer, y cuando eso sucede todo el sistema comienza a normalizarse. Sólo te das cuenta de la futilidad de luchar con tu cuerpo cuando te liberas de la dualidad. Estás vivo para disfrutar tus pensamientos, sentimientos, deseos y esperanzas. Hemos abordado los problemas del sobrepeso porque es un tema cercano para millones de personas, y porque a quienes hacen dieta les parece imposible que la pérdida de peso sea una parte placentera del crecimiento personal. Pero en un panorama más amplio, la meta es la vida consciente. Ahora que hemos establecido lo importante que es sanar la separación entre la mente y el cuerpo, desarrollemos la enorme plenitud que surge al vivir conscientes cada día.

# 7

## CONCIENCIA PLENA O INCONSCIENCIA

La última vez que vimos a Ellen Langer, profesora de Harvard, ella estaba asombrando al mundo de la psicología al enviar a hombres de 70 años a una cápsula del tiempo, quienes al salir se veían mucho más jóvenes. Pero el viaje en el tiempo todavía no se aplica a la vida cotidiana. Al haber demostrado su idea de forma tan espectacular, Langer tomó una causa más importante: la conciencia. Nosotros también hemos estado usando este término, demostrando cómo ser consciente va más allá de la antigua asociación de la palabra con las prácticas espirituales de Oriente. Langer ha occidentalizado la conciencia por completo con la siguiente definición: "La conciencia —dijo ante una audiencia de estudiantes de medicina— es el proceso de notar cosas nuevas activamente, renunciando a mentalidades preconcebidas, y después actuar con respecto a las nuevas observaciones". Nuestra meta de desarrollar un estilo de vida sanador incluye lo mismo.

Langer fue muy terminante: el comportamiento cotidiano es insconsciente la mayor parte del tiempo. Dijo que uno de sus ejemplos favoritos proviene de una experiencia personal: "Una vez fui a comprar algo y le di a la cajera mi tarjeta de crédito. Ella se dio cuenta de que no estaba firmada". Langer firmó la tarjeta responsablemente, y la cajera la pasó por la máquina. Le pidió a Langer que firmara el recibo. "Entonces la cajera comparó las dos firmas para asegurarse de que eran de la misma persona", recordó Langer. Hizo una pausa y tomó un momento antes de que la audiencia captara y comenzara a reírse. ¿Por qué compararías dos firmas si acabas de presenciar que la misma persona hizo las dos? Pequeños momentos de comportamiento inconsciente nos atan al pasado y bloquean la posibilidad de estar vivos en el momento presente, alertas a las posibilidades que nunca veremos. De hecho, Langer llama a su búsqueda de la conciencia "la psicología de la posibilidad".

En este libro nos adelantamos a la posibilidad máxima, estar consciente todo el tiempo. ¿Pero es factible cuando alguien está inundado con fechas límite de entrega, cuentas por pagar, niños en edad escolar y demás? Con tanto estrés y tensión que provienen de tantas direcciones, la atención se embota. Nos volvemos reactivos en vez de atentos. Sin embargo, haz una breve pausa y reflexiona cómo ha transcurrido tu día. Si eres como la mayoría, descubrirás que has pasado mucho tiempo reaccionando en vez de prestar atención y ser consciente de lo que sucede. Como resultado, vives inconscientemente y lo aceptas como algo normal. ¿Cuál de las siguientes frases aplica para ti?

*¿Cómo es un día inconsciente?*
- Comes de manera irregular o aprisa.
- Consumes alimento procesado o comida chatarra.
- Te sientes mal por tu cuerpo o tu peso, al igual que ayer y que mañana.
- Actúas con prisa o presionado.
- Oyes a tus hijos y pareja sin realmente escucharlos.
- Reaccionas negativamente hacia alguien sin examinar por qué es necesario hacerlo así o si es correcto.
- No observas nada hermoso a lo largo de todo el día.

- Te preocupas por un problema que te agobia pero no haces nada para resolverlo.
- Habitualmente tienes una visión sombría del futuro.
- Te persigue algo doloroso del pasado.
- Te sientes atorado e insatisfecho.
- Te sientes inseguro o no a salvo.
- Te sientes solo.
- Atacas a un amigo sin pensarlo.
- Juegas el rol de víctima.
- No te defiendes a ti mismo.
- Te comportas como una persona complaciente: aceptas todo para congeniar.

Es impresionante cuántas reacciones y comportamientos son tomados como normales. Lo que sucede en realidad es que la inconsciencia está normalizada. Tan sólo con verlo comienzas a cambiar. Hay un cambio enorme hacia la sanación cuando decides dejar de permitir que los eventos negativos inconscientes tengan poder sobre ti. Aquí hay un espectro de posibilidades, las cuales se representan con este sencillo diagrama:

Inconsciente ↔ Consciente

Ésta es una forma desprovista de juicio para representar el desastre y la plenitud. En el extremo izquierdo estaría un estilo de vida totalmente inconsciente, en el que todo lo que debe ser sanado se descuida, lo que al final termina en un desastre. En el otro extremo está un estilo de vida consciente por completo, en el que se atiende cada problema potencial y se abre el espacio para la plenitud total. Pocos vivimos en cualquiera de los dos extremos, completamente en el cielo o el infierno. Estamos cerca de la mitad: a veces actuamos de forma consciente. A veces actuamos conscientemente. Esta zona gris se vuelve normal y aceptable, sin darnos cuenta del daño que sucede a lo largo del tiempo.

## La historia de Brenda: una fábula sobre la zona gris

Hace muchos años a una mujer que llamaremos Brenda le dio un resfriado invernal. El resfriado no se curó de inmediato y regresó una y otra vez. Ella lo soportó, molesta por la tos que desarrolló. De pronto le dio fiebre. También lo ignoró, hasta que una noche todo se derrumbó.

"Estaba sentada en la cama, sudando y sintiéndome muy débil. Mi esposo es un hombre muy cariñoso. Me abrazó, me dijo que todo estaría bien. Pero yo sabía que estaba muy enferma. Pasó una amiga a visitarme y me trajo caldo de pollo. Ella es enfermera, y después de revisarme me ordenó ir a la sala de urgencias del hospital de inmediato", recuerda Brenda.

Quizá esta intervención salvó su vida, porque el médico de urgencias le dijo a Brenda que tenía neumonía en los dos pulmones y eso ponía en riesgo severo su respiración. De hecho, había llegado al grado de tener falla respiratoria y tuvieron que ponerle un respirador artificial. El tratamiento normal con antibióticos por lo regular termina con la infección, pero un análisis de sangre reveló que Brenda, sin saberlo, era diabética. Había tenido problemas de sobrepeso desde la adolescencia temprana, y la diabetes tipo 2 es muy común cuando hay obesidad. Para evitar que ella luchara con el respirador artificial, los médicos la mantuvieron en estado inconsciente, a veces llamado coma inducido, con dosis masivas de Valium. Era algo drástico, pero debían controlar y monitorear cuidadosamente su tratamiento.

"Yo estaba perpleja. Dos días antes había sido un resfriado y ahora me decían que podía morir —dice—. Mi vida se volvió una pesadilla de la noche a la mañana."

Durante los siguientes 19 días permaneció en una situación inestable. Estaba totalmente noqueada y por momentos la regresaban a un estado de vigilia confuso. Los médicos lo hacían para revisar cómo estaba en términos médicos, pero a Brenda estos episodios le parecían terroríficos.

"Me despertaba sintiéndome totalmente ansiosa, y me preguntaba si estaba a punto de morir. Ya no tenía control de mi cuerpo, y estaba recostada sobre la cama con agujas y tubos y monitores sonando. Es lo peor que me ha pasado."

Brenda no estaba preparada para lo duro que fue todo, y cuando los médicos le dijeron que estaba fuera de peligro, que la neumonía había desaparecido, se fue a casa sintiéndose todavía ansiosa. Les contó a sus amigos sobre su encuentro cercano con la muerte, reforzando su sensación de pavor interno y pérdida de control. En cierta forma se mantuvo en modo de crisis, y ella no era así.

A los 53 años, Brenda se consideraba una mujer fuerte que había pasado toda una vida luchando por salir adelante. Era mucho más que una sobreviviente. Nació en una familia pobre de clase trabajadora, nunca estudió más allá de la preparatoria, pero en el fondo sabía que era diferente del resto de su familia. Estaba más consciente de lo que la vida podía ofrecerle, y con determinación a los 18 años decidió escribir su propia historia.

"Veía chicas de mi edad que se embarazaban y tenían matrimonios que no deseaban, o que creían que deseaban. La mayoría de los hombres tenía trabajos sin futuro y pasaba mucho tiempo bebiendo cerveza frente a la televisión. No me fue difícil dejar todo eso atrás", dice.

Había salido al mundo para convertirse en alguien. En su mente, Brenda tenía un gran autocontrol. Siempre ayudaba a quien la necesitara. Comenzó a realizar el servicio de cocinar comida para indigentes y fue líder de grupos comunitarios de apoyo. A lo largo de las décadas desde que se fue de casa hasta la madurez, el lado consciente de su vida no era deficiente. Pero después de la neumonía, todo pareció desmoronarse. Brenda se sentía deprimida y dejó de ver a sus amigos tan seguido. Las cenas con amigos que le encantaba ofrecer se volvieron cada vez menos frecuentes. En el aspecto médico, su azúcar en la sangre se controló con la administración diaria de inyecciones de insulina, pero los médicos le dijeron que el daño que ya había causado su diabetes en algunos casos no podía ser revertido.

"Veía a tres médicos especialistas por semana. Mi vista estaba siendo afectada por el daño a la retina. Comencé a tener un terrible dolor intestinal y me dijeron que era diverticulosis. Tenía los pies fríos debido a una disminución del flujo sanguíneo hacia mis extremidades —Brenda ríe con aspereza—: Me estaba desmoronando. No podía creerlo."

Al parecer esta repentina caída en su calidad de vida en realidad no era tan repentina: todo tenía una historia. La historia de la obesidad era la más larga. De ahí surgió una historia de niveles elevados de azúcar en la sangre y otras historias de la circulación, digestión y vista dañadas de Brenda. Ella merece empatía y cuidado —Brenda ha buscado ambas cosas y las ha obtenido—, ya que el lado inconsciente de su vida demanda ser retribuida. Aunque su crisis fuera tan angustiante, Brenda llevaba una vida normal con los típicos altibajos. Pero si lo ves con realismo, estaba en medio de la zona gris.

Un antiguo proverbio dice: "For want of a nail" (por la falta de un clavo). Proviene de una canción de cuna que solían cantarles a los niños antes de que el automóvil remplazara al caballo.

*Por falta de un clavo, la herradura se perdió.*
*Por falta de una herradura, el caballo se perdió.*
*Por falta de un caballo, el jinete se perdió.*
*Por falta de un jinete, el mensaje se perdió.*
*Por falta de un mensaje, la batalla se perdió.*
*Por falta de una batalla, el reino se perdió;*
*Y todo por la falta de un clavo en la herradura de un caballo.*

¿Entonces cuál fue el clavo que Brenda y muchas otras personas perdieron? Perdieron la conexión con su cuerpo, con la naturaleza, consigo mismos. Ninguna de estas cosas puede ser vista de forma aislada. Tu cuerpo es cómo te relacionas con la naturaleza, y cuando esa conexión se desgasta dejas de ser tú mismo. Al volverte cada vez más consciente de los pensamientos que albergas hoy y de que las acciones que surgen de esas ideas y emociones impactan tu cuerpo en tiempo real, tu vida se transforma en todos los niveles. Pero la palabra nivel es engañosa, porque el cuerpo-mente fusiona todo en una sola conciencia de quien eres y lo que te sucede. Muchos hemos escuchado que lo que está en el pasado se queda en el pasado. Pero tu estado presente es un resultado de tu pasado. De muchas maneras los dos son inseparables. No podemos cambiar el pasado, pero podemos transformar el presente.

Un escéptico alzaría la mano para objetar. La historia de Brenda se trata de asuntos médicos que ella no tenía el poder de sanar. La conciencia está muy bien como un objetivo sublime, pero todas las personas que tienen problemas médicos necesitan tratamiento.

¿Cómo podría alguien en la situación de Brenda ayudarse a sí misma al mismo tiempo que es la paciente?

Ésta es una traducción amable de un argumento escéptico que por lo general es grosero y duro. El mito de que sólo los medicamentos y la cirugía son la "verdadera" medicina es retrógrado. Todos terminamos yendo a ver al médico por diversos motivos. Eso no niega al yo sanador sino que sólo proporciona otra área con la cual lidiar.

## La preocupación y el sistema inmune

Como mencionamos anteriormente, la medicina convencional es biológica y cree que la mente debe estar centrada sólo en el cerebro. De hecho, no sólo los médicos sino casi todos los científicos que consideran el problema declararán que cerebro = mente. De forma constante hemos estado derrumbando la validez de esta suposición —y es una suposición, no un hecho— al señalar la inteligencia desplegada por el cuerpo-mente. La supercarretera de información del cuerpo-mente entrega mensajes hacia y desde las células usando los mismos químicos que las células nerviosas.

Lo que esto implica es que las células son más conscientes que nosotros. Tomemos como ejemplo el sistema inmune. A menos que se colapse de alguna forma, el sistema inmune nunca es inconsciente. Pero si te enganchas en comportamientos inconscientes, el efecto tiene largo alcance y puede poner en riesgo la inteligencia de las células inmunes. Profundicemos más en esta interacción al introducir el creciente campo de la psiconeuroinmunología (PNI), que estudia la interacción de la actividad mental con el sistema inmune. La PNI es una de las pocas áreas en las que la división tradicional entre las enfermedades físicas y psicológicas no está compartimentalizada.

Ya hemos abordado cómo el luto a largo plazo pasa la factura a la salud de las personas (página 37) incluyendo su capacidad para eludir las enfermedades. (Durante los dos primeros semestres en la universidad que Rudy estuvo de luto por la muerte prematura de su padre debido a un ataque cardiaco, él recuerda haber estado constantemente aislado con resfriados que no podía sanar. En ese entonces no conocía la conexión mente-cuerpo y no sabía que la tristeza pone en riesgo al sistema inmune.) Los efectos nocivos de la aflicción también pueden suceder muy rápido. En un estudio con 100 000 personas que habían enviudado recientemente, las tasas de muerte se duplicaron durante la primera semana de duelo.

Dado que la mente está en todos lados, imbuyendo cada célula, la PNI potencialmente es aplicable a cualquier estado mental ya que afecta el sistema inmune. Nos confinaremos a abordar una actividad mental que todos conocemos: la preocupación. Ésta es inconsciente de múltiples formas. Ocupa la mente de manera obsesiva en un estado de ansiedad estresante. Bloquea las soluciones racionales a los problemas y en sí misma no hace nada para ofrecer una solución. A pesar de su falta de utilidad, la preocupación es endémica en la sociedad. Por ejemplo, después de las elecciones presidenciales de 2016 en Estados Unidos, las encuestas de la empresa Gallup demostraron un repunte agudo inmediato en la preocupación. Pero las carreras políticas y presidenciales en general aumentan los niveles de preocupación del público. Hay ansiedad acerca del futuro, la cual es el sello distintivo de toda preocupación.

La preocupación también tiene un propósito. Nos motiva a prepararnos para lo peor y a alistarnos para enfrentar desafíos o amenazas venideros. Se presume que éste es el motivo por el que la preocupación se ha preservado como un rasgo evolutivo. Pero cuando se vuelve constante e incontrolable, la preocupación crónica puede ser muy perjudicial para la salud. En específico, la investigación de la PNI ha demostrado que la preocupación excesiva puede poner en riesgo el sistema inmune y contribuir a una gran variedad de enfermedades, desde cardiopatía hasta Alzheimer. La preocupación se basa en estar en desequilibrio, y eso está a un paso de la enfermedad.

Para cualquiera que sostenga que todo lo que necesitas es reemplazar la preocupación con esperanza, es importante notar que la preocupación de que algo malo suceda no es el opuesto exacto de esperar que algo bueno suceda. En ambos casos, existe incertidumbre e inseguridad subyacentes sobre el futuro, lo cual está acompañado por ansiedad. Pero como la esperanza es una emoción positiva vinculada a otras emociones como el optimismo y la aceptación, el balance se inclina mucho en su favor. Mientras que las emociones negativas crónicas literalmente pueden matar, una actitud positiva puede ayudar en las consecuencias de enfermedades tan diversas como cáncer y sida. Condiciones como asma y psoriasis/eczema pueden ser mejoradas por sentimientos positivos y empeoradas por el estrés, la depresión y la ansiedad.

¿Bajo qué mecanismos funcionan estos efectos, positivos y negativos? Éste es el impulso esencial de la PNI, que traza sus orígenes en el trabajo del psicólogo Robert Ader, exdirector del Centro de Investigación de Pisconeuroinmunología de la Universidad de Rochester. En 1974, Ader y sus colegas les dieron agua endulzada con sacarina a ratas de laboratorio, seguida por un químico, cytoxan, que suprimía sus sistemas inmunes y les provocaba náuseas. Cuando los investigadores después les dieron sacarina a las ratas, incluso en muy bajas cantidades, los animales murieron posteriormente. Entre más sacarina les daban, más rápido morían las ratas. Ader concluyó que después del condicionamiento suficiente, el sabor de la sacarina por sí mismo era suficiente para inhibir el sistema inmune y causaba de forma directa una respuesta inmune debilitada y ello conducía a infecciones bacterianas y virales fatales, de las cuales las ratas se podrían haber defendido en condiciones normales. Por primera vez se descubrió la conexión íntima entre el cerebro y el sistema inmune, dando luz así al campo de la psiconeuroinmunología, un término que Ader acuñó. La noción de que el sistema inmune era por completo autónomo había sido radicalmente transformada, y eso fue el inicio de muchos descubrimientos en la misma línea.

En 1981, el neurocientífico David Felten, en ese entonces en la Escuela de Medicina de la Universidad de Indiana, y más tarde en la Universidad de Rochester, realizó otro gran descubrimiento al conectar los nervios en el timo y el bazo directo a células del sistema inmune. En 1985, Candance Pert, que pronto sería célebre como neurocientífica y farmacóloga, tuvo un avance crucial al descubrir proteínas miniatura especiales en el sistema nervioso y las células inmunes llamadas neuropéptidos, que interactúan tanto con las neuronas en el cerebro como con las células inmunes. Los efectos de esto pueden ser duraderos: los beuropéptidos fortalecen la sinapsis e incluso transforman la expresión genética en las células nerviosas y en las inmunes. Los estudios revolucionarios de Pert, que fueron fundamentales para comprender cómo opera la red de mensajes del cuerpo, demostró que los neuropéptidos están vinculados a una amplia gama de actividades, desde el comportamiento social hasta la reproducción, así como la respuesta inmune.

Quizá en las PNI nada haya sido más estudiado que los efectos del estrés, el cual sigue brotando en cada aspecto de cómo cada quien sana de forma distinta. En conexión con la inmunidad, el estrés crónico puede inhibir la inmunidad necesaria para combatir con rapidez las infecciones (inmunidad innata) o hacer que los anticuerpos se defiendan de gérmenes invasores (inmunidad adaptativa). El estrés crónico ha sido asociado con infecciones severas frecuentes y también con pronósticos empeorados de cáncer, cardiopatía y sida. La preocupación es una forma de estrés autogenerado vinculado al miedo, y en la segunda parte del libro dedicamos una larga sección a la reducción del estrés (página 191).

Aunque los interesantes descubrimientos de la PNI han sido precisados por la biología de la conexión entre la mente y el cuerpo, todavía no se aprecia el poder de dicha conexión. En este sentido es muy relevante el caso de Norman Cousins, editor de toda la vida de *Saturday Review*, activista pacifista y en sus últimos años un autor sumamente influyente sobre la sanación mente-cuerpo. Su descubrimiento espontáneo de que la risa tiene un poder sanador alguna vez fue muy discutido, pero vale la pena repetir los detalles como se narran en el sitio web de la Universidad de la Risa en Línea (Laughter Online University):

En 1964, después de un viaje muy estresante a Rusia, [Cousins] fue diagnosticado con espondilitis anquilosante (una enfermedad degenerativa que provoca la descomposición del colágeno), la cual lo tenía en dolor casi constante y dio pie a su médico para decirle que moriría en unos cuantos meses. Él no estuvo de acuerdo y pensó que si el estrés había contribuido a esta enfermedad (no estaba enfermo antes del viaje a Rusia), entonces las emociones positivas le ayudarían a sentirse mejor.

Con el consentimiento de su médico, se dio de alta del hospital y se hospedó en un hotel en la acera de enfrente, comenzó a tomar dosis extremadamente altas de vitamina C y se puso a ver sin cesar una serie de películas de comedia y risa y "asuntos de risa" similares. Más tarde afirmó que 10 minutos de risa incontrolable le daban dos horas de sueño sin dolor, cuando ninguna otra cosa, ni siquiera la morfina, lo ayudaba. Su estado mejoró de forma continua y poco a poco recuperó el movimiento de sus extremidades. En seis meses ya estaba de pie, y en dos años pudo volver a su trabajo de tiempo completo en *Saturday Review*. Su historia desconcertó a la comunidad científica e inspiró varios proyectos de investigación.

Cousins comenzó una cruzada personal para difundir su asombrosa recuperación y sus implicaciones para la medicina, y tuvo un gran éxito popular pero recibió una fuerte resistencia por parte de la comunidad médica, que todavía estaba a una década de los experimentos de Ader con ratas que morían por el sabor de la sacarina. La historia de Cousins es la prima del efecto placebo y nocebo. Después de más de 50 años, es más misterio que ciencia cómo encauzar la conección mente-cuerpo hacia la sanación. Pero quizá la lección más sencilla es la que Cousins aprendió al principio: que convertir la preocupación y la ansiedad en risa puede hacer toda la diferencia.

## En la visita al médico: sé tu propio defensor

Hay una enseñanza más grande que aprender de la sanación de Cousins, la cual no tiene nada que ver con no aceptar el tratamiento médico de forma pasiva. Como lo narró a un entrevistador en el radio:

> Le pregunté [a mi médico] sobre las posibilidades de recuperarme por completo. Se sinceró conmigo y admitió que uno de los especialistas le había dicho que tenía una probabilidad de recuperación de 1 en 500. El especialista también afirmó que él no había presenciado una recuperación de esta enfermedad. Todo ello

me dio mucho que pensar. Hasta entonces, yo había estado más o menos dispuesto a que los médicos se preocuparan por mi enfermedad. Pero ahora sentía un impulso de actuar. Me parecía claro que si iba a ser una probabilidad de 1 en 500, más me valía ser algo más que un observador pasivo.

Cuando la persona promedio va al médico, entrando por urgencias o al hospital, la probabilidad de controlar lo que suceda es mínima. Nos ponemos en las manos de la máquina médica, que en realidad descansa en individuos: médicos, enfermeras, asistentes y demás. El comportamiento humano implica lapsus y errores, y éstos se magnifican en el cuidado médico, en el que leer mal el expediente del paciente o no darse cuenta de un síntoma específico puede ser una cuestión de vida o muerte. Los riesgos de la medicina de alta tecnología como la terapia genética o tratamientos tóxicos para el cáncer aumenta de forma dramática porque entre más complejo sea el tratamiento el rango de errores es más amplio. Para ser justos, los médicos hacen todo lo que pueden para salvar a los pacientes que una generación atrás eran desahuciados, pero sólo tienen éxito un porcentaje de las veces.

Los riesgos y los errores van de la mano, pero el público general ha limitado el conocimiento de hechos perturbadores:

• Se estima que los errores médicos causan 440 000 muertes por año, tan sólo en los hospitales de Estados Unidos. Se cree que esta cifra es burdamente inexacta porque un sinnúmero de errores no es reportado —los reportes de muerte sólo dicen la causa inmediata, y muchos médicos se cubren entre ellos para proteger la reputación de su profesión—.

- El gasto directo total de "eventos adversos", como se conocen los errores médicos, se estima en cientos de miles de millones de dólares cada año.
- Los gastos indirectos como la pérdida de productividad económica por muerte prematura y enfermedad innecesaria excede un trillón de dólares por año.

Las estadísticas apenas mencionan el miedo que sienten los pacientes cuando piensan que están en el extremo equivocado de los errores médicos. Lo que el paciente tiene muy claro es que la visita del médico sucede en un abrir y cerrar de ojos. Un análisis en 2007 sobre las visitas de cuidado primario óptimo descubrió que éstas duran 16 minutos en promedio. De uno a cinco minutos se dedican a discutir cada tema. Esta cifra pertenece a la gama alta de los estimados, ya que de acuerdo con otros estudios el tiempo cara a cara con el médico y otros proveedores de cuidado médico es de siete minutos en promedio. Los médicos señalan principalmente el aumento de la demanda de que llenen reportes médicos y reclamos de seguros detallados. Los pacientes tienden a creer que los médicos quieren meter a todos los clientes que puedan, o que el paciente como persona no importa mucho.

Además, en 2016 el reconocido cardiólogo John Lvinson y el doctor Caleb Gardner publicaron un editorial en el *Wall Street Journal* titulado "Apaguen la computadora y escuchen al paciente". Afirmaban que la introducción de registros médicos electrónicos, que por lo regular son exigidos por los sistemas de salud y el gobierno, "ha degradado las relaciones entre los médicos y nuestros pacientes" y contribuido a "la corporativización y la desprofesionalización del cuidado de la salud en Estados Unidos". Estos médicos preocupados apoyan al Instituto Lown en Boston, una organización sin fines de lucro comprometida a restaurar el profesionalismo y un sentido de valor en el cuidado de la salud. Aunque ellos creen que la computación médica tiene un lugar merecido, muchas veces los médicos deben pasar más tiempo lidiando con nuestros formatos médicos que hablando con el paciente.

Como consecuencia, existe un nuevo movimiento que busca proveer un defensor personal que esté con el paciente en el consultorio del médico. En esencia, el defensor es alguien que represente los mejores intereses del paciente en cualquier situación médica. Esta persona puede ser un pariente bienintencionado que ayude al paciente mayor a comprender mejor lo que sucede o qué pasos o quién realizará las tareas como recoger las recetas y organizar las cuentas médicas. Pero cada vez es más obvia la necesidad de un defensor que esté capacitado profesionalmente para amortiguar los crecientes riesgos que hay en un sistema de salud en el que cada vez se dedica menos tiempo al trato entre el médico y el paciente. Si volvemos a la situación de Brenda, es claro que la ausencia de un defensor resultó crítico en muchos sentidos. Antes que nada, no le informaron de la conexión entre la obesidad y la diabetes tipo 2. Si se lo hubieran dicho años atrás, la espiral descendente en su salud habría sido prevenida. Brenda entraba y salía de consultorios médicos todo el tiempo, pero la trataron por algo que apenas estaba definido por los síntomas que presentó esa semana. Nadie unió toda la historia. Y aun así no era la historia más complicada. ¿Entonces qué sucedió?

Un defensor lo descubriría y, sobra decirlo, esto ha generado hostilidad por parte de algunos médicos. Están acostumbrados a gobernar sus dominios con total autoridad, y pocos médicos quieren un observador en el consultorio preguntando cosas, expresando sus opiniones y con la posibilidad de encontrar fallas. Y peor aún, el testigo de una negligencia profesional es una amenaza. El movimiento en favor de los defensores profesionales, que es bastante nuevo, insiste que buscar los mejores intereses de un paciente es algo benigno. La profesión médica tiene sus dudas.

La conclusión, al menos por ahora, es que los pacientes que deseen tener un defensor deben serlo ellos mismos. En el centro del problema yace la pasividad. Cuando nos sometemos al cuidado médico, ya sea en el consultorio, en urgencias o en el hospital, no deberíamos someter todo. Las revisiones físicas son invasivas. Realizar diversos análisis puede ser estresante. En cuanto entramos nos convertimos en gran medida en anónimos: un conjunto andante de síntomas reemplaza a la persona. Hay médicos y enfermeras que se toman estos efectos negativos seriamente y que tienen un trato personal con el paciente. Deberían ser felicitados por su compasión humana en un sistema que se enfoca más en la eficiencia impersonal.

Tal vez te agrada tu médico y sientes que le importas, pero eso no descarta que seas tu propio defensor. Muy por el contrario: lo que quieres contrarrestar es el estrés inherente en el tratamiento médico. Primero está el estrés de la preocupación y las expectativas, lo que se conoce comúnmente como síndrome de la bata blanca. Todos recordamos que cuando éramos niños nos asustaba mucho pensar en que nos aplicaran una inyección en la enfermería de la escuela o estar en la silla del dentista antes de que encendieran el taladro dental. Diversos estudios han verificado que esperar una situación estresante puede causar una respuesta al estrés tan grande como experimentar la situación en sí misma. En un estudio dividieron a sujetos en dos grupos: uno de los grupos dio un discurso y al otro le dijeron que daría el discurso pero en realidad no lo hizo. Los dos grupos se estresaron, pero los investigadores deseaban medir qué tan bien se recuperaban del estrés.

La recuperación implicaba tres cosas: que el ritmo cardiaco y de la respiración volviera a la normalidad así como reportar respuestas emocionales disminuidas, como ansiedad. La recuperación fue similar en los dos grupos, lo que indicó que el estrés de algo que se espera pero nunca se experimenta puede ser potencialmente tan nocivo como el estresor real. También, un buen indicador de lo que hacía su corazón y su respiración fue la manera en que las personas reportaron su estado emocional mientras se recuperaban. En otras palabras, si te sientes estresado emocionalmente, tu cuerpo también lo siente: no es ninguna sorpresa.

¿Cómo se aplica lo anterior a la visita al médico? Primero, como mencionamos, hay estrés en la anticipación así como estrés al llegar. Segundo, bajo estrés la gente se confunde y se distrae. Tercero, es probable que el estrés sea mayor cuando entre el médico o la enfermera al consultorio, justo cuando necesitas estar centrado. Al ser tu propio defensor, no quieres sucumbir al estrés en este punto. Tu meta es hacer las preguntas correctas, obtener respuestas útiles y comprender lo que depara el futuro. (Todos conocemos la frustración que surge cuando nos vamos del consultorio y de pronto recordamos todas las cosas que queríamos preguntar, pero olvidamos o estábamos muy estresados para formular.)

Un gran secreto para superar el estrés del cuidado médico es darte cuenta de que te está afectando y la manera en que eso sucede. Sé consciente de los diversos factores que empeoran el estrés: la repetición, la imprevisibilidad y la pérdida de control. En términos de ir al médico o internarte en el hospital, la repetición significa que hay un evento estresante tras otro, como estar bajo análisis y pruebas consecutivos o que diferentes personas te pregunten lo mismo. La imprevisibilidad significa que no sabes qué revelarán los análisis y el médico. La pérdida de control significa que todo lo que te sucede está dictado por fuerzas externas. Abordemos estos factores uno por uno.

*Repetición*: En un entorno médico te puedes sentir como si fueras un objeto moviéndote en una banda transportadora de equipaje, y en cada parada el estrés se repite. A menudo es inevitable que te realicen una serie de análisis o que diferentes personas te pregunten lo mismo. La peor repetición quizá sea tener que regresar al médico o al hospital constantemente por la misma enfermedad o tratamiento. Una solución es bajarte de la banda transportadora mentalmente, lo cual se hace al regresar a una sensación de normalidad aunque estés en un lugar extraño. Medidas simples como platicar con otras personas, meditar, escuchar un audiolibro, hacer algo de trabajo administrativo o enviar mensajes a amigos —en otras palabras, actividades cotidianas que asocies con estar en tu zona de confort— te mantienen en el mundo normal.

*Imprevisibilidad*: En la era del internet, el cuidado médico no tiene que ser tan imprevisible y ajeno como lo era antes. Hay una montaña de información sobre cada aspecto de la enfermedad y el bienestar, la cual millones de personas usan. El mejor uso de esta información es esperar hasta que sepas lo que tienes. El peor uso es buscarla ansiosamente sin saber, basado en los síntomas que tienes o crees que tienes. Cuando estás en el médico o en el hospital, pide a alguien que te diga qué esperar en los siguientes pasos. Esperar con pasividad un evento imprevisible provoca que el estrés se acumule. (Los dentistas, que son muy conscientes de la ansiedad de sus pacientes cuando están recostados en la silla, ahora explican de antemano los pasos que seguirá el procedimiento, con lo cual ofrecen tranquilidad a lo largo del camino. También intentan ser realistas sobre el nivel de dolor o incomodidad que vendrá, porque endulzar este aspecto del tratamiento genera falta de confianza, y en sí mismo esto es una forma de estrés.)

*Pérdida de control*: Entregarte a la asistencia de un extraño es una gran fuente de estrés, pero en los tratamientos médicos es necesario hacerlo. Al saber que estarás en esa situación, hay diversas formas de sentirte más en control:

- Infórmate sobre tu enfermedad. No renuncies a tu oportunidad de descubrir qué tienes exactamente. Esto no significa que desafíes a tu médico. Si sientes la necesidad de informarle algo que viste en línea no estás siendo confrontativo y casi todos los médicos ya están acostumbrados a pacientes bien informados.
- Si la enfermedad no es temporal y menor, contacta a alguien que esté atravesando el mismo diagnóstico y tratamiento que tú. Esto puede implicar que te unas a un grupo de apoyo, hay muchos en línea, o tan sólo hablar con otro paciente en la sala de espera o en el hospital.
- Si sufres una enfermedad prolongada, únete a un grupo de apoyo, ya sea en tu localidad o en línea.
- Lleva un diario de tu reto de salud y el progreso que vas logrando hacia la sanación.
- Busca apoyo emocional de un amigo o confidente que sea empático y que quiera ayudarte (en otras palabras, no te apoyes en alguien que sólo te soporta).
- Establece un vínculo emocional con alguien que sea parte de tu cuidado: por lo regular las enfermeras y los asistentes médicos son más accesibles y tienen más tiempo que los médicos. Idealmente, este vínculo debería estar basado en algo que los dos compartan —familia, hijos, pasatiempos, intereses de vida— y no sólo en tu enfermedad.

- Resiste la tentación de sufrir en silencio y atravesarlo solo. El aislamiento da una sensación de control falta. Lo que funciona es mantener una vida normal y contacto social tanto como sea posible.

Al seguir estos pasos contribuirás con la meta de la defensa de los pacientes, la cual es servir a los mejores intereses de los pacientes en cada momento. Pero permanece una interrogante complicada: la posibilidad del error médico. Diversos estudios han demostrado que los eventos adversos están vinculados con factores que tú como paciente no puedes controlar, como la fatiga por las largas horas y la rutina extenuante que las enfermeras, internos y residentes sufren. En la urgencia de la rutina hospitalaria, es inevitable que a algunos pacientes no les den suficiente atención, sean ignorados o tratados de forma incorrecta.

El doctor Tait Shanafelt, en un artículo publicado en 2009 en *Journal of the American Medical Association*, dice: "Numerosos estudios globales que abarcan casi todas la especialidades médicas y quirúrgicas indican que aproximadamente uno de cada tres médicos experimenta agotamiento inesperado". El doctor Dike Drummond publicó en The Happy MD, un sitio de internet dedicado a aliviar el agotamiento de los médicos, que para comprender el problema hay que pensar en extraer energía de una especie de cuenta bancaria de tres formas: energía física (se necesita simplemente para seguir adelante); energía emocional (para mantenerse involucrado y compasivo); y energía espiritual (necesaria para recordar tu propósito y por qué haces lo que haces como médico). Con cada paciente hay una pérdida de esta cuenta bancaria energética. La clave es mantener lo suficiente en la cuenta para dar al paciente que sigue.

Como paciente, entre más informado e inquisitivo seas, es mejor. Si conoces lo que debería suceder, estás en la posición de detectar cuando algo se hace de forma inadecuada. Pero toda el área de errores médicos es tensa, y lo último que quieres hacer es establecer una relación conflictiva con las personas que están ahí para cuidarte. A continuación presentamos un resumen de qué hacer y qué evitar.

*Qué hacer*
- Involúcrate en tu propio cuidado.
- Informa al médico y a las enfermeras que deseas estar involucrado.
- Pide información adicional cuando la necesites.
- Pregúntate sobre lo que te parezca cuestionable, como una pastilla que no confíes que sea la adecuada, para revisarlo con el médico.
- Informa a alguien si has salido de tu zona de confort.
- Felicita al médico y las enfermeras por su trabajo cuando lo amerite. Una muestra de gratitud siempre será bienvenida.

*Qué no hacer*
- No actúes hostil, desconfiado o exigente.
- No desafíes la capacidad de los médicos y enfermeras.
- No te quejes ni atosigues, sin importar qué tan ansioso te sientas. Reserva estos sentimientos para alguien de tu familia, un amigo o miembro de algún grupo de apoyo.
- No pretendas que sabes tanto (o más) que la gente que te trata.
- Si estás hospitalizado, no llames continuamente a la enfermera ni acudas sin cesar a la estación de enfermería. Confía en su rutina. La razón principal por la que los pacientes llaman a la enfermera es por ansiedad y no por una necesidad real.
- No juegues el papel de víctima. Muestra a los que te cuidan que mantienes un sentido normal de seguridad, control y buen ánimo, incluso bajo circunstancias difíciles.

Quizá el descubrimiento más importante sobre los errores médicos es que con frecuencia son causados por falta de comunicación. Por lo regular la falla sucede entre médicos y otros miembros del personal médico cuando las órdenes que se transmiten son confusas, son expresadas con impaciencia o de manera deficiente, o bien se perdieron en el camino. Como dijimos antes, si estás bien informado sobre tu enfermedad y tratamiento estás en la mejor posición para detectar la falta de comunicación. Pero para ser realistas, los pacientes no pueden hacer mucho al respecto, y la profesión médica se ha mostrado muy reticente a lidiar con el problema, o incluso a reconocer qué tan serio se ha vuelto.

Aquí son importantes las categorías sociales. Es más probable que los errores médicos sucedan bajo condiciones en las que algunos grupos ya tienen desventaja. Si eres anciano, pobre, con poca educación o perteneces a una minoría racial, no estás en la misma posición que alguien más joven, de raza blanca, bien educado y adinerado. A nadie sorprende que el privilegio tenga sus privilegios. Pero incluso así, cada quien debemos tomar responsabilidad por lo que como pacientes podemos hacer para minimizar la falta de comunicación, lo cual significa:

> Sé claro al describir tus síntomas.
>
> Expresa tus expectativas de forma realista. ¿Quieres aliviar el dolor, una cura, algunos signos de progreso o tranquilidad de que no te sucederá lo peor? Los pacientes tienen distintas expectativas y debes tener claridad al decir cuáles son las tuyas para que el médico y los demás lo sepan.
>
> Pregunta cuando no comprendas algo sobre tu enfermedad.
>
> Pregunta sobre los efectos secundarios de los medicamentos que te receten.

No temas informar a alguien si tus preguntas no fueron respondidas.

Hemos entrado en gran detalle sobre este tema porque representa algo más importante que ir al médico. Cuando te conviertes en tu defensor, estás siendo consciente en vez de inconsciente, valoras el cuidado de ti mismo tanto como el cuidado que los demás tienen contigo, y en esta actitud de cuidado personal estás siendo un sanador.

El movimiento de defensoría de los pacientes ha levantado sospechas entre los médicos porque revierte la rutina del cuidado del paciente que pone al médico completamente a cargo. Es probable que el cambio sea gradual, y que haya resistencia organizada del otro lado. Es probable que si le dices a tu médico que eres un sanador, su reacción no será positiva. Lo más seguro es que suponga que estás usurpando su papel. Pero esperamos que, después de haber leído hasta aquí, sepas que no estás planteando dicho desafío. Nuestro cuerpo ya nos convierte en sanadores de nosotros mismos. Nuestras decisiones conscientes e inconscientes determinan si ayudamos o dañamos la respuesta sanadora.

La decisión más básica de todas es ser consciente en vez de inconsciente. Nada acerca de esta decisión representa un ataque a la profesión médica. Si te involucras en tu propio cuidado y un médico o cuidador se ofenden, ya están cometiendo un error médico. Los buenos médicos dan la bienvenida a los pacientes que no sólo están involucrados sino que muestran signos de independencia y confianza en ellos. Las dos actitudes no son excluyentes, porque al final, médicos y pacientes participan en la misma actividad, promoviendo la respuesta sanadora de la mejor manera posible.

# 8

# EL PODER OCULTO DE LAS CREENCIAS

Pese al continuo progreso de la inteligencia artificial, las computadoras nunca adquirirán una de las características principales de la inteligencia humana: la capacidad de creer. La realidad de una computadora está basada por completo en hechos que se convierten en lenguaje digital de ceros y unos. Si calcular fríamente representa una mejor manera de pensar que nuestra desordenada mezcla de razón y emociones, incluso eso es una suposición que los campeones de la inteligencia artificial creen pero los escépticos no. Las creencias nos hacen más humanos —ninguna otra criatura exhibe esta característica de la mente— pero sigue siendo un misterio la manera en que funcionan las creencias.

¿Cuál de las siguientes afirmaciones es más verdadera: "Lo creeré cuando lo vea" o "Lo verás cuando lo creas"? Ninguna de las dos, porque a pesar de que son opuestas, cada una es una verdad a medias. Todos los médicos han pasado por la experiencia de tener un paciente que muere debido a su diagnóstico. Esto se refiere a que escuchar malas noticias puede ser tan traumático que un paciente empeora con rapidez, aunque su enfermedad fuera tratable o si al menos podía sobrevivir meses o incluso años. En estos casos, ver no es creer. Dos personas diagnosticadas con cáncer de pulmón pueden

tener radiografías básicamente idénticas, pero no es posible predecir su supervivencia, ni un oncólogo espera que sea la misma para
ambos.

Hay un viejo chiste médico de una mujer que va a su cita para
revisión anual, y le dice al médico que teme tener cáncer. Él la somete a una serie de análisis y le informa que tiene buenas noticias:
está sana y no muestra señales de cáncer. La mujer regresa el año
siguiente y de nuevo le dice al médico que cree tener cáncer, y una
vez más los análisis revelan que no hay señales de malignidad. Esto
continúa por décadas. Finalmente, cuando la mujer cumple 75 años,
el médico le dice: "Lamento informarle que tiene cáncer".

"¡Se lo dije!", exclama triunfante la mujer.

¿Cómo manifestamos nuestras creencias en una enfermedad física? Ésta es la clave del misterio. Muchos médicos se contentarían
con una explicación meramente física, y señalarían los cambios en
el sistema inmune o en el cerebro. Pero dichos cambios en nuestro fisiología son evidencia de lo que hace el cuerpo-mente. Una
vez que empiezas a lidiar con las creencias, no pueden evitarse las
elusivas palabras *por qué*. Por ejemplo, está bien documentado que
eventos psicológicos traumáticos, como ser despedido del trabajo
o perder a un ser querido, disminuyen la respuesta inmune de la
persona. También se ha demostrado que el cerebro mismo puede
"creer" neciamente en una falsedad. Esto sucede con el fenómeno
de las extremidades fantasma, cuando una pierna o un brazo han
sido amputados, pero el paciente continúa sintiendo la forma del
miembro perdido. Este fantasma a menudo es acompañado de dolor
o incomodidad. Incluso si nuestra mente sabe la verdad, el cerebro
se aferra al equivalente físico de una creencia.

Con frecuencia, cuando nuestro cuerpo hace algo que no nos
gusta, la pregunta "¿por qué?" se torna más personal: "¿Por qué me

está sucediendo esto?". Cualquier respuesta que se base sólo en razones físicas no es confiable. Incluso en los casos cotidianos, es necesario un enfoque integral. Por ejemplo, pescar un resfriado en invierno no es sólo cuestión de haber estado expuesto al virus del resfriado (rinovirus). La "inmunidad emocional" de algunas personas las protege, incluso si les dieras una dosis pura de rinovirus directo en la nariz.

Esto es justo lo que hizo un equipo de la Universidad Carnegie Mellon y la Universidad de Pittsburgh, con 276 sujetos. El virus entró en el torrente sanguíneo e infectó a casi todos. Pero sólo un porcentaje desarrolló los síntomas del resfriado. ¿Por qué? Los investigadores pensaron que la diferencia se basaba en las relaciones. Esto resultó cierto, y no sólo eso, el efecto pudo ser cuantificado. Se les preguntó a los sujetos cuántas relaciones tenían, desde la familia y los amigos, hasta los clubes, los compañeros de clase, la iglesia o el trabajo voluntario: un total de 12 categorías. Se asignó un punto a cada relación en la que el sujeto hacía contacto, ya fuera en persona o por teléfono, al menos una vez cada dos semanas, así que el máximo puntaje era de 12.

El gran hallazgo fue que las personas que reportaron sólo de uno a tres tipos de relación, eran cuatro veces más propensas a exhibir los síntomas del resfriado, que aquellas que reportaron seis o más tipos de relaciones. No resulta sorprendente que alguien con una madre amorosa que le ofrece simpatía y caldo de pollo tenga una mayor inmunidad que un viudo solitario. Pero este estudio demostró ser más asombroso aún, pues lo que contaba era el número y la diversidad de relaciones, no el nivel de intimidad. Estar inmersos en una red social genera inmunidad emocional, incluso cuando se tomaron en cuenta los factores físicos de riesgo, como fumar, los anticuerpos, el ejercicio y el sueño.

## Sé tu propio placebo

Los avances médicos dependen de saber con seguridad qué funciona y qué no. Nadie quiere tomar un medicamento o suplemento que no sirva. Quizá estás considerando un producto homeopático. ¿Funcionará para ti? ¿Es aceptable si funciona sólo para un porcentaje de personas? Éstas son preguntas básicas, pero hay un factor X que considerar. Si tomas homeopatía y te sientes mejor, quizá no es el producto físico lo que propicia esa mejoría, sino sólo tu creencia de que así es.

El hecho es que tus creencias, tu condicionamiento desde la infancia e incluso los genes que heredaste de tus padres, conforman este factor X. La homeopatía —y cualquier otro suplemento o medicamento— sólo determina en parte cómo responderás al tratamiento. El efecto placebo, que cura por completo sin contener ingrediente activo alguno, es persuasivo. Si pudieras ser tu propio placebo tendrías a tu disposición la manera más segura de sanar. Cada célula de tu cuerpo sabe exactamente lo que necesita y no toma nada más. ¿Podría ser esto verdad para el cuerpo-mente como un todo? Si es así, sólo necesitaríamos entrar en contacto con el nivel del ser que sustenta nuestras células por completo, y que de manera consciente les ofrece lo que necesitan.

Antes de decidir si ésta es una posibilidad realista, analicemos el fenómeno con más profundidad. Entre médicos, el efecto placebo ha sido algo fascinante, confuso y al mismo tiempo frustrante. En la práctica, pocos o casi ningún médico se atreverían a tratar a un paciente con una pastilla de azúcar en lugar de una medicina de verdad. Pero en las pruebas clínicas el efecto placebo debe ser descartado; de otra manera, la eficiencia del medicamento no puede determinarse con eficacia.

La palabra *placebo* significa "complaceré" y fue usada en una oración: *placebo Domino* significa "complaceré al Señor". La asociación religiosa de la palabra sobrevive hoy en día, porque algo del efecto placebo proviene del ritual de recibir medicamento de las manos de una persona de bata blanca en su consultorio o en un hospital. No fue sino hasta el siglo XVIII que el término *placebo* se usó para nombrar un medicamento falso. En la medicina moderna, un anestesiólogo estadounidense, Henry Knowles Beecher, pionero en su campo, dirigió algunos de los primeros estudios del efecto placebo en la década de 1950.

Beecher había servido en el frente de batalla en la Segunda Guerra Mundial, donde observó que algunos soldados gravemente heridos sentían tan poco dolor que no pedían medicina para aliviarlo. Años después, en su trabajo en Harvard, en el Hospital General de Massachusetts, Beecher publicó en 1955 un artículo trascendental donde planteó que la *percepción* del dolor no siempre depende de la severidad de la herida o de la enfermedad. Actualmente, este principio se acepta de manera general: sabemos que la única medida confiable para medir el dolor es preguntar al paciente. En una escala del 1 al 10, en donde el 10 es dolor insoportable, lo que para alguien es 10, puede ser catalogado por otro como 7 o menos.

Beecher se preguntó si la percepción del dolor puede ser influenciada por las creencias y las expectativas alrededor de un medicamento placebo. Condujo una serie de estudios clínicos para probar su hipótesis, y concluyó que en alrededor de 35% de los tratamientos exitosos el placebo era el responsable. Este hallazgo impactó al mundo de la medicina de la época, y la conmoción creció en las décadas subsecuentes. En estudios posteriores, se descubrió que el efecto placebo era incluso más prevalente y alcanzaba 60% de los efectos terapéuticos. Por ejemplo, en un estudio de antidepresivos de una marca destacada (químicamente conocido como fluoxetina, sertralina y paroxetina) 50% de los resultados positivos se debió al efecto placebo y sólo 27% a los medicamentos.

Los hallazgos de Beecher también tuvieron efectos indirectos sobre la medicina. Por ejemplo, a lo largo de toda la segunda mitad del siglo xx la actitud de los médicos al decir la verdad a los pacientes cambió radicalmente. Era común no informar a los pacientes la verdad sobre un diagnóstico fatal, por temor a que la noticia los perjudicara. Cuando el emperador Hirohito de Japón fue diagnosticado con cáncer intestinal en septiembre de 1987, el médico de la corte no se lo informó y él no tuvo idea de su enfermedad hasta su muerte en enero de 1989, más de un año después. Vivimos en una era de decir la verdad, y cada paciente espera que como parte del procedimiento se le informe su diagnóstico. Pero el otro lado del efecto placebo, el efecto nocebo, es también real; la creencia de que las cosas van a resultar mal tiene una poderosa influencia.

El efecto nocebo puede ser autoinducido. En un estudio de 2017, realizado con 1 300 pacientes diagnosticados con sensibilidad no celiaca al gluten, al ser examinados en un estudio ciego (esto es que los pacientes no sabían si estaban o no recibiendo gluten) 40% resultó no tener dicha sensibilidad. Sólo 16% de los casos presentó síntomas de sensibilidad al gluten a pesar de los diagnósticos previos. Se concluyó que 40% de quienes no tuvieron síntomas tras recibir gluten experimentó el efecto nocebo en la vida cotidiana al mostrar los síntomas.

En 1980 sucedió una extraña y fatal variante del efecto nocebo durante una epidemia en que la gente moría mientras dormía. En este caso, docenas de inmigrantes del sureste de Asia, hombres en sus treintas, empezaron a morir, siempre durante el sueño, al estar miles de kilómetros lejos de sus hogares. Este misterioso suceso se concentró en varones hmong (también conocidos como mong), una tribu montañesa distribuida desde Laos hasta China. En este caso, también tenían en común provenir de Laos. Este misterio médico adquirió el nombre de síndrome de muerte súbita nocturna (SMSN).

Posteriores entrevistas revelaron que los hombres hmong habían muerto por creer en el mundo espiritual. Morían durante el sueño de ataques cardiacos mientras eran literalmente "espantados de muerte", tal como lo reportaron los sobrevivientes. El enfoque médico fue "parálisis del sueño", un suceso natural benigno que nos sucede a todos durante el sueño profundo y durante el cual las extremidades se inmovilizan. Pero aquí la parálisis fue en parte un sueño lúcido, en el cual la persona cree que ya no duerme y descubre con horror que está paralizada.

Desde hace mucho, en diversas culturas la parálisis del sueño ha sido asociada con un demonio nocturno. En Indonesia, se le llama *digeunton* ("presionar"), en China *bei gui ya* ("retenido por un fantasma"). La palabra *nightmare* ("pesadilla" en inglés) proviene del danés *nachtmerrie*, en la que "mare" es un ser femenino, sobrenatural, que se recuesta sobre el pecho del soñador y lo sofoca. En muchas partes de Occidente es llamado el síndrome de la "vieja bruja". El terror de no ser capaz de moverse, combinado con una creencia cultural preexistente de que este estado involucra a un ser maligno, fue suficiente para inducir un ataque cardiaco entre los hombres hmong.

Debido a que el placebo es una espada de doble filo, surgen varios temas. Por ejemplo, ¿el placebo puede tener un efecto contrario y dañar al paciente? Hay que considerar un estudio sobre la eficacia de los antidepresivos y cuyos resultados sugieren que 75% del éxito en el tratamiento de la depresión es gracias al efecto placebo. El público ha reaccionado mal al título del estudio: "Los antidepresivos no funcionan", porque subestima su fe en la píldora que habría deseado que funcionara. Decirle a la gente que básicamente había sido timada provocó que muchas personas se sintieran solas, aisladas y vulnerables frente a su depresión. Pero la dependencia a los medicamentos en relación con este desorden se ha mantenido muy alta. La Nación Prozac no estaba lista para convertirse en la Nación Placebo, y no lo hizo. El mercado para los antidepresivos más populares sólo ha aumentado.

Ni siquiera necesitas una píldora para crear el efecto placebo. Cuando los pacientes con síndrome de intestino irritable se sometieron a un tratamiento de acupuntura falso en el cual las agujas jamás penetraron la piel, los investigadores descubrieron que 44% de los sujetos reportó mejoría en sus síntomas, incluyendo problemas digestivos y el dolor asociado con el intestino irritable. Y cuando este procedimiento falso fue combinado con el apoyo y las palabras de ánimo del acupunturista, 62% de los sujetos reportó mejoría.

Por mucho tiempo explicar el efecto placebo fue como entrar en una caja negra, un término científico para un fenómeno que no tiene conexión entre causa y efecto. En este caso, nadie sabía lo que sucedía entre el momento de administrar el placebo y cuando se observaba el efecto o la ausencia de él. La medicina estaba atorada en una mentalidad de manzanas y naranjas, porque la naturaleza física de una pastilla de azúcar (la manzana) no coincidía con la naturaleza psicológica de lo que estuviera provocando la píldora (la naranja). Un sistema integral no tiene este dilema porque no existe la caja negra. El efecto placebo funciona porque atraviesa la frontera artificial entre la mente y el cuerpo. He aquí un diagrama que muestra lo que sucede:

Placebo →Interpretación→ Resultado

Nada verdaderamente ajeno sucede con el efecto placebo, por el contrario. *Cualquier* experiencia que tengas atraviesa la interpretación antes de tener *cualquier* efecto. En un experimento clásico de placebo, a los pacientes que sufrían de nausea crónica se les dio un medicamento diciéndoles que haría desaparecer la náusea, y sucedió así en 30% de los casos. Lo que no se les dijo era que, en realidad, el medicamento en cuestión provocaba náusea. Así que el poder de interpretación fue más allá de las pastillas de azúcar que mejoran los síntomas a pesar de su inocuidad; en este caso, los científicos observaron mejora a pesar de la acción física del medicamento. Tan sorprendentes como fueron los hallazgos originales de Beecher, este nuevo giro aún no ha tenido el impacto que debería tener en medicina.

No es necesario enlistar como una letanía las numerosas pruebas clínicas de placebo/nocebo para llegar a la misma conclusión. Pero para subrayar lo indiscutible de este efecto, queremos mostrarte lo abarcador que es: se extiende más allá de los medicamentos falsos hasta los procedimientos e incluso las cirugías simuladas, y todo el sistema está sujeto potencialmente al efecto placebo, mucho más allá de las observaciones iniciales sobre el dolor. He aquí algunos puntos importantes sobre la investigación al respecto:

- En un estudio realizado en 2009, los pacientes fueron tratados para aliviar el dolor debido a la osteoporosis; el procedimiento consistía en reparar las vértebras dañadas con inyecciones de cemento óseo. El grupo placebo no recibió la inyección; en cambio, el médico aplicó presión en sus columnas vertebrales mientras les permitía oler el cemento médico. Ambos grupos reportaron el mismo nivel de alivio. Al final, los resultados del placebo ayudaron a invalidar la eficacia del procedimiento formal, ya que si hubiera demostrado su efectividad habría alcanzado mejores resultados que el procedimiento simulado. (Esto plantea la cuestión de qué tan valioso es aliviar el dolor basándose sólo en el efecto placebo.) ¿Pero qué sucede si el efecto placebo beneficia sólo a quienes basan su creencia en la promesa del tratamiento?

- En su carrera como líder en la investigación sobre el Alzheimer, Rudy ha rastreado la enfermedad hasta su nivel genético para descubrir cómo combatir las placas seniles que ensucian el cerebro de los pacientes de Alzheimer y destruyen las células nerviosas. Participa de manera activa en la misión urgente de desarrollar medicamentos que detengan la acumulación de dichas placas. Se condujo una pequeña prueba con un nuevo medicamento desarrollado en Australia llamado PBT2, enfocado en disolver esta placa.

  Al grupo placebo se le dio una pastilla roja inerte, y los niveles de placa fueron medidos antes y después del tratamiento usando un escáner de resonancia magnética en el cerebro. El grupo al que se le proporcionó la pastilla PBT2 mostró, en promedio, un poco menos de placa después de tomar la medicina, pero también lo hizo el grupo placebo, aunque en menor cantidad. Por desgracia, esto fue suficiente para considerar fallida la prueba. Sin embargo, es asombroso que el placebo induzca un cambio fisiológico, y no sólo a la sensación subjetiva de reducción de dolor del sujeto. ¿Si se cree que una expectativa es capaz de alterar el cerebro, qué tan lejos puede llegar su poder?

- Debido a que la creencia en el efecto placebo es tan crucial, parecería que es necesaria una decepción para disparar la confianza del paciente en el medicamento que podría estar tomando. Pero Ted Kaptchik, líder en la investigación del efecto placebo en Harvard, investiga la posibilidad de hacerlo sin el elemento de la decepción. Les dice a los pacientes, de frente y al principio, que estarán tomando un placebo, pero también les informa lo poderosos y efectivos que éstos pueden ser. En una prueba de intestino irritable, 59% de quienes se sometieron al tratamiento con placebo reportó mejorías, comparado con 35% del grupo de control que no recibió tratamiento. Quizá los resultados parezcan modestos, pero demuestran que dar un placebo no es lo mismo que dar nada, lo cual ha sido un prejuicio que aún existe en algunos grupos médicos.

## Cómo cambiar tu interpretación

Aunque la causa del efecto placebo es desconocida, no hay duda del papel crucial que juegan las creencias, las expectativas y la percepción. En 1949 el investigador pionero Stewart Wolf propuso que el efecto placebo estaba muy influenciado por la percepción personal, y escribió que "los mecanismos del cuerpo son capaces de reaccionar no sólo frente a los estímulos físicos y químicos directos, sino al estímulo simbólico, las palabras y los eventos que de alguna forma han adquirido significado especial para el individuo".

Generalmente no pensamos que los símbolos dan forma a nuestro sentido de la realidad y mucho menos a nuestro cuerpo. Pero cuando estabas enfermo de niño, en tu cama, al tomar una pastillita blanca con la expectativa de sentirte mejor, entraste al mundo de los símbolos. El contenido de la píldora era desconocido para ti, pero simbólicamente entendías que te pondrías bien, y así más símbolos empezaron a dibujarse en el mapa de tu cabeza. Haz una pausa por un momento y fíjate si estás de acuerdo o no con las siguientes afirmaciones sobre los médicos:

*De acuerdo/en desacuerdo*: Si quieres estar bien, mantente lejos de los médicos.

*De acuerdo/en desacuerdo*: Los precios del cuidado de la salud nunca mejorarán si los médicos tienen que ver en eso.

*De acuerdo/en desacuerdo*: Los médicos nos piden que confiemos en ellos, pero eso no es fácil cuando un estudio médico dice A y otro dice lo opuesto.

*De acuerdo/en desacuerdo*: Los médicos están en los bolsillos de las grandes empresas farmacéuticas.

*De acuerdo/en desacuerdo*: La mayoría de los médicos quiere que las consultas terminen lo más rápido posible.

Racionalmente hablando, cada una de estas afirmaciones podría ser contrarrestada con hechos, pero la mayoría de las personas rápido estarán de acuerdo o en desacuerdo basadas en su criterio: sus buenas o malas experiencias con médicos, las historias en los medios de comunicación, los prejuicios heredados de amigos o familiares, los buenos o malos sentimientos hacia quienes ganan más dinero y cosas por el estilo. Rara vez nos molestamos en desenredar nuestras razones personales para enjuiciar de golpe, pero tampoco queremos retractarnos cuando los hechos salen a la luz. Esas afirmaciones negativas sobre los médicos se convierten en símbolos de malas características personales: avaricia, incompetencia, egoísmo, insensibilidad e incluso deshonestidad.

Los símbolos son tan poderosos que a la mente racional se le dificulta acallarlos. Comparados con la certeza y la simplicidad de un juicio hecho de golpe, los argumentos en contra para esas mismas afirmaciones negativas son aburridos y precavidos. Por ejemplo:

• No todos los médicos encajan en una descripción general.

- Se requeriría de un análisis estadístico para verificar qué tantos médicos exhiben estos rasgos negativos.
- Este tipo de estudios no es confiable pues los juicios son muy subjetivos.
- Por cada mala cosa de la que es acusado un médico, él merece contar su versión de la historia.

Podríamos haber presentado un conjunto de afirmaciones positivas que convirtieran a los médicos en símbolos positivos de profesionalismo, educación, cuidado, dedicación, compasión y entrega. Un programa médico tramposo que comete fraude en una fábrica de pastillas de Florida simboliza algo muy distinto a un miembro de Médicos Sin Fronteras combatiendo un brote de ébola en el oeste de África. Dependiendo de cómo has respondido desde niño, estos símbolos se han grabado en ti como una creencia, un hábito, un condicionamiento, un miedo y una noción preconcebida. Todo existe en un rango muy amplio entre lo muy positivo y lo muy negativo. Por lo tanto, el placebo/nocebo se extiende mucho más allá de su definición acostumbrada. Nadie puede decir con absoluta precisión de qué manera un símbolo, al ser algo tan abstracto e impalpable, puede cambiar la fisiología. Pero nuestra discusión sobre el efecto placebo no deja duda sobre el hecho de que las experiencias personales se metabolizan al igual que la comida, el aire y el agua. En teoría podrías seguir cada molécula de un bocado de brócoli y ver dónde termina en tu cuerpo, pero no sucede lo mismo con una experiencia, porque para empezar los enlaces del cuerpo-mente son invisibles y sólo disparan efectos físicos en una etapa posterior de la reacción química.

Alia Crum, psicóloga de Stanford y líder de un estudio de 2017 que buscaba investigar sobre los aspectos no físicos de la sanación, encapsula este asunto a la perfección: "Hemos mitificado el efecto placebo —dice—. Pero el efecto placebo no es una respuesta misteriosa a una pastilla de azúcar. Es un efecto sólido y medible que posee tres componentes: la habilidad natural del cuerpo para sanar, la disposición mental del paciente y el contexto social. Cuando empezamos a ver el efecto placebo por lo que realmente es, dejamos de rebajarlo como médicamente superfluo y podemos trabajar deliberadamente para comprender sus componentes y mejorar el cuidado de la salud".

Al ser tu propio placebo obviamente sería imposible engañarte. La táctica de Kaptchuk de eliminar el elemento de decepción abre la puerta a un enfoque distinto, pero incluso entonces cuenta de algo el efecto simbólico de un médico diciéndote que un placebo puede ser una medicina poderosa. Decirte a ti mismo que podrías sentir alivio de una migraña o de un dolor de espalda al tomar una píldora de azúcar no es viable: tan sólo podrías conseguir la pastilla por ti mismo y tragarla con un vaso de agua. Pero puedes activar el efecto placebo infundiendo una de las cosas que lo disparan: la creencia positiva de ser curado.

*Las cualidades de la creencia sanadora*
- Debe ser bastante convincente para inspirar confianza.
- Debe dispersar una creencia negativa.
- Debe tener significado personal para ti.
- Debe traer consigo resultados positivos.
- Debe ser confiable y respetable en sus efectos.

Cada uno de estos criterios es realista y carente de misticismo, aunque alguien podría argumentar que el efecto tan potente de un fenómeno como el de curarse a través de la fe, la sanación psíquica, y los cultos indígenas como el vudú, están relacionados de alguna manera con todo en la lista. No tomamos una postura con respecto a la curación a través de la fe, pero endosamos el poder que posee tener fe en ti mismo. De ahí procede el control de la respuesta sanadora. Pero hay muchos niveles de confianza que una creencia puede inducir. Escuchar a un amigo decir: "Estoy seguro de que te pondrás mejor", tiene poco efecto comparado con que te lo diga un médico muy reconocido. Sin embargo, nada es más poderoso que construir tu propio sistema de creencias y, aún más importante, saber que el sistema de creencias de todo mundo es dinámico y puede cambiar en un santiamén. Imagina que un amigo te invita a una fiesta y, sin saber qué esperar, mientras te diriges al lugar preguntas quién estará en la fiesta. Tu amigo puede responder:

"Sólo gente aburrida de la oficina."

"Todo el reparto de *Hamilton*, la obra de Broadway."

"Un grupo de activistas de derechos civiles."

"Algunos convictos que acaban de salir de prisión y están rehaciendo su vida."

Estas respuestas tendrán efectos muy distintos en la manera en que crees que disfrutarás o no la fiesta. Disparan todo de lo que hemos estado hablando con respecto al efecto placebo, incluyendo la expectativa, la percepción, los resultados y los símbolos. Los reunimos y luego interpretamos, un proceso que convierte la información de una experiencia en una experiencia como tal. La interpretación puede ser imaginada como una serie de filtros. Cuando pones los ojos en algo, escuchas palabras o confrontas situaciones cotidianas, tus filtros preguntan:

- ¿Quiero esta experiencia o la debo alejar de mí?
- ¿Cuánto de esto se sentirá bien? ¿Cuánto se sentirá mal?
- ¿He estado aquí antes? Si es así, ¿como reaccioné?
- ¿Esto necesita mi atención inmediata?
- ¿Necesito decir o hacer algo?
- ¿Siquiera me importa?

Una vez que estés consciente del proceso de interpretación, es posible cambiar cualquier aspecto de él. En el extremo opuesto puedes reaccionar sin que te importe, con una respuesta de cajón, como un niño que odia las espinacas sin importar qué tanto le insistan sus padres que las coma. El punto central de este capítulo es que tus células escuchan tu interpretación y responden a ella *como si fuera su propia experiencia.* "Odio las espinacas" puede provocar un reflejo de asco y ganas de vomitar (o pretenderlo). Y por asociación se elevará la presión sanguínea de los padres.

Así que aceptemos que tus creencias, y todos los demás elementos de interpretación, activan respuestas corpóreas todo el tiempo. Es tu decisión consciente hacer que cualquier situación sea de sanación, empezando por tu elección de creencias. Las creencias más sanadoras pueden incluir:

- Espero estar feliz y bien.
- Estoy en control.
- Puedo enfrentar lo que sea necesario.
- Me siento seguro y sin miedo.
- Mis amigos y mi familia me apoyan.
- Amo y soy amado.
- Acepto quien soy.

Observa que sólo la primera creencia: "Espero estar feliz y bien", se refiere a la salud y sólo por implicación. Las otras creencias se refieren a cómo te relacionas contigo mismo. El punto central de este libro es que todo se reduce al ser. En gran medida, tu "ser" *es* un sistema de creencias. Una creencia no es una capa que puedas quitarte y ponerte. Es más como una pieza invisible de código genético que ha ayudado a crearte como persona.

Entre las creencias que entorpecen la sanación, casi todas son lo contrario a las creencias sanadoras:

- Espero ser infeliz y enfermarme más seguido que la mayoría de la gente.
- No estoy en control de mi vida, mucho depende de la gente y las circunstancias que están más allá de mi control.
- Sería difícil afrontar demasiados retos.
- Siento y me preocupa que me sucedan cosas malas.
- Básicamente estoy solo y debo cuidarme a mí mismo sin ayuda de nadie.
- No tengo mucho amor en mi vida.
- Me juzgo.

Nos damos cuenta de que tanto en el lado negativo como en el positivo de la ecuación, estas afirmaciones no están esquematizadas como "Yo creo X". Pero si eliminas el sentimiento que está siendo expresado, incluso algo que suene como una afirmación o un hecho ("Acepto quien soy" o "Me siento ansioso") puede rastrearse hasta la creencia que está siendo enmascarada. "Me siento ansioso", por ejemplo, puede esconder una creencia como "El mundo no es un lugar seguro", "Sólo vale la pena tener miedo", "El miedo me mantiene vigilante y alerta", o "Así soy yo", por mencionar algunas posibilidades.

El proceso de transformar tus creencias hacia la dirección de la sanación no es un misterio. Sólo desmenuza las creencias negativas paso a paso.

1. Cuando te descubras diciendo algo negativo, pregúntate: "¿Esto es verdad?". Exponer un reflejo automático con una pregunta racional es un paso importante para deshacerte de él.
2. Cuando empieces a examinar una creencia negativa, pregúntate: "¿Esto me está ayudando?".
3. Libérate de las creencias negativas de los demás: es frecuente infectarte de segunda mano.
4. Por cada creencia negativa que expongas, ofrécete dos creencias positivas.
5. Escribe en un diario tu camino de exploración interior. Apunta cualquier cambio en tu sistema de creencias, ya sea que esté sucediendo o que desees que suceda.
6. Pasa más tiempo con gente que te apoye, que sea amorosa, que te inspire y que en general sea positiva. Evita a quienes son lo opuesto.
7. Valora todo el proyecto de cuidado de ti mismo e incrementa tu bienestar.

En especial queremos reforzar el paso 4: *Por cada creencia negativa que expongas, ofrécete dos creencias positivas.* Ésta es una forma poderosa de convertirte en el creador de tu propio sistema de creencias. Si no, aceptarás de manera pasiva todo tipo de creencias de segunda mano que no están probadas y que seguirán rigiendo tu vida. Procura generar nuevas creencias escribiéndolas y date tiempo para elegir creencias en las que confíes, no posibilidades abstractas o al azar. Por ejemplo:

*Creencia negativa*: Puedo prever el peor escenario posible, y es inevitable que suceda.

*Nueva creencia*: En realidad no puedo ver el futuro. Afligirme por el peor escenario posible no me ayuda. Si estoy abierto a otras posibilidades, es más probable que tenga mejores resultados. Muchas veces he pensado que los resultados serían malos y no fue así.

*Creencia negativa*: No soy bueno en las crisis.

*Creencia positiva*: Pedir ayuda no significa que sea débil. Puedo aprender a lidiar con esta crisis si consulto con alguien que ha pasado por lo mismo. Nadie dice que debo hacer esto solo. He pasado por mucho. Una crisis es una oportunidad. Hay una solución a cada problema si buscas con cuidado.

Aunque cada una de estas creencias, ya sean negativas o positivas, no sea lo mismo que una afirmación o un hecho, posee una propiedad mágica que la convierte en una profecía satisfactoria. La realidad va a donde la creencia la lleva. ¿Cómo? Para un grupo de investigadores médicos la respuesta a esta pregunta se reduce a la genética, que influye mucho en nuestra predisposición al efecto placebo/nocebo. Predecir quién es más propicio a beneficiarse de un placebo es muy importante para una prueba clínica de nuevos medicamentos. En busca de enlaces genéticos, un grupo de genes ha sido denominado ya como "placeboma", para mantener el término *genoma*, y algunos más recientes como *microbioma*. La identificación y caracterización del placeboma está aún en sus etapas tempranas, pero ya han salido a la luz algunas pistas interesantes. En ello están

implicados los genes involucrados con el neuroquímico cerebral dopamina, el cual está asociado a la toma de riesgos y a la recompensa,
al igual que otros genes relacionados con opiáceos, alivio al dolor
e incluso cannabinoides (moléculas producidas por el cerebro que
son análogas a los ingredientes activos de la marihuana). Debido a la
naturaleza del sistema integral del efecto placebo, es muy probable
que en él esté involucrada una compleja red de procesos que llegue
al nivel genético.

Nadie sabe hasta dónde nos llevará el camino de la genética.
Mientras tanto, para quien siga un estilo de vida de sanación, las
creencias negativas deben ser sacadas a la luz antes de que el cambio sea posible. Es fascinante descubrir que las palabras que apli-
camos a nuestro sentido de ser conscientes, como *alerta*, *vigilante*,
*autoconciencia* y *despertar*, también aplican a nuestras células. Como
veremos en el siguiente capítulo, el papel del sanador es mucho más
fácil de adoptar una vez que te das cuenta de que sólo expandes uno
de los regalos más grandes de la naturaleza: la sabiduría del cuerpo.

# 9

## EL SANADOR SABIO

Es un gran paso el darte cuenta de que el cuerpo y la mente deberían ser considerados una unidad: cuerpo-mente, y reparar la separación. Pero es posible ir más allá y alcanzar un estado más profundo de sanación. No sólo más profundo, sino más fácil y natural. Este paso tiene que ver con la sabiduría del cuerpo, la cual mucha gente ignora o no cree en ella. Si tu cuerpo y tu mente fueran socios en un despacho, en la puerta diría Mente y Asociados, en ese orden, porque el consenso general dice que la mente merece ser el socio mayoritario.

En contraste, se supone que el cuerpo no entiende nada. La imagen del libro del Génesis cuando Dios crea a Adán a partir del barro ha tenido un impacto de gran alcance, incluso cuando ese amasijo de tierra se convirtió en un conglomerado de células. Haz una pausa por un momento y responde lo siguiente:

- ¿Cuál es más inteligente: el cuerpo o la mente?
- ¿Cuál es más creativo?
- ¿Cuál es más sabio?
- ¿De cuál de los dos te sientes más orgulloso en este momento?

Si en este preciso instante consideras que tu mente es mejor que tu cuerpo (cualquiera con más de 50 años de edad estará de acuerdo con esto), entonces has adoptado algunas viejas creencias que necesitas revisar. La inteligencia del cuerpo es millones de años más antigua y profunda que la inteligencia de la mente racional. El cuerpo merece una sociedad igualitaria con la mente. Al adquirir esta noción, el resultado práctico es convertirse en un sanador sabio.

## Control del anfitrión

La sabiduría del cuerpo existe en todas partes. Los científicos y la gente en general se han habituado a exaltar el cerebro como el único lugar en donde reside la inteligencia. Después de conocer cómo funcionan las supercarreteras de la información, sabes que el envío de mensajes es un proceso constante que involucra 50 cuatrillones de células. Pero esto no impide la veneración que se le ha dado al cerebro. Después de todo, ¿puede el hígado componer la *Quinta sinfonía* de Beethoven? ¿Puede el riñón comprender el significado de $E=mc2$? De hecho, el cuerpo tiene proezas de inteligencia que reducen a polvo ese par de ejemplos.

Dado que nuestro tema es la sanación, veamos al protagonista de la protección del cuerpo: el sistema inmune. En medicina, hablamos sobre el "control del anfitrión", que significa que después de que un organismo infeccioso (patógeno) entre al cuerpo, sólo un porcentaje de personas se enfermará, y otro porcentaje exhibirá síntomas. La razón de que no todos se enfermen es que el cuerpo genera una defensa de varias capas para controlar todo lo que sucede dentro de nosotros. El control de anfitrión es un fenómeno natural que inicia con una serie de defensas físicas y que data de decenas de millones de años. Una herida expuesta al aire es un gran riesgo para que los patógenos invadan, pero si lo piensas bien, tus pulmones están tan expuestos como una herida abierta. La diferencia es que el sistema respiratorio está forrado con mucosa, la cual atrapa el polvo y los gérmenes como si fuera una trampa para moscas. Además, cada respiro que tomas debe seguir un camino largo y sinuoso antes de alcanzar las delicadas membranas donde el oxígeno es intercambiado por dióxido de carbono, y todos estos pasajes bloquean o atrapan más invasores.

El cráneo y la espina vertebral son barreras de defensa formidables, pues pocos patógenos pueden traspasar el hueso. Tu piel es una barrera mucho más suave, pero es más defensiva de lo que crees: la sequedad de la superficie de la piel y la sal que deja el sudor promueven un entorno muy inhóspito para los patógenos y evita que se multipliquen. Donde la piel tiene aperturas naturales, hay otras medidas defensivas como el flujo de lágrimas, las cuales lavan cualquier basura de los ojos, o la acidez de las secreciones vaginales. Las lágrimas, la saliva y las secreciones nasales contienen lisozima, una enzima que descompone la pared celular de las bacterias.

Inevitablemente esta primera línea de defensa es inadecuada, pues el mismo proceso de evolución que crea los mecanismos de defensa también crea invasores mejor equipados para sortearlos. Cuando un patógeno, por lo regular una bacteria o un virus, logra entrar al cuerpo, se vuelve necesario un combate mano a mano. Recordarás el video en el que las células blancas rodean a un invasor, lo acorralan y lo engullen. Las células inmunes responsables de esto son macrófagos (literalmente "grandes comedores"). Detrás de un proceso que se ve tan crudo como cuando una boa constrictor devora a su presa entera, subyace un intercambio muy complejo de mensajes químicos. Analizaremos sólo un aspecto que nos permita mostrar que no es una exageración llamar inteligente al sistema inmune.

Considera el más simple de los ejemplos: un resfriado. Todos asumimos que pescar un resfriado es un proceso físico. La persona es expuesta al virus del resfriado, el cual entra al torrente sanguíneo, usualmente inhalado, y a medida que el virus se multiplica inicia una lucha entre el virus y el sistema inmune. En una persona saludable, el sistema inmune gana. Por un par de días el torrente sanguíneo permanece cargado de las toxinas que dejó el virus, así como con los virus muertos residuales y las células blancas muertas que los engulleron. En una semana, el cuerpo está limpio de invasores, nuevos anticuerpos se forman para protegerlo del mismo virus que intenta volver a entrar, y tú estás otra vez bien.

Todo el asunto parece físico en lo absoluto, pero se reduce a que un solo virus de resfriado, que inhaló tu hijo que va en tercero de primaria un día frío de regreso de la escuela, se encuentra cara a cara con un único macrófago, el soldado raso del sistema inmune del cuerpo. La lucha está por iniciar, pero no puede hacerlo sin que dos paquetes de conocimiento se confronten primero. Uno de los paquetes está dentro del ADN del virus del resfriado; el otro está dentro del ADN del niño. Cuando se encuentran, hay un intercambio de información entre ambos. Si el virus de la gripa, que es el organismo que muta más rápido en todo el planeta, pone algo nuevo sobre la mesa, el macrófago no sabrá qué hacer.

Por lo tanto, por el momento el conocimiento superior del virus triunfa en hacer lo que quiere, que es generar más como él, en grandes números y en todo el torrente sanguíneo. Pero el sistema de sanación del cuerpo es millones de veces más listo que un virus del resfriado, y puede adaptarse al cambio incluso más rápido que lo que un virus puede mutar. En el cuartel general del sistema inmune

—el sistema linfático que tiene sus propios caminos, separados de los de la sangre— se recibe un mensaje urgente. El macrófago informa al sistema inmune cuál es exactamente el nuevo químico que no puede bloquear, por lo regular una proteína.

Ahora, un tipo específico de célula blanca, conocida como linfocito-B, se revoluciona convirtiéndose en una "hipermutación", y produce un único anticuerpo codificado para bloquear esa proteína escurridiza que permitió que el virus atravesara las barreras de defensa. Ha requerido décadas de investigación médica descubrir y describir estos minúsculos procesos (que también involucran linfocitos-T citotóxicos, linfocitos-T cooperativos y otros), pero el punto clave es que todo en el cuerpo tiene que ver con el conocimiento y cómo utilizarlo. La sabiduría del cuerpo es real pero invisible. No hay razón para separarla de la sabiduría de un filósofo, un sabio o un científico. Si la inteligencia es usada para resolver un problema, es una señal de conciencia. Después de todo, estas células inmunes reconocen a los extraños, actúan con un propósito, inventan nuevas defensas, leen y reciben mensajes, e interpretan esos mensajes de manera acertada. Incluso en los cerebros de pacientes con Alzheimer, Rudy y sus colegas descubrieron que las placas seniles patológicas no son sólo basura química mortal, sino que protegen el cerebro de infecciones de virus. (Consulta la página 271 para saber más acerca de este importante descubrimiento.) ¿Qué más hay que decir además de que todo esto es consciente?

La investigación médica ha ofrecido un gran servicio al investigar el cuerpo a nivel microscópico, porque en la vida cotidiana lo que más notamos son las respuestas a nivel macro, como lo que experimentarías si vas a hacer ejercicio a un gimnasio: sudoración, respiración agitada, ritmo cardiaco acelerado. Algunas adaptaciones son a nivel micro, como el proceso acentuado de llevar oxígeno a tus músculos y retirar los productos de deshecho, lo cual ocurre también con el ejercicio. La ciencia médica ha dedicado miles de horas de investigación a detalle para cada adaptación. Pero todo el enfoque de sistema integral contiene un misterio mucho más grande: ¿cómo es que el cuerpo *sabe* qué hacer?

Tu cuerpo usa su inteligencia en múltiples frentes al mismo tiempo para mantenerse balanceado, fuerte, bien defendido, eficiente, coordinado y alerta de todo lo que sucede en cuatrillones de células. El control de anfitrión incluye todo en esta agenda. Más aún, cada elemento es manejado en sincronía con cada uno del resto de los elementos, las 24 horas del día. Considera lo que es necesario, como mínimo, simplemente para no estorbarle al cuerpo y dejar de menospreciarlo:

*En un espíritu de cooperación*
ELECCIONES QUE APOYAN LA SABIDURÍA DEL CUERPO:

- Reducir el estrés.
- Luchar contra la inflamación crónica de bajo nivel.
- Actividad física diaria.
- Evitar aire, alimento y agua tóxicos.
- Llevar una dieta natural de alimentos enteros.
- Dormir bien todas las noches.
- Estar de buen humor.
- Darte un tiempo de tranquilidad y soledad todos los días.
- Centrarte en ti mismo, sin distracciones.
- Evitar la hiperactividad simpática, tal como se mencionó en el capítulo 5.
- Enfrentarte a los retos cotidianos en un estado de alerta relajada.

En la lista no hay sorpresas, pero queremos subrayar dos puntos importantes. Primero, los mecanismos adaptativos de tu cuerpo están, de origen, presentes en cada acción. Tu cooperación aumenta el estatus del cuerpo-mente en todos los frentes; tu inacción disminuye el estatus del cuerpo-mente en todos los frentes. Parecería que una buena noche de sueño no tiene nada que ver con la inmunidad frente a un resfriado, la rapidez de la respuesta muscular, el ritmo del hambre y la saciedad y el no aumentar de peso. Pero de una manera holística, dormir bien afecta todas estas cosas.

El segundo punto, que se deriva del primero, es que no puedes elegir hacer una sola cosa por un tiempo y luego otra. Tu cuerpo opera en todos los frentes al mismo tiempo. Mientras estás enfocado en si compras espinaca orgánica en el mercado o si encuentras tiempo para ir al gimnasio, todo lo que no hagas de todas maneras debe hacerse a nivel celular.

Una respuesta natural a todo esto suele ser: "No puedo hacer todo al mismo tiempo". Es muy cierto, y ésa ha sido una de las grandes fallas de la salud holística —nadie puede acompasar totalmente el cuerpo-mente—. Haces una cosa y al mismo tiempo dejas otra afuera. Sortear este obstáculo es donde la sabiduría juega un papel, no con una lista de buenas intenciones, sino de una manera en verdad holística de aumentar la sabiduría del cuerpo.

## La historia de Britt: el inicio de la sabiduría

Britt es una bella mujer suiza con hermoso cabello rubio y que se ve mucho más joven de los 48 años que tiene. Hasta hace pocos años, cualquiera que mirara su vida concluiría que Britt era increíblemente afortunada. Aparte de su atractivo físico, tenía una vida familiar satisfactoria, estaba casada con Poul, un inversionista privado que emigró a América cuando tenía 20 años (Poul se enamoró de Britt mientras vivían en Estados Unidos, y se divorció de su primera esposa para estar con ella). Juntos habían tenido tres niños, ahora ya adultos y viviendo lejos de casa, y que trabajan muy duro para ser productivos y tener una buena educación. Poul fue un padre devoto, y sus hijos eran felices y exitosos en la escuela.

Hace cinco años, sin previo aviso, mientras toda la familia estaba reunida en la cena del Día de Acción de Gracias, Poul anunció que se mudaría. "Ya no quiero a su mamá —dijo llanamente—. Será mejor para toda la familia si ella y yo nos separamos."

No fueron sólo las noticias intempestivas las que devastaron a Britt. "Hizo el anuncio enfrente de los niños, no en privado, conmigo. Y actuó con tanta calma y certeza."

Siguieron lágrimas y peleas. Los niños tomaron partido, las dos niñas culparon a Britt por no mantener a su papá contento, el varón protegió a su mamá. Pero Poul se mantuvo inflexible. Ya había rentado un departamento cerca y, para sorpresa de su esposa, sugirió que todos continuaran como si nada, siendo la misma familia y haciendo todo lo que hacían juntos, como antes, con el único cambio de que él viviría en otra parte.

Por los primeros dos meses Britt accedió. Ella era exitosa en su trabajo en un despacho de relaciones públicas. "No podía aventar todo y desmoronarme", dijo. Así que Poul se salió con la suya. Se mudó de la casa pero llegaba a cenar o a visitar a sus hijos cada vez que quería. Cuando Britt le exigió una explicación por el cambio de actitud, él le reveló que había empezado a desconfiar de ella. En un viaje de negocios hacía varios años, ella no contestó una llamada al teléfono de la habitación del hotel, tarde en la noche. Poul estaba seguro de que ella estaba con otro hombre.

A pesar de su resolución por no desmoronarse, Britt empezó a sentirse cada vez más ansiosa, y lo que más desató esa ansiedad fue algo muy básico: estar sola. Al principio no podía dormir y tenía miedo por las noches. No sabía a quién acudir y consultó a un psicoterapeuta. Él le recetó tranquilizantes y le preguntó si tenía idea de qué la ponía tan ansiosa. Ella negó y acordó regresar para sesiones posteriores —sabía que tomar una pastilla no era la solución—.

A lo largo de los siguientes meses emergieron algunos patrones. Britt se había sacrificado por 20 años para ser la madre, esposa y profesional perfecta. El peso de ser una supermujer no le había molestado; de hecho, estaba orgullosa de su éxito. Pero el terapeuta señaló algo que la sorprendió.

—Das demasiado de ti —le dijo.

—¿Qué significa eso? —preguntó ella.

—Das demasiado de ti al poner las necesidades de los demás por encima de las tuyas.

Britt estuvo a punto de decir: "Eso es lo que hacemos las mujeres", pero reflexionó por un momento. "Todo lo que hice fue construir una familia amorosa. En Navidad o en mi cumpleaños todos me decían que yo era el centro alrededor del cual giraban, una estrella guía."

Ella empezó a llorar, no había ningún misterio en la situación. Al ocupar el lugar del centro de la vida familiar, Poul socavó su seguridad cuando le dijo que ya no la amaba. La hizo sentir que su papel era irrelevante.

"Te adaptaste a otra persona —le dijo el terapeuta—, lo cual sucede en todos los matrimonios, y debe ser así. Pero en tu caso fue unilateral. Tu esposo dictaba la manera en que las cosas se hacían. Tenía todo el poder. Tomaba las decisiones importantes. Y al sentirse en control total, se mudó sabiendo que tú cederías."

Platicaron mucho más sobre lo que Britt había dado a lo largo de los años, incluyendo su autoestima, su dignidad y el derecho a tomar sus propias decisiones. Su historia podría ser la de una mujer que se recupera después de un rompimiento devastador —lo cual era así en gran medida—, pero un día le formuló a su terapeuta una pregunta crítica: "¿Cómo recuperas la parte de tu ser que diste?".

El terapeuta estaba sorprendido. "¿De verdad estás interesada en eso?", preguntó. En las terapias para parejas que atraviesan un divorcio, la atención está puesta en la venganza, en sobreponerse a los sentimientos de traición y amargura, y en la recuperación emocional. Esto toma años, y no todo mundo logra atravesarlos en buena condición emocional.

"Dijiste que me di a mí misma —Britt insistió—: Quiero recuperar lo que es mío."

Britt quería completarse, exigir la vida interior que no dependía de ceder su poder, su autoestima, y la libertad de tener sus propias opiniones y creencias. Estaba enfocando el proceso de sanación al nivel de su ser. ¿Pero cuál ser? Hay varias posibles versiones del ser con las que puedes identificarte, y la manera en que la vida va resultando depende de con cuál de esas versiones decidas identificarte. El "yo" es más elusivo de lo que la gente cree. Veamos algunas posibles opciones.

*El ser extrovertido*: es un ser social con el que te identificas si te enfocas en las cuestiones socialmente aprobadas, como el dinero, la profesión, el vecindario correcto, una casa impresionante y cosas por el estilo. El "yo" está ligado a etiquetas que se relacionan con esas cosas, así que un "cirujano blanco, anglosajón, protestante que tiene su consultorio en Park Avenue, con una esposa de buena sociedad y una carrera notable" se define de una forma muy diferente a una "mamá soltera, latina, trabajadora, que vive gracias a la asistencia social".

*El ser privado*: eres tú a puerta cerrada. El ser privado se identifica con sentimientos y relaciones. Los valores que más importan son un matrimonio feliz, una vida sexual satisfactoria, hijos a quienes amar y por los cuales sentirse orgulloso y este tipo de cosas. La desventaja son las dificultades y miserias privadas que hay en todas las vidas. El "yo" está ligado a las esperanzas y miedos de la existencia cotidiana, lo cual para algunas personas significa una existencia de inseguridad, ansiedad, depresión y esperanzas frustradas que parece inevitable.

*El ser inconsciente*: es el ser que no conocemos en la vida en vigilia. Está gobernado por instintos e impulsos que la mayoría no queremos sacar a la luz. Su aspecto más amenazante es llamado "la sombra", donde residen las peores cualidades del ser humano: la ira, la violencia, la envidia, la venganza y un profundo miedo existencial. Uno querría mantener escondido o traer hacia la luz a este ser de sombra. Los artistas, músicos y poetas hacen lo segundo. Se acercan a su ser inconsciente no como a los dominios del miedo, sino como a una fuente de creatividad que aguarda su nacimiento.

*El ser elevado*: es el ser que aspira a pasar por encima de los conflictos cotidianos y la confusión. La experiencia nos dice que las otras versiones del ser —el extrovertido, el privado y el inconsciente— están en conflicto permanente. Por eso la civilización está tan desconectada, para usar el término de Freud. Las erupciones del inconsciente traen consigo la guerra, el crimen y la violencia. La miseria privada opaca el éxito público. Las artes tienen inmensas posibilidades para la creatividad, pero muy pocas personas son capaces de aprovecharlas. En la sabiduría tradicional universal, tantos conflictos no pueden ser ganados con simples luchas. El "yo" debe acceder a cada petición del ego, ya sea pública o privada, para buscar un estado de conciencia más elevado.

No era inusual para Britt estar inmersa en una lucha. Una crisis como la que causó su esposo crea una confusión exaltada y mucha inquietud, pero la vida cotidiana enmascara esta situación conflictiva. Además, Britt decidió cosas más bien comunes. Intercambió un ser extrovertido que se veía perfecto hacia el exterior, por el poder sobre su ser privado, inconsciente y elevado. Lo que es inusual es la rapidez con la que ella se dio cuenta de esto una vez que su esposo se fue de la casa.

Su terapeuta la apoyó e impulsó mucho. "Lo que sea que diste, puedes recuperarlo —le dijo—. Es un viaje de regreso para recoger los pedazos que fuiste dejando caer en el camino."

La sabiduría tradicional universal que definimos simplemente como las tradiciones de la conciencia superior, está de acuerdo con eso. La sabiduría empieza por reconocer que el cuerpo-mente no sólo tiene que ver con las células y los órganos, ni únicamente con los pensamientos, sentimientos y sensaciones. En cambio, el cuerpo-mente tiene que ver con la unidad del cuerpo, la mente y el espíritu. Si te enamoras, hay una biología del amor correspondiente que se crea en tu cuerpo. Del mismo modo, hay una biología de la ansiedad, una biología de la depresión, una biología de la felicidad. El enfoque del sistema integral reside en este hecho, pero es difícil comprender toda la verdad: hay una biología cambiante que satisface las necesidades de cada momento. Tus células saben qué hacer en cada situación, lo cual califica como el nivel más sorprendente de inteligencia en la naturaleza.

El "yo" con el que te identificas es como una lupa que concentra los rayos del sol en un punto. Tu "yo" interpreta cada experiencia y la hace personal. El "yo" es un manojo de esperanzas, miedos, deseos y sueños. El "yo" guarda memorias que nadie más posee, y en los compartimentos de los recuerdos están archivados hábitos, creencias, viejos traumas y condicionantes pasados. Esta multiplicidad es desconcertante y tiene que ver con que la explicación de la enseñanza de "Conócete a ti mismo" es la razón misma de estar vivo —hasta que entiendes de dónde proviene el "yo", no puedes descubrir quién eres realmente—.

Britt asumió el "camino del regreso" seriamente. A pesar de todas las ventajas de su vida externa, no podía hacer lo más básico, que era estar sola. Sin una vida ocupada cuidando de todos, el "yo" era un asunto aterrador para ella. Esto implica una enorme labor de sanación en el inconsciente, en donde los demonios acechan pero también anda por ahí un niño herido. El viaje de Britt durante los siguientes cinco años pasó, más o menos, por las siguientes cinco etapas:

*Sobreponerse a su ansiedad*: Britt dependía de los tranquilizantes al principio, pero los dejó con ayuda de la terapia y, más importante aún, meditando y haciendo yoga.

*Aprender a confiar en sí misma*: Britt le dijo a Poul que no podía llegar y pretender que la vida familiar era normal. (Muy pronto se reveló que él había tenido una novia durante su matrimonio.) Ella avanzó con los trámites del divorcio en sus propios términos y velocidad, y se tomó dos años completos antes de sentir que estaba lista para sostenerse sola.

*Retomar las relaciones*: Britt empezó a salir, lo cual era una extraña experiencia para una mujer que no ha salido con ningún hombre —aparte de su esposo— en 25 años. Descubrió que quería ser feliz de nuevo, y empezó a bailar, una actividad que amaba desde su adolescencia, y poco a poco fue haciendo amigos fuera de las parejas que Poul y ella habían conocido juntos.

*Encontrar un camino espiritual*: Britt tomó la meditación con creciente seriedad, buscando más allá de las cuestiones del estrés, la relajación y la salud. Absorbió las lecciones de lo que sucede cuando te entregas por completo: te vuelves inconsciente. Detrás de su ansiedad por estar sola, había una especie de adormecimiento. Su vida activa, ocupada y exitosa le había chupado toda la energía. Muy en el fondo, nada se movía. La mujer interior estaba atorada y había sido así por años.

Todos nos parecemos a Britt, no en su historia particular, pero sí en el viaje de regreso que debemos hacer para sanar. El "yo" debe volver a despertar, una vez más, a la posibilidad de una existencia vibrante, donde la luz de la conciencia es algo que nos sanará en verdad. Cuando llevas una vida consciente, las experiencias que siguen son posibilidades reales y pueden presentarse en cualquier momento:

*La riqueza de una vida consciente*

TODAS LAS POSIBILIDADES QUE PUEDES TENER EL DÍA DE HOY:

- Ayudas a alguien.
- Te percatas de algo hermoso.
- Dices o haces algo amable.
- Ofreces tu servicio a alguien que lo necesita.
- Sonríes con aprecio.
- Perdonas algo sin importancia.
- Haces que alguien más ría.
- Tienes una idea fresca y novedosa.
- Encuentras la solución a un problema.
- Sientes cercanía con alguien.
- Meditas.
- Te tomas tiempo para estar solo y valoras tus momentos en privado.

- Ayudas a que alguien levante su ánimo.
- Eres juguetón y te tomas el tiempo para jugar.
- Caminas al aire libre, en la naturaleza, y te sientes refrescado.
- Te involucras en alguna actividad física vigorizante.
- Respetas los límites de los otros sin que te lo pidan.
- Te sientes ligero y alegre.
- Te sientes elevado espiritualmente.
- Hay un momento de alegría pura.
- Amas a alguien.

No tenemos que explicar por qué estas experiencias son deseables; es obvio que cada una de ellas crea un momento de felicidad. La pregunta real es cómo crearlas. Cada versión del ser tiene un punto de vista diferente, cada uno con sus propias metas.

*El ser extrovertido* no quiere mirar hacia adentro, porque su meta es alcanzar la felicidad con éxitos externos y la acumulación de dinero, posesiones, estatus y cosas por el estilo. El ser privado sí va hacia adentro, sintiendo los altibajos de las emociones. Quiere lograr la felicidad teniendo más placer que dolor. La felicidad perfecta sería un estado de placidez constante. Todos sabemos que esto no es realista y no puede obtenerse. Sin embargo, la mayoría gasta mucho tiempo y energía haciendo lo que puede para tener más positividad que negatividad en su vida, como sea que prefieras definir esos términos.

*El ser privado* puede experimentar algunas de las riquezas de la vida consciente, ya que nuestros esfuerzos por ser amables y gentiles, por ejemplo, a menudo están enraizados en nuestra vida emocional. Se siente bien ser amable y gentil; por lo tanto, la mayoría de nosotros disfruta esa experiencia. Pero hay límites. El ser privado es egoísta e inseguro. Si le das la opción entre su propia felicidad y la de alguien más, elegirá la suya. Si alguien retira su amor, como Poul lo retiró de Britt, el ser privado experimenta dolor y pérdida. Los prospectos para una existencia plácida se van volando por la ventana, al menos por un tiempo.

*El ser inconsciente* es una parte misteriosa de la psique, una región escondida que la mayoría de la gente teme. ¿Quién sabe cuál es su propósito o lo que necesita para estar contento? El mayor conflicto de la psicología moderna tiene que ver con esta cuestión. Sigmund Freud llegó a creer que el inconsciente era el dominio del *ello*, una fuerza primitiva y no domesticada. El ello no se detiene por culpa o vergüenza; las reglas sociales no lo tocan. Un niño de dos años que hace un berrinche en una tienda puede ser un buen ejemplo del ello puro, estallando. El niño no siente ninguna atadura para demostrar su ira y no le importa a quién dañe o avergüence. El berrinche, como el ello en general, no es inmoral o egoísta. El ello simplemente no está gobernado y a menudo es ingobernable, tal como Freud rastreó cada fuerza oscura —odio, agresión, apetito sexual, la tentación de la muerte y la violencia— hasta el inconsciente.

Pero su discípulo más famoso, el psicólogo suizo Carl Jung, estuvo abiertamente en desacuerdo y más tarde se separó de Freud por completo. Sus desacuerdos eran complicados, pero una de las cuestiones fundamentales era la insistencia de Jung en que el inconsciente no se reducía tan sólo a las fuerzas oscuras. Contenía docenas de patrones de comportamiento que Jung etiquetó como arquetipos. La raza humana compartía estos patrones en un *inconsciente colectivo*. Como prueba de esto, Jung señaló cómo cada sociedad tiene héroes, mitos, dioses, viajes hacia la luz, cuestas, modelos fijos de masculinidad y feminidad, y mucho más. Concedía que el inconsciente podía hacer erupción en la guerra y la violencia, pero para él ésa era la expresión de un arquetipo (como Marte, el dios romano de la guerra).

Sin embargo, en este esquema de arquetipos, también está Venus, la diosa romana del amor.

Jung trabajó de cerca con Freud de 1907 a 1913, pero con el tiempo su relación de volvió cada vez más tensa. Tras su separación de Freud, Jung empezó a trabajar en lo que muchos consideran su obra maestra, *El libro rojo*, o *Liber Novus* (el *Libro nuevo*). Éste se basó en gran parte en los sueños nocturnos, muy vívidos y a menudo inquietantes de Jung, del periodo cuando sirvió como oficial en la armada suiza. Muchos creen que Jung practicaba el sueño lúcido, o el despertar en sueños, lo cual narraba en su diario con una hermosa caligrafía y dibujos detallados de impresionante calidad. Él creía que sus sueños eran la ventana a la actividad de su inconsciente, del cual hizo crónicas durante 16 años.

Antes de morir en 1961, Jung dijo en una entrevista:

> Buscar las imágenes interiores fue el momento más importante de mi vida. Todo lo demás es derivación de esto. Mi vida entera consistía en elaborar lo que surgía de mi inconsciente y me inundaba como un arroyo enigmático que amenazaba con romperme. Todo lo posterior fue tan sólo la clasificación, la elaboración científica y la integración a la vida. Pero el inicio espiritual, el que contenía todo, fue entonces.

El *Libro rojo* está escrito a mano y encuadernado en piel y data de 1915 a 1930, pero fue publicado hasta el año 2000. (Puedes encontrar un facsimilar en internet que incluye las elaboradas ilustraciones de Jung, en formato PDF.) Varios comentaristas, como su traductor Sonu Shamdasani, consideran el libro como la tortuosa cruzada de Jung por salvar su alma a través del diálogo interno con su *inconsciente*, o lo que él llamaba el "espíritu de las profundidades". Se ha dicho a veces que *El libro rojo* fue el resultado de un brote psicótico tras su rompimiento con Freud. Los seguidores de Jung sostienen que él enfrentó su propia psicosis, confrontando lo que encontró en su psique más profunda a través de sus sueños, y, tras hacerlo, emergió fortalecido.

Este conflicto esencial entre el ello de Freud y los arquetipos de Jung tuvo una influencia poderosa en el campo de la psicología durante muchas décadas, e incluso hoy, una polémica que no ha sido zanjada. Quizá nunca lo será, y aun así cada persona, cada día de su vida, experimenta deseo, hambre, ira y tentación por la violencia que provoca inquietudes que nadie quisiera sentir. El ser extrovertido adquiere mucho poder al aplastar al ser consciente. Cada vez que vas a trabajar, te emparejas con tu ser extrovertido, al igual que todos los que te rodean. Las alternativas inaceptables, como el acoso sexual y la hostilidad evidente, son mantenidas a raya tanto como es posible. La conclusión de esta larga descripción es que el ser inconsciente no se abre en la vida normal. Si, como dice Jung, podemos encontrar algo hermoso y gratificante al explorar nuestro inconsciente, pocos se atreven a abrir la puerta.

¿Qué nos queda entonces? Sólo el ser elevado tiene acceso a las experiencias ricas que llamamos vida consciente. Su meta es vivir en la luz del entendimiento, que no es lo mismo que la placidez permanente. La conciencia no tiene filtro y es libre. Su apertura a todas las experiencias representa un acto de fe. Pero aquellos que han dado ese paso, incluyendo los sabios, los santos y los maestros espirituales de cada cultura, declaran que este ser elevado es real: de hecho, es el único ser real. No se puede confiar en las otras versiones del ser. Hacen falsas promesas, sufren de inseguridad, temen perder el control, resguardan demonios ocultos y, en última instancia, no pueden alcanzar un estado permanente de felicidad.

Britt lo descubrió cuando atravesó su crisis personal. Ella es una entre un sinnúmero de personas que han decidido caminar por un sendero diferente, para descubrir por sí mismas si es posible encontrar al ser elevado. Ella atraviesa un viaje de sanación porque ahí se encontraba cuando la crisis se desató. Pero es necesario que exista una crisis para iniciar este viaje. En cualquier momento, aquello de lo que no podemos prescindir —un ser— es cambiante y poco fiable. Quizá no nos demos cuenta, pero nuestras lealtades mudan de manera constante. El ser extrovertido nos exige trabajar o disfrutar una fiesta o comprar una casa. El ser privado nos llama en cuestiones del corazón, en momentos de depresión o ansiedad. El ser inconsciente hace lo que se le da la gana, y por más que intentemos mantenerlo a raya todos conocemos la experiencia del apetito sexual, de la ira incontenible, de las pesadillas: tal vez las pesadillas sean nuestros encuentros más puros con el lado oscuro del subconsciente.

La inestabilidad y la imprevisibilidad del ser, el "yo" que damos por descontado, plantea un reto final para la sanación. Aquello que se ve tan sencillo —apartarse del camino para que el cuerpo-mente se sane a sí mismo— es algo complicado. La sabiduría del cuerpo es increíble, pero la minamos con el estrés y la imprevisibilidad de la existencia de cada día. En lugar de tener una relación sana con el ser, cuestionamos sin parar quiénes somos. Nos sumergimos en situaciones que no podemos manejar y relaciones plagadas de conflictos ocultos. Nuestros esfuerzos por tener autocontrol son temporales y efectivos sólo en parte. Si tenemos éxito en estar bajo control, el costo son las emociones negativas que escondemos para que no estén a la vista.

En conclusión, la situación es un desastre. Para ser un sanador sabio debes resolver los problemas creados por el "yo" y sus muchas consecuencias. ¿Pero cómo puede ser el "yo" parte de la solución al mismo tiempo que es la fuente de tanto daño? Pedirle al ser que se sane a sí mismo es lo mismo que pedirle a un cirujano que use el bisturí para quitarse su propio apéndice. No es necesario decir que casi todos resuelven esta paradoja: viven año tras año con un "yo" que la va pasando tan bien como puede. Las experiencias van y vienen. Suceden cosas buenas un día y cosas malas al otro. Al final, las personas llegan a un estado de salud y bienestar que no tiene pies ni cabeza. Están atrapadas en lo que tienen.

En el siguiente capítulo veremos si este resultado azaroso puede modificarse. Tiene que haber una mejor manera. Y, de hecho, la hay.

# 10

## EL FIN DEL SUFRIMIENTO

Si el ser sanador pudiera terminar con el sufrimiento, parecería un milagro. Toda vida conlleva algo de dolor y el lado mental de ese dolor, el sufrimiento, viene a la par. Nadie escapa al drama interno de la psique, sin importar qué tan feliz sea su vida en la superficie. (En el capítulo anterior hablamos de cómo Jung asumía abiertamente su propio drama interno.) Hemos basado todo nuestro acercamiento al sistema integral en trabajar con un estilo de vida de sanación, lo cual implica que la conciencia sea prioridad. En esencia, no puedes sanar aquello de lo que no eres consciente. Los jueces a menudo otorgan gigantescas compensaciones por el dolor y el sufrimiento, pero éstos no son lo mismo. Puedes tener un agudo dolor físico y adaptarte a él psicológicamente, lo cual reduce el sufrimiento en mucho mayor medida que en alguien que no es capaz de adaptarse.

Al anticipar malos eventos del futuro puedes crear un nivel de estrés en el cuerpo-mente que genere, en consecuencia, dolor físico (por ejemplo una reunión con un jefe sobre tu desempeño puede provocar dolor en el pecho, en la cabeza, en la espalda o alterar la digestión). Cuando estos síntomas aparecen, algunas personas sentirán también sufrimiento mental, como miedo, ansiedad y depresión. Pero otras no. Dicho de otro modo, el sufrimiento es más personal y elusivo que el dolor físico, el cual todos notan. Sería de muy poca ayuda si saber que estás sufriendo te dañara en comparación con alguien más que lo niega. Por desgracia, ésta es una creencia muy común.

Pensar que "lo que no conoces no te hace daño" provoca su propio daño a la larga. El miedo a menudo es impulsado por recuerdos subconscientes de dolor y sufrimientos pasados, lo cual puede crear aún más sufrimiento futuro.

El sufrimiento no es un tema del que sea fácil hablar para la mayoría de las personas, pero hay muy buena información sobre la felicidad en todo el mundo, lo cual se correlacionaría con los niveles de sufrimiento. Gallup, organización conocida por sus encuestas políticas, también reúne información en todo el mundo sobre qué tan feliz es la gente. Esto se hace de dos maneras, ya sea pidiendo a los encuestados que califiquen qué tan felices son o planteando una sencilla pregunta: "¿Un día antes de la entrevista, reíste y sonreíste mucho?". El nivel más alto de felicidad según Gallup es "boyante", y en Estados Unidos, según lo estimado, sólo 51% de las personas dice sentirse así de feliz, colocando a ese país en el puesto 14 de 142 países que Gallup encuestó. Sólo 4% de los estadounidenses respondió que sufre, mientras que 45% reportó que sufre. (En contraste, en India, que tiene el puesto 127 en cuanto a felicidad, reportó que sólo 8% se siente boyante y 28% sufre, dejando a la mayoría en una sensación de tener una vida difícil.)

Puede ser, como creen algunos expertos, que las personas sobreestiman su felicidad si consideras las causas ocultas o no mencionadas de la felicidad. Alrededor de uno entre cada cinco estadounidenses sufrirá una severa depresión a lo largo de su vida. El abuso doméstico no es reportado la mayoría de las veces y es uno de los factores a los que la medicina general no le pone atención. Incluso en los dos países más felices, Dinamarca y Noruega, donde 68% de las personas reportó vivir sintiéndose boyante, 30% reportó sentir que luchaba para lograr la felicidad. Esto implica que hay millones de personas en Estados Unidos que necesitan salir del sufrimiento de manera urgente, ya sea al terminar con una relación abusiva o renunciar a un trabajo que propicia malestar y enfermedad.

Al final del capítulo anterior planteamos una nueva posibilidad, el ser elevado, que expande el potencial de la conciencia. La palabra elevado tiene la connotación de espiritual, lo cual requiere una explicación antes de continuar. La separación entre el cuerpo y la mente es artificial, y la ciencia médica apoya de forma contundente integrarlas en cuerpo-mente. Esta cuestión parece estar zanjada. Parecería que la conciencia "elevada" cruza hacia el dominio de Dios, el espíritu y el alma, en el cual la ciencia médica no tiene nada que hacer. Cada hospital tiene un capellán, pero aun así éste no está parado junto al cirujano durante una operación.

Si el ser sanador traerá el fin del sufrimiento, otra muralla deberá caer, porque la investigación sobre la meditación, ahora un campo del todo aceptado, emplea una práctica espiritual. Podría parecer extraño que personalidades populares de la televisión, como el doctor Oz o el doctor Phil aparecieran junto al doctor Buda, pero es posible. Buda ofrece un camino para terminar con el sufrimiento basado en la conciencia, no en pedirle nada a Dios, al espíritu o al alma. La meditación es una medicina basada en la conciencia. Lo que sea que suceda mientras meditas (rezas, haces yoga, practicas la conciencia plena, etc.) se registra en actividad celular, primero en el cerebro, y después por el resto del cuerpo.

Esto deriva en una conclusión sencilla pero poderosa: el fin del sufrimiento es una solución consciente a un problema consciente. Nadie sufre porque siente dolor. El sufrimiento es una interpretación basada en todas las cosas que hemos discutido: creencias, hábitos, viejos condicionantes y la lucha entre actuar con o sin entendimiento. Si modificas tu interpretación, tu grado de sufrimiento cambiará. El ser elevado representa un cambio mayúsculo al nivel de "¿Quién soy?". Cuando te identificas con el ser elevado, descubres el camino que te conducirá lejos del sufrimiento, porque descubres dentro de ti que lo siguiente es verdadero:

- Hay un nivel de conciencia que no experimenta sufrimiento alguno. Las experiencias dolorosas se registran pero no permanecen como sufrimiento.
- El dolor físico existe como una sensación, pero es una señal de sanación, no una maldición.

La fuente del sufrimiento es la misma que la fuente de la sanación: tu estado de conciencia. No negamos los beneficios de las investigaciones sobre el dolor y la necesidad de aliviar el dolor físico. La primera pregunta que el médico le hace a un paciente es: "¿Dónde le duele?". El objetivo de ambas partes es librarse del dolor. Nuestro objetivo en este capítulo es liberarnos del sufrimiento, lo cual sólo puede ocurrir en un nivel de conciencia (el doctor Buda diría lo mismo).

## La paradoja del dolor

Muy pocos médicos se especializan en dolor. Para el típico médico, el dolor es algo de lo que hay que deshacerse, no algo a comprender. Pero si intentas entender los mecanismos del dolor físico, el panorama no es tan simple. A veces el dolor físico es como una piedra en el zapato, la cual sacas de inmediato para aliviar la incomodidad, o un dolor de muelas que te manda corriendo al dentista. Pero a veces el dolor físico no es inmediato ni fácilmente controlable. De hecho, el dolor que indica daño de mucho tiempo en tu cuerpo es a menudo el último síntoma en aparecer. Muchas de las enfermedades más comunes y de las que aún se busca una cura, como cardiopatías y cáncer, pueden pasar años sin mandar una señal de dolor, tiempo que sería valioso para la prevención.

Piensa en el envejecimiento, el cual es típico que conlleve ciertos dolores y achaques. No tiene que convertirse en sufrimiento; sin embargo, cuando sucede, se convierte en el eje de las creencias de la persona. En una sociedad en la que trillones de dólares se gastan en medicamentos para el dolor mientras que el sufrimiento es un tema complicado que casi todos se niegan a confrontar, las creencias ejercen un poder oculto. Una cadena típica de razonamiento es así:

El dolor genera sufrimiento.

Entre más intenso es el dolor, más grande es el sufrimiento.

Al envejecer, podemos esperar que el dolor aumente.

Por lo tanto, envejecer conlleva un sufrimiento creciente.

Éstas son creencias que tienen una débil relación con la realidad, pero si te aferras a ellas con fuerza el cuerpo-mente las convierte en tu realidad. Para empezar, las personas necesitan revisar la idea de que el dolor es lo mismo que el sufrimiento. El dolor por sí mismo es a menudo algo en lo que se puede trabajar e incluso ignorar. La frase "sin dolor no hay recompensa", común en los deportes, es un ejemplo excelente. Los maratonistas se someten voluntariamente a un dolor considerable para alcanzar un objetivo mayor: la victoria. El deseo de ganar se puede volver tan importante que se tolera una condición severa, que pone en riesgo su vida, por ejemplo golpes repetidos en la cabeza en el box, el futbol y el rugby, incluyendo las ligas juveniles, donde la salud futura de los chicos se pone en riesgo.

En el pánico colectivo de considerar el dolor como enemigo, escuchar tu dolor e incomodidad, que es la razón principal del cuerpo para mandar esas señales, carece de importancia. Esto indica que nuestras prioridades están revueltas. Una vida que careciera de las señales de dolor del cuerpo sería desafortunada. Hay una condición genética que evita que el cuerpo de ciertas personas tenga sensaciones dolorosas, y quienes viven esta condición experimentan la vida de manera muy amenazante.

Jason Breck es un paciente que nació con esta condición genética, conocida como insensibilidad congénita al dolor (ICP). La condición es extremadamente rara y existen apenas 20 casos documentados en la literatura médica. Los padres de Jason descubrieron su condición cuando él era un niño muy pequeño: se mordió la lengua y se arrancó un pedazo. Al ser entrevistado de adulto, Breck cuenta: "Un incidente que recuerdo es cuando me rompí el pie en mi cumpleaños. Estaba hinchado y lleno de moretones, así que lo forré con cinta adhesiva, me puse mi bota y continué con mi día". Por algún tiempo se dudó de la existencia de esta condición, pero ahora se sabe que la ICP es resultado de una mutación de un único gen (SCN9A) y, más sorprendente aún, que sólo una molécula es la responsable de controlar el dolor. El mecanismo está relacionado con el hecho de que el SCN9A pertenece a las neuronas que provocan la sensación de dolor.

Como también hay una insensibilidad a la temperatura, las personas con ICP están rodeadas de peligros que el resto de nosotros no experimentamos. "Tienes que estar muy alerta todo el tiempo —dice Breck— para evitar lastimarte gravemente." Sin la señal de dolor, debes desarrollar otras estrategias que te avisen que te has lastimado. Por lo regular el tacto no está dañado, así que sentir presión o un golpe repentino sirve como señal. Pero esto también implica un peligro. De niño, a Breck le gustaba golpear su cabeza contra el muro pues disfrutaba sentir la vibración. Los niños con ICP por lo tanto necesitan usar cascos para evitar estos comportamientos peligrosos. (En el caso de Jason, él es capaz de percibir la temperatura pero no tiene sentido del olfato, lo cual es otra amenaza porque, por ejemplo, no percibiría el humo de una casa que se está incendiando.)

La condición de Breck fue provocada por herencia del gen SCN9A tanto de su madre como de su padre. Así que las probabilidades de esta condición son muy bajas. Esta pista genética puede convertirse también en una poderosa herramienta para aliviar el dolor. Si las señales del gen SCN9A normal pudieran ser temporalmente bloqueadas después de una cirugía o lesión severa, el alivio al dolor sería total y, en el mejor de los casos, sin efectos secundarios de ningún tipo. Incluso para un considerable porcentaje de pacientes terminales que quieren tener un suicidio asistido y que experimentan un dolor intolerable que los narcóticos más potentes no pueden aliviar, el tratamiento genético podría ser su única esperanza.

Sin embargo, si miras el panorama en general este ejemplo tiene que ver con la paradoja del dolor. Debido a que evolucionó como una sensación para servirnos y preservarnos, pero que puede lastimarnos al mismo tiempo, el dolor es una de las cosas más elusivas en nuestra vida. No hay manera de negar que el dolor en sí mismo no es la causa de sufrimiento. No sólo las creencias intervienen en esto. En un estudio de 2013, Antoine Lutz y sus colegas querían poner a prueba si estar abierto a la experiencia de dolor —es decir, conscientemente— funcionaba mejor que la táctica común de evitar el dolor y sentirse angustiado antes de que el dolor siquiera exista.

Tal como los investigadores notaron, muy poco se sabe cómo afecta la conciencia a la actividad cerebral asociada con el dolor. Eligieron como sujetos para el experimento a un grupo de "meditadores expertos" que tenían acumuladas más de 10 000 horas de práctica y usaron un escáner de resonancia magnética para observar la actividad cerebral asociada con la anticipación del dolor, la experiencia del dolor y el acostumbrarse al dolor. Cuando eran sometidos a un estímulo doloroso, los meditadores expertos sintieron la misma intensidad de dolor que los novatos, pero reportaron que era menos incómodo —o sea, que sufrieron menos—. En términos de lo que sucedía en el cerebro de los meditadores expertos, los investigadores comentaron que "esta diferencia estaba asociada a la actividad acentuada de la ínsula anterior dorsal (IAD) y al córtex del cíngulo anterior (CCA), el llamado sistema atencional". En neurociencia, atencional se refiere a qué tanto las cosas sobresalen con respecto a otras, comparadas con las cosas vecinas.

¿Pero por qué los meditadores experimentados notaron el dolor más rápido pero aun así sufrieron menos? La clave está en que su punto de partida para el dolor era menor que la del grupo de control; no experimentaron tanta anticipación por ser lastimados ni la ansiedad que viene con esto. Cuando el dolor llegó, lo registraron de inmediato y se acostumbraron a él más rápido. Ésta es la historia más bien técnica que nos contaron los aparatos de resonancia magnética. Pero están de acuerdo con los reportes de los meditadores, quienes se sintieron en calma, centrados y en paz.

Nuestro punto de vista de estos resultados es sencillo: la conciencia puede intervenir en reducir el sufrimiento, incluso cuando el nivel de dolor físico no cambie. ¿Qué aprendemos de esto? Que sanar es estar libre de sufrimiento, y si este ideal no puede alcanzarse de inmediato cada uno de nosotros debería procurar acercarse a él tanto como pueda. Conozcamos a alguien que ha alcanzado esta meta.

## La historia de Darren: cambio y renovación

Darren, de 45 años, está casado y vive en Colorado. No sabía cómo renovar su identidad. Sin embargo, sucedió, y los resultados han sido dramáticos: sus compañeros que lo conocieron en la universidad se asombraron con los cambios.

"No provengo de un ambiente complicado o una familia difícil —dijo Darren—. Me sentía completamente normal: un chico desenvuelto, competitivo y en busca de una carrera como abogado o médico. Algo que dejara buen dinero."

Con este vago objetivo en mente, Darren se sentía bien equipado para triunfar, aunque a sus espaldas los demás lo consideraban demasiado agresivo e incluso arrogante. Sus compañeros le seguían la corriente, no porque les cayera bien, sino porque Darren se molestaba e incluso se vengaba si alguien se enfrentaba a él.

Sonríe con arrepentimiento. "Sé que fui un mal tipo, y todos podrían haber apostado a que eso no cambiaría."

Pero sucedió una tragedia familiar. Su hermano menor se enlistó en el ejército, fue a la guerra y jamás volvió.

"Regresé corriendo a casa de mis padres —dijo Darren—, y estaban devastados, pero yo me sentía atontado. No podía siquiera llorar. Un día, dos soldados tocaron a la puerta para entregar las medallas póstumas al valor de mi hermano. Mi papá apenas les dirigió la palabra, pero cuando se fueron, abrió la caja y dijo: 'Mira por lo que murió tu hermano pequeño'."

Quizá fue significativo que esta gran perturbación en la vida de Darren sucedió cuando él estaba en sus veintes y todavía era maleable. En la época en que la identidad entra en crisis para la mayoría de los jóvenes, él pasó por una terrible sacudida.

"Empecé a odiarme a mí mismo, y esa palabra ni siquiera expresa lo que yo sentía. Empecé a beber mucho y a jugar videojuegos hasta las tres de la mañana, pero nada podía hacerme olvidar la culpa por más de un par de horas. Se supone que yo debía proteger a mi hermanito, pero ni siquiera le había prestado atención. Permanecía despierto todas las noches pensando en cómo podría haber evitado que se enlistara, hasta que me di cuenta de que ni siquiera tenía claras sus motivaciones. ¿Creyó que no tenía más opción? ¿Sentía un patriotismo profundo?".

Darren se adentró en un periodo de examinación interior. En lugar de entrar directo a estudiar derecho o medicina, se tomó un tiempo, manteniéndose con trabajos casuales como pintar casas. No tenía relaciones estables y después de uno o dos años dejó de salir con chicas.

"Me di cuenta de algo —dijo—. Si no trabajo en mí mismo me quedo con dos opciones. O me quedo atorado cargando este peso insoportable, o puedo fingir que estoy bien. ¿Y luego qué?".

Durante cinco años Darren dio un paso excepcional hacia su interior para investigar quién era. "No estaba calificado para psicoanalizarme, pero en realidad no se trataba de eso. Sólo quería ser capaz de sentirme bien conmigo mismo, y para lograrlo tenía que lidiar con el hecho de que me había convertido en el tipo de persona que nunca quise ser: no sólo un mal tipo sino un hombre sin vida interior."

La decisión de Darren no es única: un sinnúmero de personas ha decidido, por cientos de razones, alejarse de la sociedad y viajar hacia su interior. Ya sea que consideren este camino espiritual o sanador, caminar por un sendero interior requiere un nuevo tipo de conciencia, una para la que pocos están preparados. ¿Cómo reacomodas tu vida interior, con todo el desorden de viejos recuerdos, hábitos, heridas y condicionantes? Todo "ahí dentro" es invisible. Las emociones no deseadas como el miedo y la depresión se pasean a voluntad en tiempos de crisis.

A pesar de estas dificultades, Darren continuó motivado debido a una cosa: la renovación personal. "Me negaba a conformarme con la idea de que yo era un producto terminado, que me presentaría en la reunión de generación 20 años después y todos dirían: 'No has cambiado nada'. Para mí, eso sería terrible."

Buscar la renovación personal es una decisión consciente y nunca es de una vez y para siempre. La renovación a nivel celular es un proceso constante y virtualmente automático, al igual que la autorrenovación. El notable maestro espiritual Jiddu Krishnamurti una vez afirmó algo provocativo con respecto a la meditación: la gente le asigna un momento al día a la meditación, pero no se da cuenta de que la meditación real es 24 horas al día. Esto mismo es verdad para la sanación. Las células no consideran que su tarea de 24 horas sea un obstáculo.

Pero a nivel personal, la sanación las 24 horas parecería una tarea imposible. Pero si miras con más detenimiento, no es como elegir un programa de televisión o botar una pelota de basquetbol las 24 horas. La sanación es más como respirar, un proceso de vida que funciona de manera automática y puede crecer (por medio de ejercicios de respiración con yoga, por ejemplo). Debido a que la sanación es un proceso automático, ya estás totalmente inmerso en él. Entonces, ¿qué eligió hacer Darren? Para empezar, ¿cómo podía saber si su proyecto de cambiarse a sí mismo daría resultado?

Empezó por creer en algo que todos deberíamos adoptar: no hay un "yo" o un ser fijo. A partir de este momento, nunca serás la misma persona de nuevo. Por lo tanto, es inútil intentar aferrarse al "yo" como a una tabla de salvamento en medio de una tempestad en el mar. El "yo" es la tempestad. Todos somos empujados por todo tipo de fuerzas internas y externas, y mientras todo este movimiento agita todo alrededor, el cuerpo-mente fluye con las corrientes. Tu mente consciente no puede mantener el ritmo de esta agitación. Somos increíblemente afortunados de que la evolución haya desarrollado un sistema de respuesta de tal perfección para dejar encendido el piloto automático que nos salva de ser dañados por los cambios que nos asaltan.

Lo que Darren y millones más han descubierto es que la evolución puede redireccionarse, cobrar conciencia. Esto coloca la sanación bajo una nueva luz. En lugar de darles prioridad a los cambios positivos en tu estilo de vida (aunque sean muy benéficos) te sumerges en el proceso de sanación, convirtiéndote en el proceso mismo. Tu objetivo es evolucionar hasta ser un "sanador elevado", si es que podemos decirlo de esta manera. Esto es lo que implica:

*Cómo funciona la sanación elevada*
- Le das un alto valor a la felicidad.
- Vives desde un centro estable.
- Dejas de luchar y resistirte.
- Buscas la armonía al servir de ejemplo a los demás, sin tratar de controlarlos.
- Eliges armonizar con los demás en lugar de ser el contrapunto.
- Permaneces abierto a lo que sucede aquí y ahora.
- Tienes una visión de la mejor vida que puedes llevar, basado en valores que son más grandes que tú.

- Pones atención en las señales sutiles de aflicción e incomodidad.
- Enmiendas los daños del pasado.
- Te diriges hacia el futuro con optimismo.
- Disfrutas estar en un proceso constante.

Éstas son las características de la evolución consciente. Al plantearte como meta el deseo de crecer y evolucionar cada día, entras en una sociedad iluminada con todo lo que te sucede, sin juzgarte o juzgar lo que la vida te da. Ya que cada proceso en el cuerpo-mente se organiza y renueva a sí mismo, la manera más evolucionada de vivir es al desarrollarte de manera natural. Palabras como fluir y rendirse vienen a mi mente, aunque apenas tocan la realidad de la dedicación a la renovación constante. Lao-Tse, el padre del taoísmo, enseña que debes soportar lo que la vida te presenta como los juncos en el viento. Si nos doblamos y cedemos ante las presiones de la vida, permitiendo que el curso natural de los acontecimientos nos esculpa, sobreviviremos. Si insistimos en permanecer firmes y derechos, nos quebraremos.

"Cuando volteo hacia atrás, veo mi camino como una sola cosa —dice Darren—. ¿Puedo confiar en la vida? ¿Puede cuidarse a sí misma? Lo planteo así porque la muerte de mi hermano trajo consigo una racha profunda de desconfianza. La vida me dio un puñetazo en la cara: ¿y ahora qué? La mayoría de las personas aguanta el golpe, trata de sobrevivir, y luego rearma las piezas de su versión de una vida normal. Pero la gente nunca resuelve la cuestión subyacente. ¿Puedes en verdad confiar en lo que la vida te trae? Si no, mejor construye un muro a tu alrededor y atrinchérate preparándote para lo peor." Puedes llamar a esto la filosofía de vida de un solo hombre pero la cuestión va más profundo.

## El misterioso "yo"

Tal como señalamos, ninguno de nosotros tiene un ser fijo. Estamos en cambio constante. A menudo observamos esto cuando tratamos de consolar a un niño al que le están saliendo los dientes o necesitamos comprarle a un hijo o hija adolescente algo de ropa porque la que tienen y les quedaba hace una semana, ya es demasiado chica. En realidad, nada de ti es igual a como era ayer. ¿Quién eres entonces? La frase "Soy un proceso" le suena extraña a la mayoría de las personas, pero examinemos la ciencia que apoya esta respuesta.

En una plática de TED dictada en 2016, Moshe Szyf, un prominente genetista de la Universidad de McGill, señaló un estudio fascinante que involucraba ratas y la manera en que cuidaban a sus hijos. Una "buena madre" mostraba qué tan buena era al lamer a sus recién nacidos mucho más que una "mala madre", que descuidaba sus tareas o las hacía sin mucho empeño. Cuando crecían, los cachorros llevaban vidas muy diferentes: los que habían tenido buenas mamás, eran más relajados, menos estresados y exhibían distinto comportamiento sexual que las ratas de las malas madres. Normalmente, un genetista habría dicho que un gen específico había sido heredado y que determinaba qué tipo de madre sería una rata.

Pero Szyf es un especialista en epigenética y estudia cómo los genes con los que nacimos son afectados por las experiencias en la vida: el epigenoma consiste en todos los factores que controlan la actividad (expresión) de nuestros genes. Incluye las modificaciones químicas de nuestro ADN y las proteínas, conocidas como histonas, que los enfundan y rodean. El ADN y su funda proteínica quedan químicamente impresos por las experiencias y juegan un papel importante en el encendido y apagado de los genes. (Este proceso fue un tema sobresaliente en nuestro libro anterior, *Supergenes*.) A lo largo de los años Szyf y sus colegas exploraron lo que podría suceder si una rata bebé de una mala madre era colocada con una buena madre para que lo cuidara, y lo mismo en sentido contrario, con las ratas bebés de las buenas madres. Lo que descubrieron los investigadores es que un número significativo de procesos químicos cambiaba y esto apoyaba lo que ellos observaron: una rata buena madre puede cambiar a su bebé adoptivo y convertirlo en un adulto relajado y sin estrés. En otras palabras, la experiencia de ser bien criado se sobreponía a la herencia de una mala madre. Lo contrario también era cierto. Aunque una rata bebé descendiera de una línea de buenas madres, esta buena herencia se revertía si la ratita era adoptada por una mala madre.

Szyf especuló más allá de la naturaleza versus la crianza en ratas. ¿Qué hay en la manera en la que un bebé humano es criado, que fija sus ideas sobre cómo funciona la vida? Szyf compara a un bebé criado en Estocolmo, donde los días de invierno son fríos, brillantes y muy cortos, con un bebé criado en una tribu en Brasil, donde todos los días duran lo mismo y son siempre cálidos. Él especula que un bebé cuyo sistema recibió estos diferentes estímulos esperaría que la vida fuera distinta basado en su experiencia infantil. Habría expectativas sobre otras cosas importantes, como la abundancia o escasez del alimento, la sensación de seguridad o peligro, o la dificultad o facilidad para sobrevivir en general. Szyf declara que la evolución le ha enseñado a nuestro viejo y fijo ADN a adaptarse de manera dinámica a todo tipo de entornos, una pista importante para algo que hemos estado diciendo: pertenecemos a la especie que tiene la mayor capacidad adaptativa de la tierra.

Ahora nos encontramos con una encrucijada. ¿Son estas huellas tempranas la clave para la salud y la enfermedad? Es una espada de doble filo. La misma huella podría ayudarte o lastimarte en la vida, y no hay manera de predecir qué sucederá. Digamos que el niño A es educado para sentirse seguro y protegido, y crece creyéndolo así, mientras que el niño B es criado con la idea de que la vida es peligrosa e impredecible. Podrías decir que el niño A irá por la vida más feliz que el niño B. ¿Pero qué sucede si el peligro acecha en el horizonte, como los primeros casos de sida o el surgimiento de un Hitler o un Stalin? El niño que asume como un hecho que todo resultará bien en un mundo benigno y seguro, podría estar trágicamente poco preparado como adulto para enfrentar una inminente amenaza, mientras que el niño que fue criado para asumir los peores escenarios, podría ser el único sobreviviente de los dos.

Szyf llega a una conclusión revolucionaria. Gracias a los avances genéticos, ahora se puede apreciar el lugar preciso en el que el genoma fue marcado por la madre buena o mala. Menciona un estudio realizado en monos sobre la maternidad en el cual un bebé tenía una mamá real y otro tenía un muñeco sustituto. Muchos genes se diferenciaron entre ambos casos, apenas a los 14 días después del nacimiento. "Esto es una señal de cómo será la vida cuando te conviertas en adulto", Szyf declara. El estrés recompone todo el genoma. ¿Qué tan temprano se muestran todas estas diferencias? La pregunta tiene relación con las experiencias de la primera infancia. Por ejemplo, cuando cuidan a un niño, los padres pueden dejar a su bebé llorar en el intento de entrenarlo para que duerma durante toda la noche, o el llamado método Ferber. O como Rudy y su esposa, Dora, con su hija Lyla, pueden atender al bebé cada vez que llora.

Este último caso es más pesado para los padres, pero las redes neuronales más tempranas y las huellas genéticas del bebé programarán un mensaje que puede durar para toda la vida, de que el mundo es un lugar seguro y bueno. Por supuesto, el mundo resultará ser un lugar lleno de peligros, retos y frustraciones, pero esta huella positiva temprana logrará mucho en cuanto a la promoción de la sanación por encima del sufrimiento a lo largo de toda la vida.

Quizá ya conozcamos —y estemos programados para aceptar— nuestro lugar en el mundo desde el momento de nacer. Los animales obedecen a dicha programación de manera instintiva. Por ejemplo, los monos siempre se organizan en una jerarquía social, con el mono dominante en la cúspide y el mono de menor jerarquía en la base. Las diferencias en sus genomas están ya presentes cuando nacen, lo que en términos humanos significa que pertenecer a un entorno desventajoso imprimiría una huella en un bebé desde el primer día. Lo que hace que esta posibilidad sea más inquietante proviene de un estudio que surgió en una tormenta de nieve en 1998 y que cortó la energía eléctrica en el peor momento del invierno en todo Quebec. Este evento fue más estresante para unos que para otros, y entre la población había mamás embarazadas.

Al seguir a sus hijos a lo largo de 15 años, la psicóloga del desarrollo Suzanne King descubrió que los hijos de las madres que sufrieron mucho estrés durante y después de la tormenta de hielo, padecían índices más altos de autismo, desórdenes metabólicos y enfermedades autoinmunes. Por supuesto, en ese caso no podemos asumir una relación de causa-efecto. Sin embargo, hay muchos estudios similares que indican que eventos únicos durante el embarazo pueden afectar el desarrollo del feto. Pero una visión general tiene que ver con qué tan inestable es realmente el ser, incluso cuando pensamos que el "yo" permanece igual año tras año.

El estudio más largo sobre la inestabilidad del ser se realizó en Escocia en 1947, en donde se les pidió a maestros de escuela que cataloguen a sus estudiantes de 14 años en seis grupos, cada uno con una personalidad específica: seguro de sí mismo, perseverante, de humor estable, consciente, original y con deseo de aprender. Un total de 1 208 estudiantes estuvieron involucrados, y en 2012 se les dio un seguimiento a los sobrevivientes, un total de 174, y se les pidió que se calificaran a sí mismos según las categorías anteriores. Para tener mejor perspectiva, los sujetos debían encontrar a alguien que los conociera bien, para que también diera su clasificación. En psicología se asume que la personalidad es estable, y se tiene la idea común de que la "gente nunca cambia". Pero el estudio escocés llegó a una conclusión contraria. Aunque había similitudes entre los grupos de menor y mayor edad, las "correlaciones sugirieron que no había estabilidad significativa en ninguna de las seis características".

Nadie sabe muy bien por qué los estudios previos indicaron que la personalidad permanece estable con el tiempo. Las madres siempre dicen que vieron en sus bebés el tipo de personalidad que su niño tendría al crecer. Los típicos comentarios son: "Eras un bebé tranquilo y eres tranquilo ahora" o "Siempre quisiste salirte con la tuya, incluso desde que tenías dos años". Pero parece que el tiempo explica mucho. El estudio escocés es el más largo que se conoce, y al cumplir 60 años estas personas "difícilmente tenían relación alguna" con sus seres adolescentes.

La oportunidad de transformarte siempre ha estado ahí. Las experiencias de la vida van a transformarte de todas maneras, y entre más tiempo esperes más de ti será transformado sin que te enteres o sin tu consentimiento. Queremos señalar algunas conclusiones básicas:

- Las experiencias tempranas dejan una huella en los niños mucho más que cualquiera en términos de genes, biología y comportamiento.
- En la mezcla de todas estas influencias, cada uno de nosotros carga con un mapa de vida que no es una elección sino una huella.

- Podemos cambiar esta huella eligiendo nuestras creencias, comportamientos e interpretaciones. En otras palabras, las huellas inconscientes pueden deshacerse una vez que te lo propones —hasta donde sabemos no hay ninguna otra criatura viviente que esté bendecida con esta posibilidad—.

Hay anécdotas médicas sobre cambios totales de identidad. En 1960, un brillante pero excéntrico psiquiatra escocés llamado R. D. Laing reportó el caso de una joven que había caído en coma y que despertó de repente. Ella se reconoció a sí misma por nombre, pero sucedió un extraño proceso de transformación. La chica había sido tímida e introvertida antes. Ahora, las enfermeras la trataban como a una celebridad, el alma de la fiesta. La halagaban por lo lista y encantadora que era. En pocas palabras, al creer lo que le decían, la paciente cambió de personalidad y se convirtió en la persona que los demás le reflejaban.

Si supiéramos que el "yo" puede ser desmantelado pieza por pieza, ya sea por una lesión cerebral o por razones psicológicas, entonces el ser es mucho menos estable y confiable que lo que nadie pensó jamás. Lo cual nos trae de regreso a Darren. Si es verdad que un chico de 14 años no se reconocería a sí mismo a los 60 o 70 años, Darren tampoco lo deseaba. Cambió drásticamente su antiguo ser porque no podía continuar viviendo con el viejo "yo". Ahora que tiene 40 años, ¿a dónde lo llevó la vida cuando le dio la espalda a un "yo" inaceptable?

"De vez en cuando me reúno con viejos amigos de la escuela y la universidad que me dicen: 'No has cambiado nada' —admite—. Pero me río de eso. Sé que sólo intentan halagarme. Si realmente me conocieran se sorprenderían, porque la manera en la que me percibo a mí no es ni remotamente cercana a como era antes. Yo solía huir de mí mismo. Había una voz en mi cabeza que me recordaba todos los días que yo no era lo bastante bueno. Todo eso ya no existe.

"La voz en mi cabeza me enjuiciaba constantemente y me tomó mucho tiempo deshacerme de ella. Mil veces, cien veces le decía: 'Ya no te necesito'. Solía sentirme orgulloso de lo rudo y fuerte que era, y eso también me costó mucho cambiarlo. Pero no puedes estar vivo con esos sentimientos, y no puedes sentir a menos que expongas tu vulnerabilidad. Dudo que uno en cien hombres enfrente esta verdad. Yo tenía que hacerlo por lo que me sucedió, la culpa terrible por la muerte de mi hermano era demasiado real para negarla.

"Con respecto a esto, mi mayor lección fue que las emociones pueden ser algo positivo en tu vida. Y muchas otras cosas empezaron a cambiar. Toda la confusión sobre si yo podía ser amado o amar a alguien más —podría escribirse un libro al respecto—. Pero si pones todo sobre la mesa de golpe, te paralizarías. Creo con firmeza en que las cosas deben desenvolverse de la manera en que lo necesiten. Ya no lucho ni me resisto a nada. Cuando ya no te temes a ti mismo, tampoco estás asustado de tus sentimientos o de lo que la gente dice. No te preocupas del futuro ni revives el pasado.

"No estaba logrando escapar de mi dolor. Cambié de canal y me interesé en lo que me sucedía. Era un proyecto, casi como observar a alguien más a través de un microscopio. Cuando el miedo y el juicio desaparecieron, empecé a disfrutar del proyecto."

¿Cuál era exactamente este proyecto?

"El descubrimiento de mí mismo. Ningún término lo abarca. Pero ése es suficiente —dijo—. Cuando preguntas: '¿Quién soy?', la respuesta tiene que ver con etapas."

¿En qué etapa estás ahora?

"De alguna forma, siempre he estado en la misma etapa: proyecto en construcción."

Todos somos un proyecto inacabado, y cuando todo esté dicho, ésta es la mejor manera de existir. Al saber lo que la genética tiene que decir sobre la forma en que cada experiencia deja una importante huella en cientos de genes, el proceso nunca se detendrá, porque no está diseñado para ello. Estar vivo es unirte al río de la evolución: un río verdadero en el que no puedes nadar en la misma agua dos veces. La sanación elevada implica aceptar cada experiencia con la actitud de expandirse, crecer y evolucionar. ¿Qué hace que la vida siga? La vida misma. Cuando depositamos nuestra confianza en eso, el viaje de sanación llega hasta donde tiene que llegar, es un proyecto demandante que expresa el gozo de estar vivo, aquí y ahora.

# SEGUNDA PARTE

## Sana ahora: Plan de acción de siete días

Empezamos este libro diciendo que ampliar la definición de la inmunidad era una necesidad urgente, porque la salud de cada persona está siendo más desafiada que nunca. Debes asegurarte de que tu inmunidad no alcance ese punto crítico en que el estrés, el desorden de tu estilo de vida y la edad lleven la batuta. Ahora tienes el conocimiento necesario para seguir un nuevo modelo —el yo sanador— que impulsará tu inmunidad y protegerá tu salud de por vida.

Pero el conocimiento es inútil hasta que se pone en acción. Esto es demasiado obvio como para decirlo. Motivar a las personas a actuar tiende a enfrentarse con un enorme obstáculo. Las buenas intenciones se diluyen y los mejores planes desaparecen. Así que debemos preguntarnos cómo podemos hacer que un plan de acción dure toda la vida. Nada menos que esto producirá los beneficios que hemos estado planteando como una posibilidad real.

La respuesta se hace evidente cuando observamos a nuestros hijos. El desarrollo en la infancia, como todo padre lo sabe, es algo fascinante de mirar. Un niño de cuatro años está jugando con muñecos de papel y cubos con el alfabeto, y cuando te das la vuelta un instante el niño ya está jugando avión en el patio. Suceden cambios gigantescos en el desarrollo del cerebro para que se coordine todo lo que se necesita para aprender a leer, e incluso para algo tan sencillo como brincar en un solo pie con equilibrio perfecto.

La naturaleza ha diseñado cada paso del desarrollo de la infancia para que no haya esfuerzo y que el niño ni siquiera se entere de que su ser anterior ha sido sustituido por el nuevo —y esto nos da una pista—. Adoptar el yo sanador necesita ser tan sencillo que en una semana, en un mes o en un año se den cambios importantes que se sientan tan naturales que no puedas recordar cómo era vivir de otra manera.

Ésta es la filosofía detrás del plan de siete días presentado a continuación en esta segunda parte. Cada día se centra en un tema que requiere toda tu atención por ese día. El lunes, por ejemplo, contiene recomendaciones para cambiar tu dieta por una antiinflamatoria. Hay varias recomendaciones en la categoría de "Qué hacer" y otras en la categoría "Qué deshacer". Preferimos "deshacer" en lugar de "no hacer" porque cambiar tu estilo de vida generalmente implica abandonar viejas decisiones. Ninguna recomendación es mejor que las otras: elige la que te guste más.

El martes continuarás con un nuevo tema, la reducción del estrés, y centrarás tu atención en esto. Si no quieres continuar con los cambios que hiciste el lunes está bien.

Después de terminar la semana y empezar con la siguiente, los mismos temas se repiten. Una vez más, elige casualmente los cambios que quieres hacer. Creemos que al hacerlo así no te presionarás, tu cuerpo-mente disfrutará cada cambio y retendrá los que lo hagan sentir bien. Para combatir la inflamación, por ejemplo, una persona querrá añadir nueces en su dieta mientras que otra preferirá incrementar la fibra. No podemos predecir qué cambio permanecerá, pero si estas dos personas persisten es inevitable que algunas decisiones se convertirán en parte de su estilo de vida. Es sólo cuestión de tiempo.

Te presentamos aquí el calendario semanal que cubre los temas que aprendiste en la primera parte.

Lunes: Dieta antiinflamatoria
Martes: Reducción del estrés

Miércoles: Antienvejecimiento
Jueves: Levántate, camina, descansa, duerme
Viernes: Creencias centrales
Sábado: No luchar
Domingo: Evolución

Tu única obligación es seguir tus deseos, seleccionando qué hacer y qué deshacer de las listas de opciones. Te recomendamos que leas la sección completa de ese día al menos una vez y la consultes tantas veces como te sea posible para reforzar lo aprendido.

¿Qué resultado tendrán tus elecciones? Mantén la mente abierta. ¡Éste es un experimento en el que juegas los dos papeles del laboratorio: el científico y el ratón!

Para algunos temas, como el de la dieta antiinflamatoria, será sencillo hacer cambios pequeños y mantenerlos de manera permanente. En otros casos, como caminar media hora todas las tardes y darte el espacio para hacerlo a lo largo de mucho tiempo, puede llegar a ser un reto. Avanza a tu paso y recuerda siempre que tus decisiones deben ser disfrutables.

# LUNES

## DIETA ANTIINFLAMATORIA

### Las recomendaciones de hoy, elige sólo una

QUÉ HACER

Agrega algunos alimentos antiinflamatorios a tu dieta.

Incluye más comida orgánica en tu lista de compras.

Aumenta la fibra en tu dieta.

Toma un suplemento probiótico (consulta la página 182).

Cambia a aceite de oliva o de cártamo.

Bebe café de una a cinco veces al día, de preferencia cargado.

QUÉ DESHACER

Reduce significativamente tu ingesta de azúcar.

Elimina la comida rápida y la chatarra.

Deshazte de la comida rancia o pasada, incluyendo aceites para cocinar o sobras de más de un día.

Reduce de manera general la ingesta de grasas.

Reduce la ingesta de sal.

No consumas alcohol.

El plan de acción del lunes es para reducir la inflamación. Nos enfocamos en la dieta por dos razones: la primera, los cambios que haces pueden ir aumentando, lo cual facilita que adoptes un régimen antiinflamatorio al cual te apegarás a medida que pasen los días; segunda, el apetito de los estadounidenses por el exceso de azúcar, sal, grasas y comida procesada es considerado un factor que promueve la inflamación de forma importante. Así que en "qué hacer" queremos que añadas más alimentos que contribuirán a la respuesta sanadora, mientras que en "qué deshacer" te pedimos que reduzcas las partes de tu dieta que no están ayudando a que sanes.

La dieta por sí misma no es suficiente para mantener bajos los niveles de inflamación crónica. A medida que la ciencia médica continúa descubriendo más y más formas en las que la inflamación afecta una gama de procesos físicos, nos percatamos de que éste es todo un sistema enemigo que puede estar acechando en cada rincón. La explicación más común de lo que produce inflamación crónica tiene dos variantes. En el primer caso, las células blancas y otras células inmunes se unen para luchar contra una amenaza que de hecho no necesita una respuesta inflamatoria. En este caso las células, al no tener una misión real, pueden atacar las células del propio cuerpo. En el segundo escenario, existe una amenaza de bajo perfil que es real, pero que no ha sido detectada por la persona o su médico. Entonces el sistema inmune es puesto en la mira sin que el problema real de fondo se resuelva.

Básicamente puedes cambiar el segundo caso si modificas tu dieta, lo que a su vez puede afectar tu tracto intestinal y proceso digestivo. Para digerir de forma adecuada un alimento se requiere una gama de microorganismos, bacterias que procesan nutrientes específicos. Con el tiempo, esta colonia de bacterias ha evolucionado su propio ecosistema dentro del cuerpo llamado microbioma. Dedicamos una gran cantidad de tiempo en nuestro libro *Súper genes* a discutir el microbioma, y cuando incorporas el factor del ADN bacteriano se acumula un estimado de dos millones de genes. Si comparas esto con los 20 000 genes con los que naciste es acertado afirmar que somos un organismo bacteriano.

La importancia del microbioma, el cual existe principalmente en los intestinos pero también en otros lugares como la piel, la vagina y las axilas, es inmensa y se ve afectada de manera directa por lo que ingieres. Estas bacterias no son invasoras. El microbioma es tu ADN al igual que el ADN que está dentro de una célula del corazón o del cerebro: de hecho, se sabe que el ADN humano contiene grandes contribuciones de ADN microbiano que ha sido asimilado a lo largo de eones de vida en la Tierra.

Siéntete en libertad de saltarte la lista "qué hacer" y "qué deshacer" por el día de hoy, pero hay información fascinante sobre el microbioma que nos gustaría compartir. El cuerpo está abierto al medio ambiente exterior con cada bocanada, y el modelo médico estandarizado ha sostenido durante muchos años que la nariz y las cavidades paranasales, al ser el primer lugar al que los microbios llegan cuando son inhalados, son espacios vulnerables. Es verdad que el polvo, los alérgenos y los microorganismos se filtran a través de la nariz y los senos, pero nadie sospechaba que estos ambientes tibios y húmedos están vivos y repletos de su propio microbioma.

Dado que ésta es la realidad, ahora nos damos cuenta de que los seres humanos nos hemos relacionado de maneras muy complejas con el ADN de los microbios que viven en nuestras cavidades nasales. De hecho, existen dos tipos de relaciones que cambian, de una a otra, constantemente. Una consiste en colonias de microbios interactuando unos con otros; la otra es la interacción humana, prolongándose en el tiempo un día o tanto como ha existido nuestra especie. La gente que vive siempre con la nariz tapada y los senos congestionados (rinitis crónica) puede estar reaccionando a algo más que algún alérgeno o patógeno en el aire. En cambio, algún tipo de desequilibrio en su diminuto microbioma puede ser el culpable. Se asume que la actividad bacteriana produce inflamación crónica de los tejidos paranasales (conclusión que no te sorprenderá escuchar).

Otro ejemplo es el microbioma que habita en nuestra boca. Cientos de especies de virus, bacterias y hongos están involucrados —quizá la imagen te provoque náuseas—. Todas ellas se unen en una biocapa que cubre las membranas mucosas en el interior de la boca. Lavar tus dientes y usar enjuague bucal no se deshace de esta persistente capa, y tampoco quisieras que así fuera. Esta ecología diminuta ha evolucionado a lo largo de los últimos dos millones de años para mantener saludable a la especie humana, aunque la manera en la que funciona esta relación cooperativa no nos queda clara.

Una teoría sostiene que las bacterias malas (patógenas) están siempre presentes en el microbioma bucal, pero son tan pocas comparadas con las bacterias buenas que las malas son mantenidas a raya. Las enfermedades se presentan si el equilibrio se rompe y la población de agentes patógenos sobrepasa al resto. Esto puede ser provocado por la inflamación, pero nadie puede asegurarlo a ciencia cierta. Otros disparadores pueden ser responsables de ellos.

Para desarrollar una comprensión confiable de todas las locaciones de microbiomas, grandes o pequeños, el Earth Microbiome Project (Proyecto del Microbioma de la Tierra) y otras instancias similares están produciendo un catálogo de los genomas de los cientos de especies de microbios de nuestro interior. En 1972 se estimaba que las células bacterianas sobrepasaban las células humanas en 10 a 1, pero ahora sabemos que los microorganismos se estiman en una paridad de 1 a 1 en relación con las células de nuestro cuerpo. Así que obtener el mapa completo de su ADN es uno de los proyectos más vastos en la historia de la biología.

Sin repetir a detalle lo que cubrimos en *Súper genes*, enlistamos aquí los puntos que son pertinentes para el plan de acción del día de hoy:

- El microbioma de los intestinos es diferente de una cultura a otra. En cada una cambia constantemente en respuesta no sólo a la dieta, sino al estrés e incluso a las emociones.
- Debido a la complejidad y enorme variabilidad de una persona a otra, todavía no ha sido definido un microbioma intestinal "normal".
- Se cree, sin embargo, que un microbioma intestinal próspero y saludable se basa en el consumo de una amplia gama de alimentos abundante en frutas, vegetales y fibra.
- En la dieta occidental moderna, baja en fibra y alta en azúcar, sal, grasa y alimentos procesados, el microbioma intestinal se puede degradar seriamente. Otros culpables incluyen los emulsionantes y endulzantes artificiales.
- Cuando el microbioma se daña o degrada, las bacterias liberan las llamadas endotoxinas, el subproducto de la actividad microbiana. Si estas toxinas se cuelan a través de la pared intestinal hasta el torrente sanguíneo, los marcadores de la inflamación se disparan y persisten hasta que las toxinas ya no estén presentes.

A partir de los puntos anteriores, se extrae una gran cantidad de información, pues adonde sea que se extienda el torrente sanguíneo, lo cual es a todos lados, la inflamación puede dispararse —debido al microbioma— y causar problemas. Pero hoy en día estamos enfocados en que recuperes un microbioma intestinal sano.

## El enfoque de "Qué hacer"

Algunos días te daremos opciones que no aplican al estilo de vida de todo el mundo, pero adoptar una dieta antiinflamatoria aplica, en esencia, a todos nosotros. Haremos referencia a la información nutricional que investigamos para *Súper genes*. Con tantas tiendas y locales ofreciendo productos orgánicos, consumir verduras ya no es tan caro como antes. Pero estamos conscientes del impacto que esto puede traer al presupuesto doméstico porque los alimentos procesados o la comida rápida son mucho más baratos por caloría. Pero ten en mente algunas cosas:

- *Probablemente no necesitas tantas calorías como crees.*
  Las personas tienden, cada vez más, a llevar una vida sedentaria y poco activa, sobre todo conforme envejecen. Este estilo de vida requiere muchas menos calorías de lo que crees. Los viejos lineamientos colocan el límite inferior, por día, en alrededor de 10 calorías por cada .4536 kilogramos si eres inactivo (por ejemplo, si pesas 68 kilos debes consumir 1 500 calorías al día). Se creía que un adulto promedio medianamente activo necesitaba entre 2 000 y 2 500 calorías diarias.
  Pero algunos reportes con respecto a estilos de vida radicalmente sedentarios reducen estas cifras de manera drástica. Lo que solía ser considerado una dieta de ayuno, en el rango de las 1 200 y 1 500 calorías, puede ser el requerimiento normal para quienes pasan horas al día trabajando frente a la computadora o jugando videojuegos.
- *Las calorías baratas no son iguales a las calorías nutritivas.*
  Estados Unidos es adicto a las calorías vacías que, coincidentemente, son las más baratas. El azúcar en forma de jarabe de

maíz y diversas grasas como el aceite de maíz, que son muy baratas para usarse en alimentos procesados, tienen también propiedades inflamatorias. La curva calórica se eleva en la comida chatarra, procesada y rápida, mientras que la curva nutricional —fibra, vitaminas y minerales— se reduce.

- *Los alimentos enteros son lo natural.*
El debate sobre la dieta estadounidense poco saludable ha finalizado en lo que le concierne a la ciencia, pero todavía falta que la gente se entere. El punto básico —no importa qué comida escojas— es que el tracto intestinal de los humanos, incluyendo la participación de su respectivo microbioma, se adapta a más alimentos que los de cualquier otra criatura: somos el omnívoro por excelencia. Esta increíble habilidad adaptativa evolucionó a lo largo de decenas de miles de años totalmente basada en alimentos integrales.

  El auge en el consumo de azúcar, sal y grasas que tuvo lugar en Estados Unidos a partir de la Segunda Guerra Mundial sucedió demasiado rápido para que nuestro cuerpo pudiera evolucionar y adaptarse. El impacto de la nueva dieta permanece con nosotros y el daño resultante tiende a retar y sobrepasar nuestra capacidad de adaptación. Los desequilibrios hormonales, la obesidad, la diabetes tipo 2, la resistencia a la insulina, la producción excesiva de insulina (hiperinsulinemia), y las crecientes alergias alimenticias, incluyendo lo que se sospecha que es una alergia al gluten, fueron alguna vez raras y hoy se han vuelto endémicas a la sociedad occidental moderna. Ignorar los caminos de la naturaleza nos ha costado caro.

- *Los alimentos enteros no producen adicción.*
Es claro que resulta más caro comprar alimentos orgánicos y enteros, pero producen más satisfacción y no generan adicción

a diferencia de la comida rápida, chatarra o procesada. La adicción se genera al habituarnos a los malos alimentos o al desarrollar antojos constantes por grandes cantidades de azúcar y sal, junto con los sabores que promueven los antojos: dulce, ácido y salado. Cada "cajita feliz", o cualquiera que sea su nombre, se inclina de manera marcada por uno de estos tres sabores.

Cuando consumes alimentos enteros y orgánicos, el dinero que gastas en refrescos, botanas, helado o chocolate se reduce, lo que ayuda a equilibrar el presupuesto. Estos alimentos pueden encontrarse entre los más caros por caloría, en especial si prefieres chocolates y helados de lujo.

Una dieta basada en alimentos enteros se encarga de un rango amplio de asuntos inflamatorios, ¿pero qué hay sobre los alimentos específicos? La comida antiinflamatoria ha sobresalido gracias a la preferencia del público y la investigación. Si estás interesado en conocer una lista de alimentos específicos antiinflamatorios, los siguientes se incluyen para reforzar tu conocimiento, pero no como los únicos alimentos "correctos" que deben incluirse en tu dieta.

*Alimentos que luchan contra la inflamación*
- Pescado graso de agua fría (salmón, atún, sardinas, arenque)
- Moras
- Nueces de árbol (nuez de Castilla, almendra, avellana, excepto cacahuates)
- Semillas
- Granos enteros
- Hortalizas verdes
- Soya (incluyendo leche de soya y tofu)
- Tempeh

- Proteínas provenientes de los hongos (champiñones y otros)
- Lácteos bajos en grasa
- Chiles (pimientos dulces y otros chiles: la cantidad de picante no es un indicador de los efectos antiinflamatorios en el cuerpo)
- Jitomates
- Tubérculos
- Cereza ácida
- Jengibre y cúrcuma
- Ajo
- Aceite de oliva

En sus publicaciones en línea, la Escuela de Medicina de Harvard añade algunos otros artículos a la lista:

- Cacao o chocolate oscuro
- Albahaca y muchas otras hierbas aromáticas
- Pimienta negra

Otros listados incluyen lo siguiente:

- Vegetales crucíferos (calabaza, col china, brócoli, coliflor)
- Aguacate
- Salsa picante
- Curry
- Zanahoria
- Pechuga de pavo orgánica (como sustituto de las carnes rojas)
- Nabo
- Calabacita
- Pepino

Dejando a un lado los efectos antiinflamatorios, éstos son alimentos sanos y enteros, y convertirlos en el centro de tu dieta sólo puede ser benéfico. Sin embargo, la ciencia discute aún si todos estos alimentos tienen algún efecto antiinflamatorio, y si es así, en qué consiste ese efecto y su probable relación con el microbioma. A pesar de ello, el hecho de que tu genoma y tu microbioma responden a las experiencias cotidianas indica con claridad que lo que comes tiene consecuencias en todo el sistema.

## La conexión con el café

Muchos estudios han validado los efectos benéficos del café en la salud, y a menudo su mecanismo se desconoce. Un estudio realizado en 2015 en más de 200 000 sujetos cuya salud fue monitoreada durante 30 años, determinó que el riesgo de mortalidad entre aquellos que bebían de una a cinco tazas de café al día era 15% menor. Hemos usado esto como nuestra guía, pero beber la cantidad máxima (cuatro tazas o más al día) parece incrementar los beneficios. Hay una disminución en el riesgo de padecer diabetes tipo 2 (quizá relacionado con la habilidad del café de reducir los niveles de azúcar), ataques al corazón e infartos (tal vez relacionado con un efecto antiinflamatorio), cáncer de hígado (causa desconocida), suicidio (causa desconocida) y desórdenes tan diversos como piedras en el riñón y Parkinson.

Debido a que la relación más probable con una vida longeva es la reducción de la inflamación, hemos elegido ésta como la mejor razón para beber café. Además al parecer no importa si el café es descafeinado o no. Debido a que los bebedores de café son proclives a fumar, es importante apuntar que una mayor longevidad aplica sólo si se remueve el tabaco de la ecuación. (También el té, sobre todo el verde, parece tener muchos beneficios para la salud, seguro relacionados con su capacidad antiinflamatoria, pero hay muchos menos estudios al respecto en comparación con el café.) Más que considerar el café como un elixir mágico, añádelo a la lista de alimentos benéficos, mientras mantienes en mente una visión más general.

## Prebióticos

A la par con el creciente número de investigaciones sobre microbiomas, hay un interés sin precedentes en los alimentos que mantienen saludable al microbioma. Quizá has escuchado de los *probióticos*, que son alimentos o suplementos que añaden microbios benéficos al tracto intestinal. Por otro lado, los *prebióticos* son alimentos o suplementos que contienen fibra vegetal que nutre a los microbios que ya existen dentro de tu sistema digestivo.

Como regla general, y manteniéndonos a la vanguardia de las mejores investigaciones, debes enfocarte primero en los prebióticos para evitar que el microbioma libere endotoxinas que disparan la respuesta inflamatoria. Añadir nuevas bacterias a la mezcla no ayudará si tu dieta es baja en fibra, como suele ser la típica dieta estadounidense. La recomendación del gobierno para la ingesta de fibra es de 24 gramos de fibra soluble como insoluble, lo cual es alrededor del doble de lo que contiene la típica dieta estadounidense. No es necesario que te pongas a contar los gramos de fibra, aunque ahora ya se encuentran enlistados en los valores nutricionales de las etiquetas de la comida procesada.

Una vez que consumes comidas enteras, sobre todo frutas y vegetales, tu ingesta de fibra será saludable. La fibra soluble más básica es la celulosa, el bagazo que no se digiere de todos los alimentos vegetales. Pero la celulosa es lo que les permite prosperar a los microbios de tu sistema digestivo. La fibra ha sido vendida por décadas como un alimento que previene las enfermedades cardiacas, retrocediendo hasta los hallazgos iniciales de las tribus africanas que consumían cantidades enormes de fibra y presentaban un índice muy bajo de afecciones cardiacas. Pero esta panacea pronto se diluyó, porque otros factores preventivos entraron a la jugada, como el ejercicio abundante y los niveles bajos de estrés propios de una vida indígena tribal comparados con el estilo de vida de las culturas de Occidente. Lo que hace que la fibra continúe siendo tan atractiva es su amplio espectro de beneficios. No sólo combate la inflamación, sino que amortigua la digestión de azúcares (benéfico en algunos tipos de diabetes tipo 2); te hace sentir satisfecho (lo cual ayuda a no comer de más); y preserva la salud de la capa que recubre el tracto intestinal (lo cual puede ser un factor crucial en algunos cánceres de colon o recto, por ejemplo).

Ingerir fibras solubles e insolubles variadas es una buena idea, y es preciso seleccionarlas de fuentes fáciles de conseguir.

## Fibra soluble

- Frijoles y chícharos.
- Granos enteros, incluyendo avena, pan integral de trigo y panes multigrano.
- Todas las frutas, pero en especial aquellas con más fibra soluble que insoluble, chabacano, toronja, mango y naranjas.
- Todos los vegetales, especialmente los crucíferos, ya que poseen un alto contenido en fibra soluble: calabaza, coles de Bruselas, brócoli, col china, etcétera.
- Semillas de linaza.
- Psilio o psyllium, un extracto vegetal que es la base de la mayoría de los suplementos comerciales de fibra y también el único suplemento conocido que reduce los niveles de colesterol LDL o "malo".

## Fibra insoluble

- Salvado de avena, a menudo tomado como suplemento.
- Cereales para el desayuno a base de salvado.
- Cereales para el desayuno a base de trigo quebrado.
- Nueces y semillas.
- Frijoles y lentejas.
- Frutas y vegetales en general.

## Probióticos

Los *alimentos probióticos* contienen bacterias vivas. El yogurt activo es el probiótico más popular anunciado en la televisión y vendido en los supermercados, pero existen también los pepinillos, el sauerkraut, el kimchi (platillo tradicional coreano de calabaza fermentada), el kéfir (leche fermentada de sabor similar al yogurt). Incluir alguno de estos alimentos durante las comidas ayuda a tu microbioma, ya que introduce bacterias benéficas que colonizarán las paredes intestinales y ayudarán a reducir o expulsar las bacterias dañinas. Debido a la complejidad del microbioma y las enormes diferencias que hay de una persona a otra, no hay una predicción completamente confiable en los efectos de los alimentos probióticos. Lo mejor es probarlos —todos son inofensivos— y observar los resultados.

Los *suplementos probióticos* son un negocio en auge y que se pronostica crecerá a futuro. Las tiendas de suplementos alimenticios ofrecen una enorme variedad de productos, algunos en forma de pastillas para tomarse con el estómago lleno, otros como perecederos que deben ser refrigerados. No hay un consejo médico experto respecto a los mejores suplementos probióticos, por el simple hecho que el microbioma es demasiado complejo para comprenderlo al día de hoy. Debe considerarse, además, que un suplemento confiable contiene mil millones de bacterias que se incorporarán en una ecología de 100 trillones de microbios. Superado en número de 100 000 a 1, el suplemento puede tener un impacto insignificante. Desde una perspectiva optimista, cualquier oportunidad de elevar el microbioma a un estado de equilibrio natural merece el esfuerzo. Un suplemento no puede sustituir de manera significativa la obtención de probióticos a través del alimento, sin embargo es una opción sencilla.

Como nota al margen, puedes aumentar el efecto antiinflamatorio añadiendo una aspirina para bebés o media aspirina para adultos a tu rutina diaria. La aspirina ha probado reducir el riesgo de ataques cardiacos y algunos tipos de cáncer, como el de colon o recto, el melanoma, el ovárico y el de páncreas. A la fecha, sin embargo, la evidencia más fuerte se limita al cáncer de colon y recto, ya que otros resultados han sido azarosos, según la Escuela de Medicina de Harvard. (Asegúrate de consultar con tu médico antes de combinar aspirina con otras medicinas, particularmente aquellas que tienen propiedades antiinflamatorias o que adelgazan la sangre.)

## El enfoque de "Qué deshacer"

Las opciones que hemos enlistado no sorprenderán a aquellos que han puesto atención a lo largo de los años a las advertencias sobre la falta de equilibrio de la típica dieta estadounidense. Si puedes empezar a eliminar el exceso de sal, azúcar y grasa en tu dieta, ésa es la mejor manera de complementar los alimentos enteros y orgánicos que vas añadiendo. Pero hay algunos puntos que considerar:

- *Empieza el cambio tan pronto como puedas*
  Los antojos pueden empeorar entre más persistan. Los niños que empiezan la vida con una dieta alta en azúcar y sal se adaptan a

ella como su dieta normal. Tal vez ya no seas joven, pero como padre debes dar un buen ejemplo para toda la familia.

- *No dejes que la edad te alcance*

  En general, la gente descuida su dieta al envejecer. Opta por alimentos fáciles de preparar o precocidos, aunque no son necesariamente malos porque ahora la sección de alimentos congelados incluye muchas opciones saludables bajas en sodio y grasa en comparación con los que había hace una década. Existe también una tendencia de los adultos mayores a preferir una dieta reducida y conformada tan sólo por un puñado de alimentos. A esa edad, esto es muy poco saludable.

  El tracto intestinal se vuelve menos eficiente con la edad, lo cual significa, entre otras cosas, que no asimilamos las vitaminas y los minerales con la misma eficiencia que cuando éramos jóvenes. En algunos estudios, los efectos de la demencia y la pérdida de memoria han sido revertidos de forma dramática al reincorporar a la dieta minerales esenciales, como magnesio y zinc. Incluso los médicos rara vez consideran las deficiencias de minerales, pero si eres mayor es buen consejo tomar un multivitamínico que satisfaga los requerimientos diarios de minerales. Una opción todavía mejor es continuar con una dieta basada en alimentos naturales y enteros.

  Al mismo tiempo, cuando envejecemos, disminuye la función de los riñones y puede haber una deficiencia de vitaminas solubles en agua (vitamina C y complejo B), pues son pasadas directo a la orina. Es de gran ayuda tomar suplementos de estas vitaminas, sobre todo si tu dieta no se ha librado de todo lo que es necesario deshacerse.

- *Considera prescindir del alcohol*

  El alcohol tiene un lugar fijo en la cultura y la sociedad estadounidenses, y la mayoría de las personas lo usa de una u otra forma. Se ha escuchado mucho sobre los beneficios del alcohol para prevenir enfermedades cardiacas, siempre y cuando la ingesta se limite a una porción al día: por lo regular una copa de vino en la cena. Los estudios sugieren que los beneficios del vino tinto en la dieta francesa no son únicos: es el alcohol el que es benéfico.

El sitio de internet de la Escuela de Medicina de Harvard establece que el consumo moderado de alcohol es antiinflamatorio, lo cual parecería contraintuitivo. Las narices rojas de los grandes bebedores son una señal de inflamación y de daño hepático. Los beneficios del alcohol se diluyen y convierten en inflamación como resultado del consumo excesivo.

Para mucha gente, un trago puede llevar a dos o tres. Además, un porcentaje de bebedores se convertirá en alcohólico; incluso, a medida que la gente envejece, la soledad, el aburrimiento y el sedentarismo pueden incrementar el consumo de alcohol. Así que, de una manera general, hay demasiados peligros en relación con el alcohol cuando los analizas de verdad. Estaríamos más contentos si el alcohol se redujera al mínimo indispensable (una copa de vino cuando sales a comer a un restaurante).

- *Mantén la frescura*

Una de las razones por las que los antioxidantes se han vuelto tan populares es porque atrapan el oxígeno que deambula por el torrente sanguíneo conocido como radicales libres: en otras palabras, los átomos de oxígeno que rápido se enlazan con otros químicos. Por ejemplo, la reacción química es totalmente necesaria en la respuesta de sanación de las heridas, así que es demasiado simplista afirmar que los radicales libres son "malos". Sin embargo, una manera sencilla de darle la vuelta a todo el asunto es ingerir alimentos frescos y descartar los aceites de cocina pasados o rancios, las sobras de más de un día, la comida congelada que se quemó con el hielo y lo que se le parezca. La rancidez está asociada con la oxidación y es una fuente de microorganismos que tiene un efecto inflamatorio potencial. En cualquier caso, la comida rancia no es algo que quieras ingerir. Debido a que el aceite extra virgen de oliva prensado en frío es especialmente bueno como antiinflamatorio, pero también uno de los que más rápido se arrancian al exponerse al aire, es mejor almacenar la botella en el refrigerador y mantener a temperatura ambiente sólo la cantidad de aceite que usarás por dos o tres días.

Así como no es suficiente enfocarse por completo en una lista de alimentos antiinflamatorios, no te obsesiones con la comida que es mala o poco saludable. Queremos que uses tu sentido común cuando leas la siguiente lista de alimentos que han sido etiquetados por sus propiedades inflamatorias.

*Alimentos que limitar o evitar*
- Carne roja
- Grasas saturadas o trans (grasas animales y vegetales hidrogenadas encontradas en muchos alimentos procesados)
- Pan blanco
- Arroz blanco
- Papas fritas
- Refrescos azucarados

A esta lista, otras fuentes confiables añaden lo siguiente:

- Azúcar blanca y jarabe de maíz (a menudo escondidos en alimentos procesados que no son evidentemente dulces)

- Ácidos grasos omega-6
- Glutamato monosódico (GMS)
- Gluten (consulta la página 125)

Sentimos que una dieta antiinflamatoria debe ser mejor que una inflamatoria, porque los alimentos que han probado ser riesgosos —comida chatarra, rápida y alimentos grasosos y azucarados— también conducen a la inflamación. La relación entre la inflamación y las enfermedades crónicas es demasiado evidente como para ignorarla, y prestar atención trae muchos beneficios.

*Comentario acerca de los ácidos grasos omega-3 y omega-6:* Durante décadas la gente ha sido condicionada a considerar el colesterol como una grasa "mala", incluso cuando se encuentra bioquímicamente en cada célula y es necesario para el desarrollo celular. Lo mismo ha pasado, a la inversa, con el ácido graso omega-3. Estamos de acuerdo con la recomendación general de que los peces de agua fría, con alto contenido en omega-3, como el salmón y el atún, son benéficos. Pero la historia es un poco más complicada.

Hay otro grupo de ácidos grasos conocido como omega-6. Ambos, los omega-3 y omega-6, son necesarios en la dieta; nuestro cuerpo no los produce. Sin embargo, sucede que los omega-6 ingeridos en exceso están estrechamente relacionados con la inflamación. Y debido a que ambos grupos se encuentran juntos, el efecto dañino de los omega-6 puede revertir los beneficios de los omega-3. En breve, estos dos deben mantenerse en equilibrio. Todas las dietas occidentales son muy altas en omega-6 debido al uso masivo de aceites de cocina poliinsaturados. Y sin embargo, estos aceites, fabricados a partir de fuentes vegetales —maíz, soya, girasol, etc.— alguna vez fueron considerados los más saludables, pues aseguraban reducir el riesgo de ataques al corazón.

Hoy en día la evidencia ha virado hacia otra dirección. Estudios en grupos indígenas (que utilizan pocos aceites vegetales procesados y no consumen alimentos procesados y empacados) indican que el radio de omega-6 y omega-3 en su dieta es 4:1. En contraste, las dietas occidentales son de 15 a 40 veces más altas en omega-6, con un radio entre omega-6 y omega-3 de 16:1. En estos niveles tan altos, los ácidos grasos omega-6 bloquean los beneficios de los omega-3. Los estudios genéticos al respecto no son sencillos de realizar, pero se ha especulado que evolucionamos en sociedades de cazadores-recolectores para consumir una dieta reducida en omega-6, con un radio de omega-6 a omega-3 más cercana al 2:1. De acuerdo con algunos expertos, en el cuerpo parece lo ideal acercarse al radio 1:1.

Entre los alimentos altos en omega-6, los aceites de cocina están en primer lugar, pero hay otros.

*Fuentes principales de ácidos grasos omega-6*
- Aceites vegetales procesados —los más altos son de girasol, maíz, soya y semilla de algodón—.
- Alimentos procesados que contienen aceite de soya.
- Carne roja de ganado alimentado con granos.
- Pollo y puerco criados "industrialmente".
- Huevos que no sean de gallinas libres de jaula.
- Cortes grasos de carne producida de manera convencional.

Por desgracia, los aceites poliinsaturados, que son una importante parte de la prevención básica de las enfermedades, tienen una seria desventaja en términos de inflamación. El único aceite vegetal que es bajo en omega-6 y alto en omega-3 es el aceite de linaza. El cártamo, el aceite de canola y el de oliva no son particularmente altos en omega-3 pero son los más bajos en omega-6, dentro de los aceites que se comercializan de forma común, siendo el de oliva el mejor.

Para añadir a la confusión, las grasas saturadas "malas" como la manteca, la mantequilla, el aceite de palma y el de coco, son bajos en omega-6. Ésta es una de las razones por las que la prevención básica ha empezado a recomendar un balance entre las grasas saturadas y las poliinsaturadas. Pero parece que la culpa real no es tanto de los alimentos que ingerimos en su estado natural, sino de la comida procesada. El aceite de soya es barato y fácil de conseguir, lo cual ha permitido que se use en cientos de alimentos empacados. La carne de reses alimentadas con grano, para alcanzar el máximo volumen en el menor tiempo, es mucho más alta en omega-6 que la carne de reses alimentadas con pastura (esto sin mencionar el uso generalizado de antibióticos y hormonas en la industria de la carne y los lácteos). El puerco y el pollo alimentados con grano y criados "industrialmente" son también altos en omega-6, al igual que los huevos producidos de este modo.

Si vas a comer carne, te recomendamos buscar una que provenga de un animal de libre pastoreo, de igual modo que si consumes pollo y sus huevos. La etiqueta "libre pastoreo" no siempre es confiable, ya que las aves pueden recibir de todas maneras algo de alimento convencional. Por supuesto, esto no es una opción fácil o viable. La carne de res y de pollo alimentados con libre pastoreo puede ser cara y a veces sólo se encuentra en tiendas especializadas. Así que haz lo que esté a tu alcance. En conclusión, equilibrar los ácidos grasos en tu dieta requiere algunos pasos muy sencillos, ya que estás consciente del tema. No te obsesiones con este aspecto de tu dieta: todo en la lista es compatible con los alimentos enteros que debes incorporar poco a poco.

*Cómo equilibrar los ácidos grasos*

- Cocina con aceite de cártamo y oliva; el aceite de canola no es bueno pero es aceptable.
- Come nueces de árbol sin sal o bajas en sodio, incluyendo nuez, nuez de Castilla, almendras y nuez de Brasil. Limita las cantidades de nuez de la India, macadamia y cacahuate.
- Come semillas, incluyendo chía sin sal, semillas de girasol, de calabaza, de cáñamo y de linaza.
- Come pescado graso —no más de 170 gramos por semana—, así como productos elaborados a base de proteína de hongos. Si eres vegetariano, come más nueces que sean bajas en grasa como nueces y almendras, además de semillas.
- Evita los alimentos empacados que tienen aceite de soya como uno de los primeros ingredientes enlistados.
- No cocines con aceite de soya, girasol o maíz.
- Reduce o elimina el uso de carne de res, puerco y pollo que hayan sido criados de manera convencional.
- Con cualquier tipo de carne, compra cortes magros y retira la grasa de otro tipo de cortes.

La interacción de los alimentos con el cuerpo-mente es a la vez fascinante y compleja. Quisimos ofrecerte un poco de información a profundidad, pero cuando se trata de aplicar esto en la vida práctica avanza a tu propio ritmo y recuerda que transformar tu dieta es un maratón y no una carrera de velocidad. Lo importante no son las decisiones que tomas, sino aquellas con las que permaneces a lo largo del tiempo.

Por ello nuestro plan de acción para cambios en la dieta incluye algunos de los pasos más sencillos y directos para sanar todo el sistema. Todos deberíamos darle prioridad. Si la tendencia continúa, se dará mucha más atención a los microbiomas y su conexión con la inflamación. La dieta no es el único factor, lo cual no resulta una sorpresa desde nuestro enfoque. Para realmente lograr más para sanarte y equilibrar tu microbioma debes pensar en términos cuerpo-mente como un todo. A continuación te presentamos una útil lista que reúne la mejor información a la fecha sobre estilo de vida y microbioma. Este estilo de vida incluye todas las opciones abordadas en el plan de acción del día de hoy, pero también contiene algunos pasos para ir un poco más allá.

*El estilo de vida óptimo para un microbioma intestinal saludable*
- Comer menos grasa y carbohidratos refinados.
- Añadir suficientes prebióticos de los que se alimentan las bacterias: fibra de frutas y verduras frescas y granos.
- Evitar alimentos procesados químicamente.
- Eliminar el consumo de alcohol.
- Tomar suplementos probióticos.
- Consumir alimentos probióticos como yogurt, sauerkraut y pepinillos.
- Reducir el consumo de alimentos con efectos inflamatorios.
- Enfocarse en alimentos con efectos antiinflamatorios, como el jugo de naranja recién exprimido.
- Manejar el estrés de manera eficaz.
- Poner atención a emociones "inflamadas" como la ira y la hostilidad.
- Revisar las causas médicas de la inflamación como el estrés y las infecciones vaginales de candidiasis.
- Controlar el peso.

Como puedes ver, mantenerte completamente libre de inflamación es lo mismo que llevar un estilo de vida sano y encaminado a la sanación. Por ello nos hemos enfocado hoy en la dieta como la mejor manera de lidiar con el problema. En otros aspectos de tu vida, como perder peso o manejar el estrés, la inflamación no necesita ser considerada de manera particular. Estas medidas se toman para el bienestar general del sistema como un todo.

# MARTES

## DISMINUCIÓN DEL ESTRÉS

### Las recomendaciones de hoy, elige sólo una

QUÉ HACER

Medita.

Asiste a una clase de yoga.

Practica la respiración consciente.

Programa un tiempo de tranquilidad y silencio.

Practica el equilibrio interno.

Reconoce las etapas del estrés (consulta la página 81).

QUÉ DESHACER

Deja de echarle leña al fuego a una situación estresante.

Evita pasar por alto los eventos que te generan estrés.

Aléjate del estrés tan pronto como puedas.

Resuelve el estrés que se repite.

Examina el problema con el que has estado lidiando sólo por frustración.

## Convierte los hábitos irregulares en tu rutina

A diferencia de la inflamación crónica, que a menudo acecha debajo de la superficie sin ser detectada, el estrés es un enemigo que se esconde a plena vista. En un día normal, una persona promedio se enfrenta una y otra vez a las mismas fuentes de estrés: ruido o prisa excesivos; exigencias de la casa y el trabajo que se traslapan; saturación de estímulos por todos lados; frustración al manejar en el tráfico; muy poco tiempo durante el día para lograr todo lo que se necesita hacer. Lo que estas fuentes de estrés tienen en común es la presión, y todos sabemos lo que se siente estar presionado. Si las fuentes externas de estrés fueran el problema verdadero, resolverlo no sería más difícil que sacudir una piedrita del zapato: al sentir la incomodidad, lidias con ella lo más pronto que puedes.

Pero para nosotros el estrés es mucho más complicado que eso. El hecho de que todos tenemos que lidiar con tanto estrés es testimonio de lo mal que lo manejamos. El día de hoy queremos que des un giro significativo y empieces a reducir de manera importante el estrés en tu vida. Puedes ser bueno soportando el estrés cotidiano, pero aunque sea con incrementos mínimos tus células están siendo afectadas de manera adversa. En la página 81 enlistamos las tres etapas en las que el estrés afecta a las personas, primero psicológica y mentalmente, luego en su comportamiento y, por último, como daño físico. Esperar hasta la tercera etapa, cuando los síntomas de hipertensión y problemas digestivos aparecen, es no querer ver lo obvio. Para entonces el estrés ha ganado la batalla hace mucho.

## Cuando el estrés gana la batalla

Si la gente se queja del estrés todo el tiempo, escucha una y otra vez sobre sus efectos dañinos y aun así no hace nada al respecto, ¿qué ha salido mal? Las opciones que hemos enlistado para el día de hoy no son nuevas ni sorprendentes. La meditación y el yoga son ahora tan familiares que optar por ellas debería ser mucho más común. Programar momentos de tranquilidad y silencio en el día debería ser parte de la rutina. Aprender a mantenerse centrado en una situación de estrés debería ser un mecanismo aprendido desde la infancia.

El paso más importante para reducir el estrés es un cambio de actitud. De otro modo, tu habilidad para lidiar con la presión del día a día permanecerá estancada donde está ahora, una manera medianamente efectiva para sobrellevar el estrés sin que obtengas resultados reales. De alguna forma, esto se parece mucho a las dietas radicales. Como mencionamos antes, y tal como la mayoría de la gente lo sabe, las dietas radicales y temporales no funcionan. El número de personas que se somete a estas dietas y tiene éxito al mantenerse durante dos años sin esos 2 kilos y medio que bajó, es menos de 2%. Pero frente a estos datos desalentadores, los estadounidenses hacen dietas todo el tiempo y los promotores de cada nueva dieta milagrosa ganan fortunas. En otras palabras, la gente continúa haciendo lo que nunca ha funcionado: y lo mismo sucede con el estrés.

Así que para que empieces a cambiar tu actitud hacia el estrés, aquí tienes una lista de cosas que nunca han funcionado:

*Por qué el estrés continúa ganando*

RESPUESTAS INEFICACES FRENTE A LAS FUENTES COTIDIANAS DE ESTRÉS:

- Consideramos normal estar un poco estresados.
- Nos sentimos vulnerables frente a fuerzas externas.

- Las señales de aflicción son ignoradas (irritabilidad, fatiga, desánimo).
- Nuestras herramientas son limitadas (consulta la página 74).
- Pensamos que soportar el estrés es inofensivo.
- Negamos o no nos damos cuenta del estrés que sentimos.
- Hemos escuchado que es posible usar el estrés para lograr cosas.

Estas creencias y acciones son contraproducentes, pero cada una contiene un grano de verdad. Si vives en una ciudad ruidosa o trabajas en un edificio en construcción, el escándalo alrededor está más allá de tu control. Soportar el estrés no es inofensivo, pero si estás atorado en el tráfico o tienes un bebé recién nacido en casa, no hay mucho que puedas hacer al respecto. Nadie funciona mejor bajo estrés: no al nivel celular. Pero algunas personas ambiciosas y exitosas afirman que deben su éxito gracias a su apetito por situaciones de gran estrés, en las cuales demostraron su talento y capacidad. Este grano de verdad es una pantalla que cubre la realidad que la gente no desea afrontar: el estrés es la epidemia de la vida moderna.

Ilustremos este punto para entenderlo a profundidad. Primero, un día típico para A, un joven esposo y padre avanzando en su carrera. A se levanta un poco tarde y se apresura para alistarse e ir al trabajo. Escucha a los niños peleando en el cuarto de al lado y les grita para que paren. Al salir, besa a su esposa y ella le dice que va demasiado aprisa y que desayune algo. El tráfico es terrible, así que no está del mejor humor al llegar a la oficina, donde su jefe lo espera mirando el reloj y le recuerda que se acerca una importante fecha de entrega.

Después de una reunión en la que todos en el equipo son presionados para obtener resultados, A se desacelera un poco y hace una pausa para tomar café y comer una dona. Con algo de culpa, se relaja con un poco de alcohol a la hora del almuerzo, y se siente menos tenso al regresar a la oficina por la tarde. La vuelta a casa no es tan mala, y A se siente bastante bien cuando llega a su hogar. Se instala en la rutina familiar, pasando algunos minutos con sus hijos y varias horas conectado a internet. Su esposa ha aprendido a tolerar esto. A se enoja cuando entra a un sitio provocativo: malditos políticos. Antes de ir a la cama hace un par de pendientes del trabajo. A y su esposa todavía tienen una vida sexual activa, pero el día de hoy están demasiado cansados. Siempre contarán con el fin de semana.

De ninguna manera esto es una parodia de cómo millones de personas viven su semana. Cada evento es un punto de estrés, pero para los estándares sociales, A está viviendo una buena vida, haciendo lo que se debe para tenerla. Una generación atrás, cuando el estrés era un tema nuevo, el día típico de alguien podía incluir fumar sin parar, ingerir considerablemente más alcohol y mucha más carga de trabajo para las mujeres en el hogar. La medicina sabe de los efectos negativos del estrés en toda la gama de posibilidades hasta el nivel epigenético, donde las experiencias negativas dejan marcas que alteran la actividad genética. Y, sin embargo, este conocimiento no se ha traducido en cómo vivimos. El día de hoy queremos adentrarnos en un acercamiento consciente para reducir el estrés cotidiano de tu vida.

## El enfoque de "Qué hacer"

Todas las opciones recomendadas relacionadas con el estrés se enfocan en desvincularte de la hiperactividad simpática a la cual le dedicamos un capítulo anterior. Lo opuesto al estrés es la relajación. Las prácticas como la meditación y el yoga van más allá de la simple relajación física, e incluso más allá de encontrar la paz mental y la quietud. Pero relajarse es sólo el comienzo, porque sin esto el cuerpo-mente está lidiando con las perturbaciones del estrés, y esta preocupación obstaculiza la habilidad de vivir experiencias más sutiles. Los dos autores de este libro recomendamos con firmeza las tradiciones de la sabiduría oriental cuyo fundamento es una conciencia superior. Apoyamos la sanación superior que deriva de la conciencia superior. Pero primero lo primero: la gente necesita regresar a un estado de relajación básico que abarque su cuerpo-mente.

*Meditación.* Es la práctica por excelencia para la reducción del estrés que podríamos incluir todos los días de la semana debido a sus beneficios holísticos. Hasta ahora, a lo largo del libro hemos estado abiertos al tipo de meditación que prefieras. Las meditaciones conscientes son populares; la meditación con la respiración no requiere esfuerzo; la meditación con el corazón es atractiva para muchos que se inclinan por la devoción. Hay un sinnúmero de libros y sitios de internet que permiten explorar este tema.

También hay muchos estudios que comparan las distintas meditaciones para probar con eficiencia cuál es "mejor". No se puede utilizar la palabra *mejor* en este caso. El estilo de meditación con el que te sientas cómodo y el cual se convertirá en tu práctica de por vida es, por definición, el mejor. La gente abandona su práctica de meditación cuando ya no percibe los beneficios; continúa con la práctica si percibe un crecimiento personal continuo. Y nada de esto puede predecirse. (A veces se abandona la meditación sólo porque la vida va bien, lo cual es considerado como señal de que la meditación ya hizo su trabajo.) En términos de los beneficios demostrados, nuestra preferencia se inclina por la meditación con mantra debido a sus raíces ancestrales en India, donde literalmente cientos de mantras tienen efectos específicos: el efecto máximo es la iluminación, o la conciencia plena ininterrumpida por eventos externos.

Una técnica sencilla de mantra que no tiene connotaciones religiosas es de esta forma:

- Siéntate en una habitación tranquila y bien iluminada. Cierra los ojos por un minuto o dos. Si te da sueño, acuéstate y toma una siesta en lugar de empezar con la meditación.
- Cuando te sientas centrado y tu respiración esté relajada y sea regular, pronuncia en silencio el mantra *So hum*.
- Repite el mantra durante cinco a 20 minutos, dependiendo de tu circunstancia particular y de lo mucho que disfrutes la meditación.
- No repitas el mantra de forma mecánica: no se trata de un canto silencioso. En cambio, di *So hum* cuando te venga a la mente. Puede haber intervalos tan cortos como algunos segundos o tan largos como varios minutos. La meditación con mantras calma la mente sin detener el proceso de pensamiento, sino permitiendo que la mente se acomode en un estado tranquilo por naturaleza. No hay que forzar nada y nada es mecánico. No hay magia involucrada. La repetición tranquiliza la mente a través de su inclinación natural por permanecer tranquila y calma.
- No importa si surgen pensamientos intrusivos: siempre los habrá. Los pensamientos son una parte natural de la meditación. Tan sólo regresa al mantra. No hay un número mínimo de veces que debas repetir el mantra. Si lo dices una sola vez y luego te adormeces, está bien. Fue una buena meditación y necesitabas descansar. Si dices el mantra una vez y entras en meditación profunda, también está bien. Y todas las opciones intermedias también están bien.
- Al liberar el estrés, la meditación permite que el cuerpo-mente se vuelva a equilibrar. En el transcurso de esta liberación de es-

trés, cualquier sensación o pensamiento puede aparecer. Esto es normal. Si una sensación física es tan fuerte que no puedes pensar en el mantra, entonces dirige tu atención a esta parte de tu cuerpo. Permite que tu conciencia se enfoque en esa sensación sin quererla cambiar. Después de un momento, esta sensación se desvanecerá. Si la molestia no desaparece, recuéstate hasta que lo haga. (El dolor persistente requiere de una consulta médica.) No te detengas en los pensamientos negativos: llegarán y se irán. Éste es un aspecto natural de la meditación. Sin embargo, si los pensamientos negativos te abruman, abre los ojos y respira de forma regular hasta que estos pensamientos cedan. Una vez que hayan disminuido vuelve a la meditación.

- Al terminar según lo programado, relájate y disfruta de tu estado meditativo, con los ojos cerrados y respirando con normalidad. Para asimilar este estado relajado de forma más completa, recuéstate durante cinco minutos. No te apresures para regresar a tu actividad normal; desacelera tu rutina diaria si las circunstancias lo permiten.

- Qué tanto medites depende de ti. Dos veces al día, por la mañana y por la tarde, es deseable una vez que decidas hacer de la meditación una parte permanente de tu estilo de vida. Como apoyo a su práctica, mucha gente se une a grupos de meditación o participa en retiros. Esto es, por supuesto, una decisión personal, pero un beneficio del apoyo grupal es que es menos probable que abandones la práctica.

*Respiración consciente*. Hoy en día esta técnica es utilizada para contrarrestar el estrés. Mencionamos antes su conexión con ser consciente en la oficina (consulta la página 41). Para que no tengas que buscar entre las páginas, repetimos las instrucciones aquí:

- Si es posible encuentra una habitación tranquila y de luz suave donde puedas estar a solas, aunque esto no es indispensable.
- Cierra los ojos y céntrate en ti mismo.
- Respira de manera profunda y relajada, contando hasta cuatro con cada inhalación y hasta seis con cada exhalación. Si esto se torna difícil o empiezas a jadear, no te fuerces. Respira hasta que se normalice tu ritmo y luego regresa a la respiración consciente.
- Continúa por un mínimo de 10 respiraciones. Si sientes la necesidad de más, sigue con la respiración consciente durante cinco a 10 minutos.

## El enfoque de "Qué deshacer"

El día de hoy las opciones de "qué deshacer" se tratan de alejarte de las situaciones estresantes, aun cuando estás tentado a permanecer en ellas. Con frecuencia son cuestiones menores que provocan tensión momentánea. Pero incluso éstas pueden causar reacciones de estrés que no necesitas. La clave es poner atención a tus sentimientos y a las sensaciones que experimente tu cuerpo. Pon atención en lo que sientes en el transcurso del día, y pregúntate si sientes tensión, incomodidad o presión. Este sentimiento puede ser físico o mental: en lo referente al estrés, da igual. Tu meta el día de hoy es separarte de la situación negativa, encontrar un momento para estar solo y recuperar un estado relajado y centrado.

Cuando el estrés es más que incidental, se necesitan otras cosas. Debemos tomar en serio el hecho de que el estrés está conquistando muchas vidas, si no es que la mayoría. Por lo tanto, para deshacer tu complicada relación con el estrés se debe discutir a profundidad el problema y la solución.

## Estrés a profundidad: la verdadera historia

Los motivos de estrés externos son los que generalmente reciben toda la atención de los investigadores. Los ratones son sujetos útiles en el laboratorio, pero no tienen una vida interior comparable con la de los humanos, así que el estrés que experimentan se ha centrado en factores externos y físicos. En un famoso experimento, los ratones fueron colocados en una charola de metal que emitía choques eléctricos diminutos e inofensivos. Estos choques eran descargados al azar, y después de pocos días, los ratones mostraban un daño extenso en su sistema inmune. Se mostraban nerviosos y erráticos; algunos se encontraban débiles al punto de desplomarse exhaustos o morir.

La razón por la que las descargas eléctricas inofensivas causaron este drástico deterioro es debido a un factor invisible: la *imprevisibilidad*. La anticipación de las descargas era como la espada de Damocles colgando sobre la cabeza de los animales. Al ser incapaces de predecir el futuro, y sabiendo que la siguiente descarga era inevitable, los ratones se encontraban en permanente estado de estrés interior. Al igual que si se aplicara a humanos, ya hemos mencionado que el estrés empeora cuando es azaroso, impredecible, repetido y fuera del control de la persona. Pero el estudio con los ratones obtuvo otra conclusión: el estrés interno es tanto o mucho más potente que el externo. La anticipación del dolor nos angustia tanto como el dolor mismo.

Esto ofrece una clave para reducir el estrés: lidia con él desde el interior. No puedes controlar un sinnúmero de factores externos, pero puedes controlar tu percepción y tu interpretación. Imagina la diferencia entre ir a un concierto y escuchar los címbalos en clímax sonoro en la *Obertura 1812* de Tchaikovsky, el cual agradeces y disfrutas. Contrasta esa experiencia con la de un extraño que se acerca a ti por detrás y choca un par de platillos junto a tus oídos. Es el mismo estímulo externo con una respuesta interna muy distinta. El placer se convierte en un acoso intrusivo.

Anteriormente ofrecimos la "solución del bebé" para el estrés agudo (página 74) basado en lo que los padres de un recién nacido pueden hacer para reducir sus niveles de estrés. Ahora queremos extender esas estrategias al estrés crónico cotidiano, el cual causa más daño en un periodo largo. Al cambiar tu percepción e interpretación de las fuentes de estrés externas, puedes reducir enormemente los efectos del estrés.

## Azar e imprevisibilidad

Estos dos factores están relacionados, ya que por definición los eventos azarosos son impredecibles. En parte permitimos que el estrés tome el control debido a nuestro apetito por la conmoción y la sorpresa. Aunque los desastres y las catástrofes son sucesos terribles, los noticieros han pasado de una hora por la noche en los principales canales de noticias, a ser transmitidos las 24 horas, siete días a la semana por televisión de cable e internet, lo cual refuerza el impulso de escuchar malas noticias una y otra vez. Los videojuegos violentos y las películas de acción y aventuras alimentan los mismos antojos de maneras imaginarias. Pero el golpe de adrenalina que se dispara por la respuesta de estrés no conoce la diferencia entre lo real y lo imaginario. En cierto punto, aunque no te conviertas en un adicto a la adrenalina, en algún lugar de tu interior tal vez tienes una imagen positiva de la vida construida sobre la base del conflicto y la acción (con mayor probabilidad si eres varón).

Al juntar todo esto, el azar se ha convertido en el caos cotidiano al cual todos nos hemos adaptado. Necesitas ver el caos como un factor que aumenta tus niveles de estrés, no como un aspecto inevitable de la vida. Por supuesto, la vida es siempre impredecible y existe algo llamado incertidumbre creativa. No saber qué pintarás a continuación o qué música compondrás es parte del placer que viene con la creatividad. Pero en el día a día, controlar el caos es importante.

Aquí hay algunos pasos para considerar:

- Regulariza tu rutina diaria. Levántate y ve a la cama a la misma hora todos los días. Come tres veces al día en un horario regular.
- Desarrolla un estilo de vida predecible como padre de niños pequeños, porque la predictibilidad es la base de la confianza. En el trabajo, la predictibilidad promueve la lealtad y la cooperación. En las relaciones, construye intimidad.
- Ser predecible no es lo mismo a ser aburrido o carente de originalidad. Deseas ser predecible de las siguientes maneras:
  - *No muestras enojo y frustración.*
  - *No criticas a las personas en público.*
  - *Eres responsable.*
  - *Cumples lo que prometes.*
  - *Se puede contar contigo para darle continuidad a los asuntos.*
  - *Recibes bien la comunicación abierta.*
  - *Tu puerta siempre está abierta.*
  - *Dejas que los demás tengan su propio espacio.*
- Al establecerte como alguien predecible alientas a los demás a seguir tu ejemplo, sobre todo a los miembros de tu familia.
- Protégete contra riesgos futuros (con un seguro adecuado, previniendo enfermedades, manteniendo tu automóvil en buen estado).
- Desarrolla una red de apoyo que te ayude en tiempos difíciles. Haz lo mismo para ayudar a otros.

- Enfrenta las crisis. Mientras una situación se desarrolla, habla de ella con tus familiares y amigos. No te aísles ni endurezcas la situación permaneciendo solo.

## Falta de control

El estrés empeora cuando sientes que no estás en control. En experimentos con animales el control siempre pertenece al científico, pero en la naturaleza los animales se organizan en sociedades donde el dominio es vital. Un macho alfa en un grupo de monos gasta energía preservando su estatus, pero lo que no cambia es que dicho individuo mantendrá ese estatus y que los machos subordinados encontrarán su lugar en la manada si lo aceptan. Con los humanos la situación es tan compleja que los modelos animales parecen a menudo irrelevantes. El mítico mensajero de la oficina sueña con ascender hasta convertirse en director general, porque, a diferencia de los animales, nosotros deseamos, esperamos, aspiramos e ideamos estrategias.

El control tiene que ver con emparejar nuestra concepción interior con lo que está sucediendo a nuestro alrededor. Si sientes que tienes el control en el interior, *estás* en control. Los eventos externos pueden no colocarte en un lugar de liderazgo, pero eso no importa comparado con la habilidad de sobrellevar el estrés de no perder el control. Imagina a 100 automóviles atorados en un embotellamiento. Si pudiéramos monitorear el ritmo cardiaco, la presión arterial, la actividad cerebral y la respiración de cada uno de los conductores, habría 100 respuestas distintas, cada una dependiendo de la interpretación interna del evento.

En el extremo negativo del espectro, los conductores más estresados responderían de cualquiera de las siguientes maneras:

- Resienten ser perturbados.
- Se lamentan por lo seguido que se ven atrapados en el tráfico.
- Esperan que las cosas salgan como ellos quieren, y cuando no sucede así explota la frustración.
- Tienen un ataque de ira.
- Acusan a los otros conductores de idiotas.
- Se enojan y se vuelven irritables con los pasajeros en el auto.
- Se sienten ansiosos por llegar tarde.

Es normal sentir estas cosas, pero se intensifican cuando la gente tiene personalidad tipo A. No tienes que estar obsesionado por el control para estresarte cuando una situación está más allá de tu control. Sin embargo, si te exiges estar siempre a cargo, te encontrarás en desventaja cuando lidies con situaciones que no cumplen con tus expectativas.

Es difícil vivir con individuos con personalidad controladora pues con frecuencia piensan que su manera de hacer las cosas es la única: de hecho, ésta es la marca de la personalidad controladora. Otro marcador es que siempre encuentran la manera de culpar al otro mientras ellos se excusan. Son tan perfeccionistas para los detalles que serán igual de críticos por una falta de ortografía en un reporte que sobre todo un proyecto fallido. Sus demandas nunca son satisfechas; felicitan a regañadientes si es que lo hacen; esperan que otros vivan con base en los mismos valores y estándares que han fijado para sí mismos (como cuando un jefe dice: "No te pido nada que yo no haría"). Emocionalmente, están heridos y ansiosos y no muestran lo que sienten por miedo a parecer débiles o vulnerables.

Esta descripción ofrece una advertencia general sobre las respuestas que no funcionan cuando sientes que la situación se te sale de las manos. A cierto nivel, todos estamos tentados a imponer nuestra voluntad, a demandar cosas de los demás, a insistir en que nuestro punto de vista es el correcto, etcétera. Pero visto desde adentro, la raíz de todo es la ansiedad y el miedo. Para deshacernos de la ansiedad es indispensable recuperar el control, y con el control interior al frente hay que hacer un esfuerzo para sacar del desorden esa situación externa.

Aquí hay algunos pasos para tomar en consideración:

- *Aprende a centrarte*. Ésta es una habilidad que se desarrolla naturalmente cuando practicas meditación. Todos hemos experimentado alguna vez la sensación de estar centrados: calmado, quieto, alerta, observador y con los pies en la tierra. Para muchos, el sentimiento se aloja en el pecho.
- *Aprende a reconocer cuando no estás centrado*. Este estado también nos es familiar a todos. Está marcado por la ansiedad, los pensamientos incontenibles, la incertidumbre, sentirse agitado por las situaciones externas, el corazón acelerado, la respiración entrecortada y superficial, mariposas en el estómago y tensión muscular.
- *Desarrolla la habilidad de regresar a tu centro cada vez que salgas de ahí*. Esta habilidad es la que sigue tras los dos puntos anteriores. Una vez que reconoces que no estás centrado, puedes volver a tu centro. Para lograrlo existen algunas técnicas simples y útiles:
  - *Identificar la fuente de estrés.*
  - *Alejarte de la situación estresante.*
  - *Encontrar un lugar tranquilo para estar solo.*
  - *Cerrar los ojos y colocar tu atención en la zona de tu corazón.*
  - *Respirar conscientemente: respirar con regularidad y profundidad, contando cuatro al inhalar y seis al exhalar.*
  - *Si tienes tiempo, medita después de sentirte más calmado y centrado.*

- *Continúa con lo anterior hasta que regreses a tu zona de confort.*
- *No te apresures a regresar a la situación estresante. Regálate algunas horas, o de preferencia un día, para permanecer en un estado libre de estrés.*
- *Si te encuentras en una situación en el trabajo sobre la que no tienes control, haz algo al respecto.* Las compañías se empiezan a dar cuenta de que sus trabajadores florecen cuando se les da libertad de elección, toman sus propias decisiones y aceptan más responsabilidades. No es obligatorio permanecer en un trabajo donde la autoridad máxima controla hasta el más mínimo detalle y hay un reglamento muy estricto. Procura solicitar más poder para la toma de decisiones y libertad para ofrecer tus propias soluciones. Si éstas son rechazadas, analiza con frialdad el lugar donde trabajas y haz un plan de acuerdo con esto.
- *Examina tu propio comportamiento controlador.* Mírate con honestidad al espejo y procura juzgar menos y aceptar más, ser menos crítico y demandante. Éstos son los rasgos más evidentes de un acercamiento rígido al autocontrol.
- *Pon atención a la relajación* y sé menos demandante contigo mismo.
- *Aprende a adaptarte a las situaciones* antes de dar un paso para interferir y modificar las cosas a voluntad.
- *Encuentra caminos para ser lúdico.*
- *Dale un gran valor a hacer feliz a alguien.*

## Repetición

El estrés es acumulativo: entre más se repite, más daño causa. Una varita no rompería la espalda de un camello si no hubiera sido precedida por miles de varitas. Esta lección es tan simple y evidente que pensaríamos que no necesita aprenderse una y otra vez. Pero el someterte de manera repetida a situaciones de estrés es algo que haces sin siquiera pensarlo. Las parejas con muchos años de casadas tienen las mismas discusiones por años o décadas hasta que las convierten en un ritual. Los políticos nos elevan la presión mintiéndonos y desviando la atención a cuestiones sin importancia, y esto es así desde que surgió la política. Los padres levantan la voz a los hijos que se portan mal, quienes los ignoran o dejan de hacer travesuras por poco tiempo hasta que vuelven a hacerlo.

El estrés autoinfligido se caracteriza por la repetición. Cae en la categoría de no hacerle caso al comportamiento fútil, o "hacer más de lo que no funciona". De este modo, continuamos soportando lo que nos estresa. Es el lado pasivo del síndrome: la esposa que suspira cuando el esposo la subestima por milésima vez; la madre que no puede evitar que sus hijos peleen; el oficinista que rechina los dientes ante un jefe abusivo; el estudiante revoltoso que ha convertido en hábito sus visitas a la dirección.

El lado pasivo del síndrome es la victimización, que permite que lo malo se repita una y otra vez, pues sientes que mereces la situación o que no puedes ponerle un alto. El lado activo del síndrome es la testarudez, repitiendo de manera necia el mismo comportamiento de autosabotaje porque insistes en que las cosas resulten como tú lo quieres. A un nivel celular, la historia es la misma desde ambos puntos de vista. Un grado de estrés regresa repetidamente.

Al haber ahondado en lo que no funciona, ¿qué sí funciona? Sentimos, y lo hemos aconsejado en libros previos, que necesitas poner atención a lo que puedes solucionar, lo que puedes soportar, y aquello de lo que debes alejarte. La mayoría de las personas tolera el estrés porque no puede decidirse. La gente duda entre estas tres alternativas: a veces da un paso y soluciona las cosas, otras veces soporta una mala situación (la respuesta más común), y sólo se aleja si lo malo se convierte en lo peor. El abuso doméstico es un ejemplo notorio de esta confusión, e incluso cuando la persona abusada se las arregla para alejarse a menudo sólo lo hace de forma temporal, antes de regresar. Sin llegar a esos extremos, todos tendemos a soportar situaciones de estrés repetido debido a nuestra indecisión. Este tipo de estrés que continúa repitiéndose puede empezar por algún detalle menor, pero de gota en gota se llena el vaso y entonces no es la fuente de estrés la que se convierte en el problema central, sino la ira contenida, el resentimiento y la frustración.

La indecisión te mantiene en suspenso, que es lo mismo que anticipar el dolor, y eso ha demostrado ser tan estresante como el dolor mismo. La asertividad, por otra parte, restaura la sensación de estar en control. No hay garantía de que el resultado será completamente bueno, pero en lugar de esperar y anticipar puedes continuar con tu vida. Aquí recomendamos un criterio para usar cuando te enfrentes a un estrés acumulado y repetido:

*Encontrar una solución*
La primera y mejor opción es buscar un arreglo. Algunas situaciones de estrés repetido son externas, como intentar trabajar en una oficina ruidosa y caótica, o tener que pasar horas de tráfico todos los días para ir al trabajo. Pero la mayor parte del estrés es humano, y por lo regular sucede en las relaciones. ¿Entonces qué debes hacer para mejorar una relación que ha topado con pared o una situación de trabajo en la que alguien a quien no puedes eludir está provocando mucho estrés?

*Paso 1*: Evalúa las probabilidades de que las cosas se resuelvan. La pregunta clave es si la persona al otro extremo del problema está dispuesta a escuchar, quiere cambiar, negociar de forma razonable sin enojarse y oponer resistencia y se puede confiar en que mantendrá lo acordado entre ustedes. Esto es pedir demasiado, y debes también preguntare todo esto respecto a ti. La acusación proviene de un nivel emocional que obstaculiza cualquier negociación. La culpa te llevará a conciliar y ceder, lo cual puede acumular resentimiento. Parte de tu negociación debe tomar en cuenta qué tan difícil es la situación por la que se atraviesa. Si has llegado al punto de la incomunicación, o peor, si has congelado por completo al otro, no hay solución a la vista. Debes restaurar cierto nivel de comunicación antes de intentar cualquier otra alternativa.

*Paso 2*: Escribe los pros y contras de cada posible solución. Tómate tu tiempo revisando y añadiendo cosas a tu lista. Una solución de fondo requiere consideraciones profundas. Sé tan racional y objetivo como te sea posible. Un buen ángulo es pretender que no eres tú quien tiene el problema sino un amigo que te ha pedido consejo. ¿Qué le dirías a un amigo, los pros y los contras, sobre las soluciones posibles? Mientras haces tu lista, considera que ambos compartirán la carga de manera equitativa después de adoptar un cambio.

*Paso 3*: Presenta la solución que ha quedado hasta arriba en tu lista, tras tu deliberación. No muestres la lista, y no ofrezcas múltiples posibilidades, eso sólo confunde. Aunque tienes asuntos personales en la cuerda floja, no dejes que este primer acercamiento se convierta en una discusión. Existe la tentación de señalar todas y cada una de las cosas que han salido mal desde el primer día. Resístete a la tentación. Casi siempre la otra persona ya sabe que existe un problema. Sin embargo las palabras "necesitamos hablar" conmocionarán al otro. En general es mejor limitar este primer encuentro a 15 minutos: la otra persona merece tiempo para absorber lo que está sucediendo. El instigador del cambio siempre tiene la responsabilidad de dirigir la negociación, lo cual significa mantenerse calmado y ser tan justo como sea posible con respecto al punto de vista de la otra persona. Finalmente, si eres quien ha iniciado el proceso, espera a que haya un momento de calma en que los problemas no estén en ebullición. El peor momento para señalar los problemas es cuando estás discutiendo, criticando, bajo la influencia del alcohol, o sintiéndote acusado o culpable.

*Paso 4*: Al haber llegado a un acuerdo, cumple con tu parte del trato mientras le pides a la otra persona que haga lo mismo. Las negociaciones no son exitosas a menos que ambas partes sientan que han ganado algo, se sientan seguras y a salvo y encuentren la manera de conservar su dignidad. Ganar-ganar no es sólo un ideal, es el único resultado aceptable, porque en ganar-perder, con el tiempo la parte que pierde actuará mal. Recuerda que eres responsable sólo por tu parte de la solución. No te corresponde acarrear o recordarle a la otra persona, monitorear que cumpla con lo acordado o culparla si la solución no funciona. Reincidir es parte de la tendencia que tenemos de resistirnos al cambio. La mejor táctica es agendar una reunión para darles seguimiento a las cosas una vez acordada la solución. De esta manera eliminas la tensión de tener que estar al pendiente o esperando a que la otra persona haga su parte. Finalmente, sé honesto contigo si la solución no funciona. En lugar de rendirte, renegocia; es momento de preguntarle al otro cuál es su mejor solución. Se cumple más fácil con los compromisos si ambas personas pasan por la etapa de "Lo intentamos a mi manera, lo intentamos a tu manera. ¿Ahora qué?".

### Soportar una mala situación

Casi todos los problemas empeoran si les permitimos pudrirse, pero aun así todos tendemos a soportar malas situaciones por pasividad, inercia o aversión al conflicto. La mala situación *es* el conflicto. Man-

tenerse callado o negar las cosas sólo impulsan el conflicto subyacente. Debido a que tendemos a esperar demasiado, los problemas
irrumpen con abierta hostilidad, y las negociaciones se dificultan.
La razón de que las parejas no se reconcilien no se debe en general
a que sus diferencias sean drásticas, sino a que el momento de las
respuestas fáciles quedó atrás. Si sientes hoy que estás soportando
situaciones estresantes en tus relaciones en el trabajo, es momento
de buscar una solución.

Sin embargo, hay momentos en los que la mejor solución es ser
fuerte y tolerante. Después de explorar sin éxito las posibles soluciones, debes sentarte con lápiz y papel y hacer una lista de los pros
y contras de tolerar la situación. A menudo hay factores externos,
como un cónyuge frustrado que debe encargarse de los niños o un
empleado molesto porque no le ve futuro a su trabajo. Nadie es del
todo libre y carente de responsabilidades. Quizá quieras establecer
cuatro columnas y nombrarlas "Bueno para mí", "Bueno para nosotros", "Malo para mí", "Malo para nosotros" y analizarlas durante tus
deliberaciones. A nivel emocional, casi todas las personas consideran
que tolerar una situación estresante es una derrota, y se sienten víctimas y mártires. Es difícil evitar estos sentimientos, los cuales tienen
una base de realidad, ya que has fallado en encontrar la solución.

Debes enfocarte en el lado positivo de la tolerancia. Los cón-
yuges encuentran maneras de vivir juntos en circunstancias no tan
felices, y una de las claves es saber que ésta es su decisión, no una
trampa en la que han caído en contra de su voluntad. En tus deliberaciones querrás alcanzar el punto en el que estás contento con
tu decisión lo más posible. Las columnas dedicadas a "Bueno para
mí" y "Bueno para nosotros" deben tener elementos legítimos, no
excusas. Soportar una mala situación es siempre un compromiso.
Lo que sacrificas puede sentirse mucho peor si no estás firme en tu

decisión. Es como la diferencia entre darle 10 dólares a un mendigo y que alguien te robe 10 dólares.

Finalmente, pregúntate si estás usando cualquiera de estas razones equivocadas para quedarte:

- *No tengo otra opción.*
- *Tengo miedo de irme.*
- *No puedo cuidarme solo.*
- *Estoy sufriendo, pero no importa.*
- *Debo ser leal, no importa cómo.*
- *Todo esto es mi culpa.*
- *Sólo debo darle tiempo.*

Estas respuestas de autosabotaje nacen de la culpa y el miedo. Cuando cualquiera de ellas te venga a la mente, detente y pregunta de manera racional: "¿Es esto verdad?". Recuerda que tu meta es tomar una decisión con la que, dadas las circunstancias, soportar una mala situación sea lo más positivo posible.

*Alejarte*

La tercera opción es cortar por lo sano. Al igual que con la decisión de soportar una mala situación, la de alejarse por lo regular llega demasiado tarde —es forzada emocionalmente cuando has alcanzado el límite de tu tolerancia—. No lo estamos juzgando: pueden existir muchas buenas razones por las cuales consideres necesario alejarte, y la mejor razón es que quieres protegerte. Como siempre, es necesario que la decisión se sienta bien y no como un último recurso o acto de desesperación.

Toma lápiz y papel y enlista los pros y contras de alejarte. Es útil añadir una tercera columna que se llame "¿Qué pasará ahora?". Las consecuencias de salir de una relación o renunciar a un trabajo no deben ser subestimadas. Las rupturas siempre generan heridas; heridas profundas que toman más tiempo en sanar de lo que se cree. El lado positivo es que alejarse a veces conduce a un periodo de luna de miel en el que te sientes aliviado y libre de tensión, discordia, hostilidad y estrés. Sin embargo, es frecuente que la luna de miel resulte en un rebote emocional, acompañado de depresión, culpa y ansiedad.

No estamos pronosticando males: sólo necesitas armarte con expectativas psicológicamente realistas. El rebote por alejarte varía de persona a persona. Por desgracia, parece que por la naturaleza humana al alejarnos sacamos a relucir motivos egoístas. Buscar ser el líder, lo cual por lo regular está teñido de venganza si un matrimonio se está disolviendo, se convierte en una motivación. Procura no caer en la trampa de la autopreservación a cualquier costo. Hay elementos muy fuertes de miedo e inseguridad involucrados. Mantente atento a lo que realmente sucede en tu interior, porque si los motivos que te impulsan son la ira y la venganza, estás enmascarando una herida que necesita sanar.

# MIÉRCOLES

## ANTIENVEJECIMIENTO

## Las recomendaciones de hoy, elige sólo una

### QUÉ HACER

Medita.

Únete a un grupo de apoyo.

Estrecha los lazos emocionales con tus familiares y amigos.

Toma un suplemento multivitamínico con minerales (si tienes 65 años o más).

Mantén un equilibrio ente la actividad y el descanso.

Explora algún interés nuevo.

Involúcrate en alguna actividad que te plantee un reto mental.

### QUÉ DESHACER

No seas sedentario: levántate y muévete a lo largo del día.

Examina tus emociones negativas.

Sana las relaciones significativas para ti y que estén dañadas.

Pon atención a los estereotipos negativos con respecto a la edad y el envejecimiento.

Considera maneras de sanar tu miedo a la muerte.

La buena noticia sobre la prevención y la posibilidad de revertir el envejecimiento es que ahora es realista. El tiempo en que eso era sólo un buen deseo ha quedado atrás. Cada vez más, la comunidad médica sabe a lo que nos enfrentamos cuando el cuerpo envejece, lo cual no era así en el pasado: de hecho, antes el envejecimiento era un misterio. No hay un proceso único conocido como envejecimiento. Éste es tan multidimensional como la vida misma. Quizá resulte una sorpresa para la mayoría de las personas escuchar que el envejecimiento es casi imposible de definir. Identifican este proceso con sus síntomas: pérdida de masa muscular, arrugas, miopía y cosas por el estilo. Pero los síntomas del envejecimiento están muy lejos de su causa.

Las investigaciones actuales han dado en el clavo en cuanto a que los cambios genéticos son la clave, y la actividad genética, tal como hemos visto, puede ser influenciada sustancialmente por el estilo de vida.

Desde que la gente vive más, es realista afirmar que después de los 50 entramos a una segunda etapa de la vida, y que a diferencia de los niños que pasan sus primeras dos décadas ocupados en desarrollarse como seres humanos capaces, una persona de 50 puede aportar mucho conocimiento, habilidad y experiencia a esta segunda vida que ahora se le presenta. En una palabra, la manera en la que envejeces hoy —o no— convertirá la vejez en un arco o en una recta en caída libre. A pesar de la influencia de los genes y la biología, la decisión es tuya.

Tal como están las cosas, la experiencia universal de envejecer no puede reducirse a una única causa o resultado. Lo que la sociedad cree con respecto al envejecimiento y la gente mayor puede ser tan importante como lo que sucede a nivel biológico. El proverbio "Eres tan viejo como crees que eres" señala hacia un tercer factor, el psicológico. Al tomar todo esto en cuenta, el escenario del envejecimiento ha sido confuso y ha derivado en una colección de hechos básicos que aplican de manera diferente a cada persona, de la siguiente manera:

- En el pasado se consideraba que el envejecimiento empezaba a los 30 e iniciaba con 1% de deterioro por año, hasta el resto de la vida. Ahora nos damos cuenta de que este enfoque estaba atado a los síntomas del envejecimiento. A un nivel celular y epigené- tico las señales de una función afectada pueden empezar mucho antes, y de hecho lo hacen.
- Todo el sistema cuerpo-mente es afectado por el proceso de en- vejecimiento, pero no a un ritmo predecible.
- Debido a que el proceso del envejecimiento es tan variable, al- gunas personas son biológicamente más jóvenes que su edad cronológica, del mismo modo que algunas son más viejas.
- El envejecimiento eventualmente conduce a la muerte, a partir de una falla específica de algún sistema (por lo regular el respi- ratorio). Al momento de la muerte, la gran mayoría de las células aún funciona normalmente, o al menos lo bastante bien como para mantener viva a la persona.
- Por cada señal típica de envejecimiento hay al menos un puña- do de personas que mejoran al envejecer, incluyendo cuestiones como memoria, fuerza muscular y agudeza mental. Esto plantea la posibilidad de que el envejecimiento no es necesario. Si esto es verdad, ¿por qué envejecemos?

Al enfrentarnos a un escenario tan confuso, la ciencia médica no ha podido empatar el envejecimiento con el modelo de enfermedad: el envejecimiento no es lo mismo que enfermarse, incluso aunque las personas mayores son más propensas que los adultos jóvenes a enfermarse. El grial de la física, buscado por décadas, es conocido como la teoría del todo, una explicación unificada de todas las fuerzas fundamentales en el universo. En medicina no existe una teoría comparable con respecto a la edad. Cuando pescas un resfriado exhibirás los síntomas en el transcurso de una semana, lo cual es típico para la mayoría de las personas infectadas, pero el envejecimiento toma años para manifestarse y no hay dos veinteañeros iguales o que siquiera se parezcan. Eres una persona única y el envejecimiento subraya tus características particulares.

El movimiento antiedad dio un paso adelante en las últimas dos décadas cuando fue claro que el envejecimiento estaba centrado en el ADN. Ahora sabemos, gracias al campo de la epigenética, que una vida de experiencias afecta de manera constante la actividad genética, y deja marcas y huellas que duran mucho tiempo. Nadie puede afirmar con certeza si una huella específica dura por años, décadas o toda la vida, pero el hecho crucial es innegable: tu estilo de vida tiene consecuencias genéticas. Incluso los gemelos idénticos, nacidos con el mismo genoma, cuando tengan 70 años exhibirán actividad genética tan distinta como la que habría entre dos completos extraños.

El más reciente descubrimiento antiedad es que el proceso de envejecimiento empieza muy temprano. Un estudio de la Universidad de Duke en 2015, dirigido por Daniel W. Belsky, se enfocó en la edad biológica (qué tan viejo es tu cuerpo) en oposición a la edad cronológica (qué edad tienes según el calendario). Tradicionalmente, el proceso de envejecimiento ha sido estudiado en personas viejas que ya muestran los síntomas de los daños de su estilo de vida. En cambio, el equipo de Duke estudió a 954 jóvenes, rastreando sus biomarcadores de edad en tres momentos distintos, entre las edades de 20 y 40: "Antes de la madurez, los individuos que envejecían más rápido eran menos capaces físicamente, daban señales de deterioro cognitivo y envejecimiento cerebral, reportaron una peor salud y se veían más viejos". Estos descubrimientos ayudaron a impulsar la idea de la antiedad, al colocar toda la cuestión del envejecimiento décadas antes de que las señales de enfermedad y dolencias estén avanzadas. Tal como hemos demostrado a lo largo de este libro, muchos desórdenes o enfermedades tienen antecedentes de mucho tiempo atrás, y ahora el envejecimiento se une a esta lista.

Encontrar los biomarcadores más confiables es aún controversial: las posibilidades van desde las redes neuronales profundas a las células-T y los marcadores epigenéticos. Sólo cuando esta cuestión esté saldada, la antiedad podrá ser medida con precisión. Esto no es una sorpresa, dado que el proceso es increíblemente complejo y afecta de manera distinta a cada persona. Sin embargo, bajo cualquier enfoque, el peso de la antiedad recae en cada individuo, no en la promesa de un golpe de suerte en el futuro.

Al tomar tus decisiones, ten presente algo. Así como eres único en la forma en que envejeces, tu proceso antiedad también lo será. Entre más comprendas el envejecimiento, mejor podrás individualizar tu programa antiedad. Aquí enlistamos las variables más importantes que afectan de manera general la edad, de acuerdo con lo mejor de los estudios más recientes.

*Envejecer de manera exitosa: las mejores 10 variables*
1) Relaciones satisfactorias con la familia, los amigos y la comunidad.
2) Resiliencia emocional, la habilidad de volverte a poner de pie después de un golpe o un fracaso.
3) Manejo del estrés.
4) Antiinflamación, incluyendo dieta y emociones "inflamadas", como la ira y la hostilidad.

5) Dormir bien cada noche.

6) Meditación, yoga, respiración consciente.

7) Actividad física moderada a lo largo del día. Pararse y moverse para interrumpir los largos periodos sentado.

8) Actitud positiva respecto a la edad y el paso del tiempo.

9) Ausencia de toxinas, incluyendo tabaco y alcohol.

10) Actitud joven: curioso, abierto, aprendiendo nuevas cosas.

Estas variables fueron enlistadas por importancia y proveen información acerca de cómo la gente envejece. Sin embargo, debemos anotar que la teoría de vanguardia con respecto al envejecimiento afirma que la inflamación es responsable de cada uno de los aspectos de este proceso. Aunque no está demostrada, esta teoría puede cobrar fuerza en el futuro, considerando que hay tantos desórdenes producto del estilo de vida que ocurren en la vejez y están relacionados con un grado de inflamación menor pero crónico.

Como con cualquier aspecto de un estilo de vida saludable, no hay que esperar a que las señales del envejecimiento sean visibles. El envejecimiento es el mejor ejemplo de un cambio paulatino que se mueve con lentitud y está rodeado de un sinnúmero de influencias. El proceso antiedad es también progresivo pero claro en su estrategia: maximiza lo positivo que tu cuerpo-mente recibe cada día, y minimiza lo negativo. *Recibir* es un término que abarca todo, pero los puntos en los que deberíamos concentrarnos son las recomendaciones de "Qué hacer" y "Qué deshacer".

## El enfoque de "Qué hacer"

Ofrecimos sólo una opción para un grupo de edad específico en la lista de "Qué hacer": tomar un suplemento multivitamínico con minerales si tienes 65 años o más (consulta la página 184 para entender por qué esta decisión es importante). Las otras opciones se refieren a tu bienestar y felicidad en este momento, basadas en la noción de que una vida feliz se construye sobre la base de ser feliz cada día. Un estudio más largo sobre la edad es el Estudio del Desarrollo del Adulto de Harvard (Harvard Study of Adult Development) y que tiene ya 80 años, llegó a una serie de conclusiones sintetizadas en un encabezado en el sitio de internet de la *Harvard Gazette*: "Los buenos genes están bien, pero la alegría es mejor". El estudio inició en 1938 con la intención de seguir a 268 estudiantes de Harvard a lo largo de su vida. (Después la población se expandió y diversificó. Sólo 19 de los sujetos originales estaban vivos en 2017, pero sus 1 300 descendientes están siendo estudiados, junto con sus esposas y voluntarios adicionales de los alrededores.)

Robert Waldinger, profesor y psiquiatra de la Escuela de Medicina de Harvard, quien ahora dirige el estudio, reporta lo siguiente: "El sorprendente hallazgo es que nuestras relaciones y qué tan felices somos con ellas tiene una poderosa influencia en nuestra salud. Cuidar nuestro cuerpo es importante, pero atender tus relaciones es también una manera de cuidarte. Considero que eso es la revelación". Este hallazgo coincide con los puntos previos que hemos estado señalando sobre las cardiopatías, por ejemplo, donde la respuesta de apoyo social o un cónyuge que expresa amor puede convertirse en un buen predictor de quién exhibirá y quién no los síntomas de problemas cardiacos. En el extremo opuesto, citando al doctor Waldinger: "La soledad mata. Es tan poderosa como el tabaquismo o el alcoholismo".

Estos hallazgos no son tentativos ni están únicamente confinados a los estratos sociales superiores. Tal como afirma el artículo del estudio de Harvard: "El estudio reveló que las relaciones cercanas, más que el dinero o la fama, son las que mantienen a las personas felices a los largo de su vida. Estos enlaces protegen a las personas de los descontentos de la vida, ayudan a retrasar el declive físico y mental, y son mejores predictores de una vida larga y feliz, que la clase social, el IQ, o incluso los genes. Este hallazgo fue demostrado tanto en los hombres de Harvard como en los participantes de los alrededores".

Nuestras opciones de "Qué hacer" se enfocan en este hallazgo clave. El apoyo social que tienes y la felicidad que encuentras en las relaciones te afectarán a lo largo de tu vida. En épocas muy muy "remotas", de etiquetas ya superadas, la edad de oro estaba ligada a mantenerse fijo en una mecedora y sin ninguna utilidad para la sociedad una vez cumplidos los 65 años. Además, las personas buscaban la felicidad después del retiro, estableciendo este momento como su meta, más que buscar la felicidad en el aquí y el ahora. La ética dictaba que debías trabajar tanto como pudieras durante tus mejores años y pospusieras tu felicidad hasta la jubilación; era una de las ventajas, por decirlo de alguna manera, de no tener que trabajar. En la "nueva" vieja edad hay una serie de actitudes aún en desarrollo, sobre todo entre los *baby boomers*, quienes no tienen intención de retirarse mientras el trabajo sea útil y satisfactorio. En apoyo a esto, la gente procura preservar su nivel de salud tanto como sea posible, de preferencia hasta el padecimiento final.

En donde la "nueva" vieja edad debe poner atención es en el área de apoyo social y relaciones, porque la felicidad de mucha gente es todavía un proyecto individual. La ética estadounidense individualista se coloca en el polo opuesto de una sociedad comunitaria, como Japón u otros países con políticas de bienestar social, al igual que casi todas las naciones de Europa. En nuestra lista de "Qué hacer" presentamos la meditación como algo que parecería mandatorio realizar solo, pero incluso ahí las personas que se unen a grupos de meditación perseverarán con mucha más probabilidad.

La medida más válida para la calidad de vida es qué tan feliz eres y qué tan satisfecho y contento te hace tu estilo de vida. Quienes pasan su carrera buscando la seguridad financiera a menudo poseen habilidades rudimentarias para sostener una relación feliz. No podemos ocuparnos de la inmensidad del problema —eso nos tomaría 10 veces más espacio que lo que podemos dedicarle aquí—, pero en el libro de Deepak, *La receta de la felicidad: Las siete claves de la felicidad y la iluminación* (*The Ultimate Happiness Prescription*) se establecen los siguientes puntos:

- La felicidad es difícil de predecir. La gente cree que será más feliz si tiene más dinero, un bebé, un ascenso en el trabajo y otros factores externos, pero no hay correlación entre estas expectativas y ser más feliz. Aunque tener suficiente dinero y seguridad es un componente importante de ser feliz, más allá de ese punto hacer más dinero no incrementa la felicidad y a menudo tiene el efecto contrario, añadiendo más estrés a la vida de las personas.
- Debido a que la felicidad es impredecible, debería ser un asunto del día de hoy, y no algo que se pospone para el futuro.
- Cada uno de nosotros tiene un parámetro emocional, como el parámetro metabólico, que rige nuestro humor día con día. Después de un suceso infeliz, ya sea un rompimiento o una pérdida financiera, generalmente regresamos a ese parámetro a los seis meses.
- Incluso tomando este parámetro en consideración, la creencia psicológica presente es que al menos entre 40 y 50% de la felicidad depende de tus decisiones de estilo de vida.
- En las tradiciones de la sabiduría universal, la cambiante naturaleza de la felicidad humana no puede resolverse buscándola en lo

externo. Sólo al encontrar un nivel de la mente plena de paz interior y satisfacción se puede resolver el problema de la felicidad. Hablaremos de esto en el capítulo sobre el fin del sufrimiento.

## El enfoque de "Qué deshacer"

Las opciones que ofrecemos en la lista de "Qué deshacer" giran en torno a un tema central: soltar. Debes ser tan resistente en tu acercamiento a la vida como lo son tus células. Si tienes hábitos, comportamiento y actitud rígida, paulatinamente perderás la habilidad de que tus células tengan éxito y se mantengan fuertes frente a las adversidades. Recuerda que el cuerpo-mente es un proceso único que opera con cientos de subprocesos las 24 horas del día. Ninguna experiencia pasa desapercibida. Apretar tu mente es lo mismo que apretar el puño: en algún momento te dará un calambre.

Empieza hoy a identificar las actitudes negativas que tienden a incrementar con la edad si no las haces conscientes. Esto incluye lo siguiente:

- "Envejecer es horrible. Todo es cuesta abajo."
- "La idea de la muerte es terrorífica."
- "Mis mejores años quedaron atrás."
- "El pasado fue mejor."
- "Sólo puedo cuidar de mí mismo."
- "La gente siempre me decepciona."
- "El tiempo se acaba."

En la realidad, estas actitudes y creencias no son comprobables. No las mantenemos porque sean un hecho, sino por una cuestión emocional. El punto es cómo eliges sentirte con respecto a tu vida y tu futuro. Si sientes odio y temes envejecer, la edad se convertirá en algo cada vez más negativo conforme pase el tiempo. Cada nueva señal de envejecimiento, desde una cana hasta dolor en tus articulaciones, será una razón más para odiar y temer el lugar hacia donde te lleva la vida. Un sistema limitado de creencias es uno de los mayores obstáculos para envejecer de forma saludable. Es importante para el cuerpo, la mente y el espíritu anhelar algo hoy y mañana, sin obsesionarse por el pasado.

Como cada creencia es una creación personal, también pueden ser deshechas. Dedicamos el jueves a las creencias centrales y la manera de cambiarlas, pero por ahora el proceso de deshacer requiere algunos pasos conscientes:

- Vincúlate con personas de la tercera edad, inspiradoras y felices, empezando el día de hoy.
- Al mismo tiempo cultiva las conexiones con gente joven.
- No participes en conversaciones en que la gente se queja de la edad.
- Cada creencia negativa sobre la edad puede ser contrarrestada sustituyéndola de manera consciente con una creencia positiva, por ejemplo:

  ⇒ *"Envejecer es horrible. Todo es cuesta abajo."*
  ⇒ Reemplázala con: "Mi vida es un arco que se eleva. Lo mejor está por venir".
  ⇒ *"La idea de la muerte es terrorífica."*
  ⇒ Reemplázala con: "El miedo nunca resuelve nada, incluyendo esto".
  ⇒ *"Mis mejores años quedaron atrás."*

⇒ Reemplázala con: "Puedo crear un mejor futuro si así lo decido".

⇒ *"El pasado fue mejor."*

⇒ Reemplázala con: "Aferrarse al pasado cancela todas las posibilidades de hoy y de mañana".

⇒ *"Sólo puedo cuidar de mí mismo."*

⇒ Reemplázala por: "Toda mi vida he cuidado a los demás, y ellos han cuidado de mí".

⇒ *"La gente siempre me decepciona."*

⇒ Reemplázala por: "Las personas hacen su mejor esfuerzo".

⇒ *"El tiempo se acaba."*

⇒ Reemplázala por: "Siempre hay suficiente tiempo".

Ya que mantenemos las creencias por razones emocionales, no decimos que las creencias positivas sean siempre un hecho verdadero, sino que tu estado emocional es en donde residen las motivaciones más poderosas. Ésta es una parte muy significativa de envejecer correctamente. Tener una actitud positiva hacia este proceso marca una enorme diferencia, porque en ello están involucradas décadas completas de vida. Sin embargo, el pensamiento positivo tiende a ser superficial y por lo tanto no tan importante como la aceptación de uno mismo. Cuando tienes eso, incluso los aspectos menos dignos de la edad —que por supuesto queremos evitar— no se convierten en una espiral descendente. Un sentido sólido de uno mismo puede afrontar cualquier tormenta.

## La conexión del telómero

Ahora que es aceptado que las personas envejecen de manera diferente, es crítico saber por qué. Envejecer es un proceso tan holístico que quizá supongas que la respuesta no es simple. Pero eso no es cierto a nivel celular. Las células tienen su propia vida, que va desde las primeras etapas, marcadas por una división veloz y una renovación fresca cada vez que la célula se subdivide —periodo que la bióloga molecular Elizabeth Blackburn llama el "esplendor del crecimiento"— terminando con una etapa en la que no hay más divisiones y la célula está cansada y es incapaz de ejecutar sus funciones básicas. Este periodo se conoce como senectud.

Una célula senescente se degrada de distintas maneras. Manda mensajes químicos dañados y es incapaz de interpretar los mensajes que llegan de manera correcta. Su habilidad para sanarse se desacelera y eventualmente se detiene. Las sustancias proinflamatorias pueden empezar a filtrarse a través de la membrana celular hacia el tejido circundante y el torrente sanguíneo. Cada vez parece más plausible que cuando nuestras células envejecen, nosotros también.

El argumento más sorprendente de esta teoría proviene de la investigación de nuestros genes y en específico de una sección del ADN llamada telómero, la cual cierra el extremo de cada cromosoma como un punto terminando una oración. Los telómeros son ADN no codificado, lo que significa que no tienen una función específica en la construcción de células, aunque esto no implica que sean pasivos. Cada vez que una célula se divide, lo cual sucede constantemente en algún lugar de nuestro cuerpo, los telómeros se acortan. Telómeros más largos significa células jóvenes en el esplendor de su crecimiento; telómeros acortados o desgastados son típicos de células senescentes y cansadas.

El investigador líder de este tema es la bióloga molecular Elizabeth Lackburn, quien compartió el premio Nobel de Medicina en 2008 con Carol Greider, del Hospital General de Massachusetts Johns Hopkins y Jack Szostak, por su descubrimiento de la telomerasa, la enzima que repone los telómeros. Ahora jefa del Instituto Salk en La Jolla, California, Blackburn cubre todos los aspectos del envejecimiento celular y su renovación en su libro de 2017, *La solución de los telómeros (The Telomere Effect)*, junto con su coautora Elissa Epel, que desde hace 15 años es su colaboradora de investigación más cercana. Ambas describen de forma convincente los telómeros y los niveles de telomerasa en la célula como el mejor marcador, a la fecha, del misterioso y polifacético proceso de envejecimiento. Esto también implica que si aumentamos nuestros niveles de telomerasa provocando que los telómeros crezcan, se puede esperar que las células alarguen su ciclo de vida y se renueven por décadas.

En su libro, Blackburn y Epel predicen algo sorprendente. Actualmente hay alrededor de 300 000 personas centenarias en el mundo, un número que se incrementa con rapidez. De acuerdo con un estimado, alcanzar la edad de 100 está a punto de convertirse en un lugar común para un tercio de los niños nacidos en el Reino Unido, quienes llegarán a ser centenarios. De pronto, proteger tus células es más urgente que nunca. Recomendamos ampliamente leer el libro de Blackburn y Epel: la riqueza de su información necesita ser absorbida a detalle.

El libro hace un mapa de todas las investigaciones pertinentes y eso se entrelaza de la siguiente manera con todo cuanto hemos discutido sobre un estilo de vida sano:

*Tus telómeros están en bajo riesgo si tú…*
- ⇒ *No te expones al estrés severo.*
- ⇒ *No has sido diagnosticado con algún desorden del estado de ánimo.*
- ⇒ *Disfrutas de apoyo social, incluyendo un confidente cercano que te dé buenos consejos, amigos que te escuchan y con quienes puedes descargarte, y relaciones en las que el amor y el afecto se muestran.*

⇒ *Te ejercitas moderada o vigorosamente al menos tres veces a la se-mana, de preferencia más.*

⇒ *Duermes bien al menos siete horas cada noche.*

⇒ *Consumes alimentos ricos en omega-3 tres veces a la semana y evi-tas carnes procesadas, refrescos azucarados, y comida procesada en general. Una comida de alimentos enteros es lo mejor.*

⇒ *No te expones al humo del cigarro, pesticidas o insecticidas.*

Lo opuesto también es cierto:

*Tus telómeros están en un alto riesgo si tú…*

⇒ *Te expones a estrés severo.*

⇒ *Has sido diagnosticado y tratado médicamente por ansiedad y de-presión.*

⇒ *Careces de apoyo social de amigos y familiares.*

⇒ *Llevas una vida completamente sedentaria sin ejercicio regular o alguna actividad ligera como caminar.*

⇒ *Sufres de insomnio crónico o acortas tus horas de sueño por noche.*

⇒ *Consumes una dieta alta en grasa, comida procesada y refrescos azucarados, sin prestarle atención a ingerir suficiente fibra y ácidos grasos omega-3.*

⇒ *Estás expuesto al humo del cigarro, pesticidas, insecticidas y otras toxinas químicas.*

Estos puntos resumen los factores de riesgo presentados por Blackburn y apoyados por su investigación, y del mismo modo que cualquier esquema basado en el riesgo, algunas personas son más afectadas que otras. El estrés severo es uno de los factores más da-ñinos: en un estudio, los encargados de asistir y cuidar pacientes con Alzheimer tenían telómeros acortados y podía predecirse que su vida sería entre cinco y ocho años más corta. Blackburn también menciona un número de laboratorios comerciales a los que las personas pueden acudir para hacerse un estudio y conocer sus niveles de telomerasa.

También es significativo que las decisiones de estilo de vida que sabemos disminuyen el riesgo de enfermedades del corazón, en particular los cambios intensivos planteados por Dean Ornish (consulta la página 53), tienen un efecto benéfico en el largo de los telómeros. Al extender el programa al cáncer, Ornish realizó otro impresionante descubrimiento. Se seleccionó para el estudio a un grupo de hombres con bajo riesgo de cáncer de próstata. (Bajo riesgo significa que su cáncer estaba en una etapa temprana y crecía despacio. El cáncer de próstata puede necesitar décadas para avanzar y la recomendación actual es equilibrar el riesgo y la recompensa antes de someterse a tratamientos activos, a diferencia de la época en que el cáncer era tratado de inmediato de maneras agresivas.)

Los hombres fueron sometidos a una variedad de protocolos de tratamiento para problemas cardiacos: se alimentaron con una dieta baja en grasa y alta en fibra; caminaron 30 minutos al día; asistieron a las reuniones de un grupo de apoyo. El manejo del estrés también estaba incluido y había entrenamiento en meditación, estiramiento suave de yoga y respiración. Al final de los tres meses el grupo que estaba en el programa tenía niveles de telomerasa más altos que el grupo de control, lo cual significaba que sus células estaban envejeciendo mejor. El estrés parecía jugar un papel clave porque el mayor incremento de telomerasa se dio entre los hombres que reportaron tener menos pensamientos angustiantes sobre el cáncer de próstata. Ornish siguió a algunos de los hombres por cinco años, y quienes permanecieron en el programa mostraron que sus niveles de telomerasa habían aumentado 10%, revirtiendo las expectativas de cómo las células envejecen.

Si los niveles de estrés determinan lo bien o mal que nuestras células envejecen, esto debería mostrarse en estudios de meditación, y así ha sido. Blackburn cita dos estudios conducidos en retiros de meditación que duraron tres semanas y tres meses, respectivamente. Al final del retiro de tres meses, los participantes tenían niveles más altos de telomerasa comparados con el grupo de control. En el retiro de tres semanas, los participantes mostraron telómeros más largos en sus células blancas que el grupo de control, en el cual no se mostraron cambios.

¿Cuánto tiempo toma para que estos efectos aparezcan y qué tan intensiva debe ser tu dedicación? No hay una respuesta definitiva, pero tal vez las mejores pistas provienen de un estudio colaborativo que condujimos con Blackburn y otros investigadores en el Centro Chopra en Carlsbad, California. Se organizaron dos grupos de mujeres saludables. Un grupo disfrutó de unas vacaciones en un spa, sin ninguna interrupción. El otro grupo asistió a un programa dirigido por Deepak que incluía meditación y una variedad de tratamientos ayurvédicos. Al final de la semana todas reportaron sentirse mejor, lo cual establece que la mayoría de la gente se encuentra en hiperactividad simpática, pues el simple hecho de salir de vacaciones por una semana mejoró su sensación de bienestar.

Del mismo modo, hubo mejoras en la actividad genética en ambos grupos, incluyendo las vías químicas que detonan la inflamación y la respuesta al estrés. Hubo también, gracias a la meditación, un efecto en los telómeros y en los genes que protegen. Esto ocurrió en el grupo de meditación entre los participantes más experimentados. El hecho de que tomara tan sólo una semana obtener resultados que empezaban a ser significativos, apunta hacia la conclusión de que les estás haciendo bien a tus células en cuanto empiezas a meditar y que la práctica debe ser regular y duradera.

Estamos incentivados por la manera tan sólida en la que la investigación de los telómeros valida el estilo de vida saludable que este libro promueve. También subraya la convicción de que a nivel genético las células se benefician directo de las decisiones conscientes de un estilo de vida. Blackburn termina su libro con un Manifiesto Telómero visionario que da prioridad a proteger nuestras células como parte de ser padres, las relaciones sociales, la lucha en contra de la inequidad de salarios y el esfuerzo global por el bien del planeta. Como todas las visiones, ésta depende de las decisiones individuales, y uno termina el libro *La solución de los telómeros* (*The Telomere Effect*) aún más persuadido de que el proceso antiedad empieza por mantener nuestras células en un estado de renovación. Si no hay nada nuevo y sorprendente que hacer, volverse más optimista sobre tu propio envejecimiento es valioso en sí mismo.

# JUEVES

## LEVÁNTATE, CAMINA, DESCANSA, DUERME

## Las recomendaciones de hoy, elige sólo una

### QUÉ HACER

Levántate y muévete cada hora si trabajas sentado frente a una computadora o si tienes un trabajo de escritorio.

Camina cinco minutos por cada hora de trabajo.

Toma las escaleras en lugar del elevador.

Estaciona tu automóvil tan lejos como puedas cuando vayas de compras o al trabajo.

Mantén la regularidad en tu rutina de sueño.

Haz de tu habitación un ambiente óptimo para el sueño (consulta la página 228).

Camina de 20 a 30 minutos todas las tardes.

Dedica 10 minutos, dos veces al día, para estar en silencio y a solas, y de preferencia meditar.

Pasa más tiempo con algún amigo o familiar que sea físicamente activo.

### QUÉ DESHACER

Intercambia 10 minutos del tiempo que pasas tumbado en el sillón mirando la televisión por 10 minutos de caminata.

Deshazte del hábito de esperar al fin de semana para reponer las horas de sueño.

Si bebes alcohol, hazlo temprano en la tarde. Ve a dormir sin alcohol en tu torrente sanguíneo.

Reemplaza el descanso de media mañana para café y galletas, con una caminata.

Camina hasta los lugares cercanos a los que acostumbras ir en automóvil.

Analiza tus excusas para no ser más activo.

La falta de sueño molesta a muchas personas, pero no puede abordarse de forma aislada. El tema de hoy se expande para incluir el ciclo completo de descanso y actividad que beneficia al cuerpo-mente. Como sociedad, hemos creado una situación de sueño que va en contra de los biorritmos que gobiernan todo el sistema. Si permaneces sentado durante todo el día y no haces ejercicio, puedes terminar "demasiado cansado para dormir", porque el ritmo de sueño y actividad ha sido trastornado. Los estudios han demostrado qué tan interrelacionadas están nuestra necesidad de dormir y la actividad física. Para mantener tu biorritmo sincronizado, deben estar presentes cuatro elementos:

*Pararse*: Tan sencillo como suena, la fisiología del ser humano depende de la gravedad. Una investigación trascendental realizada en 1930 mostró que cuando los atletas universitarios eran confinados a sus camas por dos semanas, perdían el músculo que les había tomado meses de entrenamiento conseguir. Si se paraban por tan sólo algunos minutos al día, mantenían intacto el tono muscular. También parece ayudar en la recuperación después de una cirugía, y por ello en los hospitales ya no se les recomienda a los pacientes permanecer acostados sino levantarse y caminar en la medida en que puedan hacerlo.

*Caminar*: Aunque el ejercicio ofrece más beneficios entre más intenso y frecuente lo practiques, la base de la actividad es caminar. Los estudios muestran que la brecha más grande en los niveles de actividad física, médicamente hablando, sucede entre aquellos que realizan cero ejercicio, y quienes se levantan del sillón y hacen algo, sin importar qué tan poco sea. Caminar es ahora una práctica regular para la recuperación de enfermedades serias y cirugías.

*Descansar*: Después del esfuerzo físico es necesario el descanso para recuperar los músculos y restaurar el equilibrio interno. La mayoría de la gente no tiene dificultad con esto, pues se siente exhausta después del trabajo pesado o el ejercicio. Pero apenas se está tomando con seriedad la necesidad de descanso mental. Si comparas el descanso mental con el letargo o el adormecimiento, tienes una imagen errada. Las personas que practican meditación, que entre otras cosas brinda descanso a la mente, terminan con una capacidad agudizada de alerta. La meditación no adormece la mente ni pone el cerebro a dormir; de hecho, aumenta la actividad cerebral (en ondas alfa, por ejemplo, asociadas con la creatividad), dando como resultado un estado previamente desconocido para la neurociencia: alerta relajada.

*Dormir*: Los investigadores todavía no saben por qué necesitamos dormir, excepto que es innegable que lo necesitamos. La teoría más reciente es que el sueño permite al cerebro liberarse de las toxinas acumuladas durante el día. Esto incluye, durante la etapa más profunda del sueño, remover las placas seniles que pueden causar Alzheimer. Es también durante el sueño profundo que consolidamos lo que hemos aprendido durante el día, y convertimos los recuerdos de corto plazo en recuerdos de largo plazo. Sin estas actividades, nuestro cerebro (así como el resto de nuestro cuerpo) puede dañarse por falta de sueño o mal sueño.

Analicemos esto a profundidad. Lo primero que se nota al pasar una mala noche de sueño es cansancio y atontamiento por la mañana, y a veces a lo largo de todo el día. Esto se vuelve una queja crónica para los insomnes, aunque cuando alguien dice: "No pegué el ojo en toda la noche", los estudios revelan que de hecho sí hubo episodios intermitentes de sueño, aunque irregulares y poco profundos. Si se obliga a alguien a mantenerse despierto toda la noche, por ejemplo, en una clínica del sueño, se dan trastornos más serios como la falta de coordinación motriz y falta de atención, la cual es una causa recurrente en los accidentes automovilísticos. Los desequilibrios químicos empiezan a mostrarse en el flujo de hormonas, el cual tiene un equilibrio preciso de acuerdo con nuestro reloj circadiano (diario). La falta de sueño altera nuestro apetito debido a que se rompe el equilibrio entre la leptina y la ghrelina, dos hormonas que gobiernan el hambre y la saciedad.

Excepto en un laboratorio del sueño, pocas personas van más allá de perder una noche de sueño; la demanda del cerebro para dormir es difícil de ignorar. Pero la falta de sueño prolongada produce dolor de cabeza, debilidad muscular, temblores, alucinaciones y otros síntomas serios. Aunque estos efectos tan drásticos no sean experimentados, no significa que no estés sufriendo de falta de sueño. De la misma manera que con el estrés crónico y la inflamación, el hábito de falta de sueño crea problemas que se aumentan a la larga. Los insomnes tienen un mayor riesgo de ansiedad y depresión, por poner un ejemplo. Sabiendo esto, los psiquiatras advertirán a sus pacientes que sufren de depresión crónica que se mantengan al pendiente de sus horas de sueño. Esto ha demostrado ser una de las primeras señales del inicio de una depresión; del mismo modo, una depresión en sus primeras etapas a veces puede detenerse al corregir los patrones de sueño irregulares. El uso de drogas como la cocaína a menudo resulta en un sueño precario, lo cual conduce a depresión y ansiedad, avivando el deseo por más drogas, reforzando así el círculo vicioso.

En un artículo de 2003 en el periódico *Behavioral Sleep Medicine*, los autores reportaron una amplia gama de efectos psicológicos: "El insomnio era un predictor consistente de la depresión, la ansiedad, otros desórdenes psicológicos, el abuso o la dependencia del alcohol y drogas, y el suicidio, lo cual indica que el insomnio es un factor de riesgo para todas estas dificultades". Estos hallazgos tienen implicaciones más leves, como lo saben todos quienes han pasado la noche preocupándose. El artículo señala que el insomnio está asociado a una respuesta inmune empobrecida, mientras que los datos duros no fueron concluyentes con respecto a si el insomnio aumentaba el riesgo de enfermedades cardiovasculares. Los estudios del sueño tienden a ser pequeños, y la definición de insomnio es más o menos ambigua, pero es alarmante que el uso regular de pastillas para dormir conlleva un riesgo mortal (reduce la esperanza de vida). Un estudio de 2012 en Scripps Health en la ciudad de San Diego relacionó una pastilla para dormir muy popular con un riesgo cinco veces mayor de muerte prematura. Este estudio indicaba que el riesgo era tanto para los usuarios regulares como para los casuales.

Uno de los sospechosos comunes, la inflamación, también pertenece a este escenario. En un estudio de 2010 los sujetos se mantuvieron despiertos por 24 horas o más y mostraron un aumento en los marcadores de inflamación (citocina). Los resultados no eran lo bastante significativos para ser considerados clínicos —y requerir tratamiento médico—, pero es notable que estos marcadores también se incrementaron en los sujetos que durmieron sólo dos o cuatro horas. No pudo encontrarse una causa confiable de la elevación de los marcadores de inflamación, pero la especulación señala hacia "una activación autónoma de los cambios metabólicos", la cual simplificamos como hiperactividad simpática (consulta el capítulo 5). En otras palabras, el sistema nervioso simpático se estresa.

El estrés y la presión de la vida moderna mantienen el sistema nervioso simpático estimulado de manera crónica. Cuando estás dando vueltas y vueltas en la cama, incapaz de conciliar el sueño, puedes culpar a los pensamientos que tampoco dejan de girar en tu cabeza, a la tensión física o a alguna especie de respuesta detonada por tu cuerpo que se rehúsa a dormir. Pero estos síntomas diversos generalmente se pueden rastrear como una hiperactividad autonómica. La respuesta de estrés ha sido sutilmente activada, y un efecto es permanecer alerta: es parte de la respuesta a las amenazas externas. En un estrés agudo, las pupilas se dilatan, el ritmo cardiaco se acelera rápidamente, y la ola de adrenalina exige acción, ya sea de lucha o huida. La estimulación de bajo impacto de esta respuesta de estrés no es tan dramática, pero a cualquier nivel esta respuesta es la que impide que concilies el sueño. El estrés y la incapacidad de dormir forman un círculo vicioso, y si además estás estresado por tu insomnio, el efecto sólo se agrava. Nuestras recomendaciones sobre la disminución del estrés te ayudarán mucho para diluir esta conexión entre el estrés y el insomnio.

## El enfoque de "Qué hacer"

Los bebés y los niños pequeños concilian el sueño sin esfuerzo. El cansancio por actividad física hace que el sueño sea automático.

Pero la mayoría usamos cada vez menos calorías al día en actividad física. Los estudios demuestran que sentarse frente a la computadora consume más o menos 80 calorías por hora. Puedes usar de ocho a 10 calorías más si caminas por cinco minutos cuatro veces en una hora, y a la larga esto es suficiente para controlar el aumento de peso lento y gradual en las personas conforme envejecen. (A lo largo de una jornada de trabajo de ocho horas, el añadir tan sólo 10 calorías por hora significa un acumulado de 20 000 calorías por año, lo cual es equivalente a poco menos de seis kilogramos.) Los escritorios para trabajar de pie se están volviendo populares y tienen muchos seguidores preocupados por la salud. Sin embargo, el estar de pie tan sólo agrega dos calorías por hora, a diferencia de permanecer sentado.

La tendencia a consumir menos calorías aumentará en el futuro, lo cual elimina la manera más sencilla de asegurarte un buen sueño. Por lo tanto, nuestras recomendaciones se enfocan en algunos cambios básicos en tu estilo de vida que puedes adoptar para siempre. Quizá te preguntes por qué no hemos incluido la recomendación oficial estandarizada de media hora de ejercicio de moderado a pesado, de tres a cinco veces a la semana. La respuesta es el cumplimiento. Los estudios demuestran que los estadounidenses se ejercitan un poco más que en el pasado, pero quienes más lo hacen son los jóvenes, de 19 a 29 años, con una franca disminución a partir de esa edad.

El grupo menos activo es el de las personas de la tercera edad, y es necesario revertirlo. La longevidad y la buena salud en la vejez incrementan con la actividad y disminuyen en quienes se dan por vencidos y se sientan todo el día. Todas las personas saludables mayores de 70 años, e incluso más allá de sus 90, se beneficiarán de ejercicio cardiovascular suave y levantamiento de pesas ligeras. Para cumplirlo el secreto está en habituarte a tiempo. Ser regular en cosas simples como levantarse y caminar hace más probable mantener el hábito conforme envejeces. Para mantenerte mentalmente alerta se recomienda la meditación porque adquieres la experiencia de entrar en un estado de alerta relajada. Como señalamos antes, éste no es un estado de alerta adormecido ni atontado. En la alerta relajada la mente está despierta pero no estimulada. Todas las personas de cualquier edad se benefician al hacer de la meditación un hábito.

*El ambiente en el que duermes*: Aquí hay una lista que te ayudará a convertir tu habitación en un espacio ideal para dormir:

*12 pasos para obtener un buen sueño*

1) Oscurece la habitación lo más que puedas, con cortinas o persianas que bloqueen por completo la luz exterior (conocidas como *blackout*). También puedes usar un antifaz.

2) Procura que tu habitación sea lo más silenciosa posible.

3) Si compartes la cama con alguien que ronca, usa tapones para los oídos.

4) Evita usar tu cama para trabajar.

5) No mandes mensajes de texto cuando estés en la cama.

6) Mantén tu habitación fresca.

7) Apaga la televisión al menos una hora antes de irte a dormir.

8) Mantén la televisión en otro cuarto.

9) Haz que tu habitación sea lo más reconfortante posible para los sentidos, con colores y esencias. Debe ser el espacio de tu casa que asocies con la relajación.

10) Compra un colchón cómodo con suficiente apoyo para la espalda. Para la mayoría de las personas resulta mejor si es firme.

11) Usa almohadas hipoalergénicas.

12) Lava las sábanas con frecuencia para eliminar el polvo.

Lo más importante es la oscuridad total, de preferencia absoluta. Hay una razón fisiológica para esto. La glándula pineal, la cual está escondida muy adentro en el cerebro, es crucial para el sueño profundo porque es sensible a la luz. Mientras duermes, la actividad de tu cerebro fluctúa, y al final de siete u ocho horas vas despertando por oleadas. No estás consciente de estar despierto hasta que la última ola te saca del sueño. Sin embargo, si tu habitación está iluminada con luz de día, tenderás a despertarte demasiado pronto en una de esas oleadas. Esta interrupción puede ser muy sencilla de superar: entierras tu cabeza en la almohada y vuelves a dormir. Pero debido a que no obtuviste las siete u ocho horas de sueño *continuo*, te sentirás adormilado una vez que estés despierto. (Si eres un viajero frecuente, quizá notes lo bien que duermes en los cuartos de hotel. Esto es porque tienen cortinas que bloquean por completo la luz exterior y eso hace que la habitación sea considerablemente más oscura que el cuarto promedio.)

Bloquear el ruido externo es importante por dos razones: puede evitar que concilies el sueño y también despertarte demasiado temprano (en una de esas oleadas). Otra recomendación, además de mejorar tu ambiente, es tomar todas las noches una dosis baja de aspirina, la cual está recomendada para todos los adultos como prevención de ataques al corazón e incluso algunas formas de cáncer. Como mencionamos antes, los dolores menores que pasan desapercibidos durante el día pueden convertirse en algo muy irritante cuando te metes a la cama. Tomar aspirina ayuda a eliminar este factor que contribuye al insomnio y que a menudo es subestimado.

## El enfoque de "Qué deshacer"

Si la falta de cumplimiento es el obstáculo para nuestra lista de "Qué hacer", la inercia es el enemigo del "Qué deshacer". Los hábitos se autorrefuerzan. Si, por ejemplo, te saltas un día de ejercicio, es fácil que lo vuelvas a hacer al día siguiente. Por cada día sin ejercicio, pierdes los beneficios de esa actividad y la inercia te llevará cuesta abajo. (Como nota al pie, este patrón también se presenta con aquellos que tienen una buena vida sexual a medida que envejecen. Las personas que es más probable que tengan una vida sexual satisfactoria son las que nunca se detuvieron. El sexo se promueve a sí mismo. La falta de sexo, también.)

Creemos que evitar la inercia raramente funciona si se adopta el extenuante hábito de correr todos los días: por cada 100 personas que adoptan esta rutina, pocas lo mantendrán de por vida. Llega el día en que dejas de correr y a partir de ahí vas en una inclinada pendiente hacia abajo hasta alcanzar el nivel ocupado por los que no corren y nunca lo han hecho. El ejemplo de cepillarte los dientes cada mañana refleja lo fácil que es adoptar hábitos sencillos y poco demandantes.

A lo largo de la vida, si sigues el patrón de levantarte, caminar, descansar y dormir cada día estarás haciendo mucho por mantenerte saludable. Nuestras recomendaciones de "Qué deshacer" te invitan a evitar la lenta tendencia hacia la inercia.

Otra razón por la que la gente abandona el ejercicio es porque lo inicia para perder peso y eso no funciona. No sólo no sirve para eso, pero como el ejercicio es un esfuerzo físico, en lo que concierne a tu metabolismo puedes ganar peso porque estarás más hambriento. (Con el ejercicio exhaustivo, como correr un maratón, puedes subir de peso debido a que el entrenamiento reemplaza la grasa con músculo, y el músculo pesa más que la grasa. Por supuesto, el cuerpo más pesado de un maratonista puede verse más atractivo que el de alguien que no mueve un dedo y vive tumbado en un sillón, aunque pese menos.)

Por mucho tiempo fueron ignoradas las quejas de no perder peso, hasta que los genetistas revelaron que algunas personas están biológicamente predispuestas a incrementar su metabolismo durante el ejercicio, lo cual quema calorías, mientras que hay personas que no tienen esta predisposición. Tal como lo predeciría un punto de vista sistémico, los genes no lo son todo. Lo que comes y la manera en que lo haces también afecta el metabolismo al igual que tus niveles de estrés y las hormonas que controlan el hambre y la saciedad. Una vez más, el conjunto de causas prevalece.

Dejando el peso a un lado, incluso cuando es una de las mayores razones que motiva a las personas a ejercitarse, junto con verse más atractivas, ser físicamente activo también tiene efectos variados. En un extremo están los que obtienen el famoso *rush* del corredor, y en el otro extremo están los que se sienten demasiado cansados cuando corren. Algunas personas asocian el ejercicio extenuante y ser bueno en los deportes con un estímulo positivo. Sin embargo, no será así si odiabas la clase de educación física y nunca pudiste formar parte de un equipo en ningún deporte.

La conclusión es que la manera en la que te sientes respecto a la actividad es lo que debe guiar tus decisiones. No hay un programa de ejercicios correcto para todos. Nuestra preocupación es que cruces la frontera que separa la vida totalmente sedentaria de una activa. Nuestra solución es la fórmula: levántate, camina, descansa, duerme. Si puedes ir más allá de esto, mejor para ti. Pero pon atención en una cuestión importante. Levántate, camina, descansa, duerme no es el mínimo indispensable que te etiqueta como un holgazán, sino que es una norma saludable que puedes mantener de por vida incluso cuando el mejor delantero del equipo de futbol de la secundaria y sus amigos ya tienen una buena barriga cervecera.

# VIERNES

## CREENCIAS CENTRALES

### Las recomendaciones de hoy, elige sólo una

QUÉ HACER

Escribe cinco creencias centrales y evalúa por qué crees en ellas.

Pon en acción una de esas creencias.

Lee un poema, escritura o pasaje espiritual para inspirarte.

Ten una conversación familiar sobre las creencias centrales de cada quien.

Haz una lista de las creencias centrales que tiene tu modelo a seguir favorito.

QUÉ DESHACER

Examina tus creencias negativas y la manera en que se relacionan con el miedo y la desconfianza.

Abre una línea de comunicación con alguien que tenga valores radicalmente distintos a los tuyos.

Deja de pensar en términos de "nosotros contra ellos".

El día de hoy se trata de tus más profundas creencias, aquellas con las que te identificas desde hace mucho tiempo. Pueden tener un valor sanador o todo lo contrario, pues las creencias se convierten en ideas, palabras y acciones a las que el cuerpo reacciona. Todos nos aferramos a nuestras creencias personales y de una manera u otra estamos emocionalmente atados a ellas. Pero no todas las creencias son iguales. Algunas son sólo opiniones, asumidas y luego descartadas sin demasiado esfuerzo. Otras creencias son actitudes de segunda mano que absorbemos en el camino, por lo regular en la infancia, con base en el sistema de creencias de nuestros padres (como la religión). Los estudios demuestran que 70% de los votantes primerizos eligen el mismo partido que sus padres, y que a partir de ahí tenderán a mantener esa opinión.

Estas creencias son incidentales la mayoría del tiempo, pero a nivel más profundo tu salud y tu bienestar están fuertemente influenciados por lo que llamamos creencias centrales. Algunos puntos de vista y preguntas cruciales están enraizados en estas creencias centrales:

- ¿Es justa la vida?
- ¿Hay un poder superior en el universo?
- ¿Puede triunfar el bien sobre el mal?
- ¿Debo esperar lo mejor o prepararme para lo peor?
- ¿Mi actitud debería ser relajada o vigilante?
- ¿Estoy a salvo?
- ¿Soy amado, cuidado y apoyado por los demás, o sólo puedo contar conmigo mismo?
- ¿Soy lo bastante bueno e inteligente?

La manera en la que tu vida está conformada depende en mucho de las respuestas a estas preguntas. En estos tiempos modernos la responsabilidad de contestar estas preguntas recae en el individuo.

Ya sea que estés o no en un camino espiritual de manera consciente, has estado buscando y encontrando respuestas a estas preguntas a lo largo de tu vida. En contraste, en épocas de fe, las respuestas fijas y autoritarias eran dadas por la religión. Y henos aquí, más que preocupados por el lado filosófico de las creencias centrales, interesados en su efecto sobre el cuerpo-mente. Si te sientes inseguro en el mundo, por ejemplo, tu vida será psicológicamente distinta a la de alguien que se siente seguro, y dependiendo del tamaño de la amenaza que percibas puedes experimentar mucho mayor estrés.

Ya hemos discutido sobre la posibilidad del punto de vista de los niños, y cómo puede estar determinado a un nivel epigenético (consulta la página 163), lo cual sería inquietante si el punto de vista programado de un niño es doloroso y desalentador. Sin embargo, es casi seguro que un término familiar, *conjunto de causas*, interfiera. Formamos nuestras creencias centrales en una nube de influencias, y para un sinnúmero de personas, es una nube opaca que jamás se dispersa. Toma la primera pregunta de nuestra lista: "¿Es justa la vida?", y compara hipotéticamente la manera en la que dos personas pueden llegar a conclusiones opuestas.

La persona A ha escuchado una y otra vez que la vida es injusta, y acepta esto como una verdad. Al mirar a su alrededor, ve gente buena que es lastimada mientras gente mala triunfa y nunca es castigada. Piensa en sus experiencias, muchas veces los resultados fueron injustos: la chica que amaba y perdió, el ascenso que no le tocó a él, el trato que se vino abajo porque alguien se echó para atrás en el último minuto. Las noticias están plagadas de crímenes sin resolver y decisiones de jueces con agendas ocultas que permiten que los culpables circulen libremente. ¿Quién podría atreverse a afirmar, con tan sólo mirar la abrumadora inequidad en el mundo, que la vida es justa?

La persona B no ha llevado una vida de sueño, pero no tiene contratiempos mayores, y desde esa perspectiva la vida ha sido más que justa: ha sido abundante y generosa. Fue amada de niña, se casó con alguien a quien amaba y tomó las decisiones correctas. Sus hijos están felices y sanos. B sabe que hay horrores e injusticia en el mundo, pero su fe católica le dice que sólo Dios es el juez y que actúa de formas misteriosas. Está en nosotros aceptar que Dios creó un universo benevolente en el cual el hombre puede ser redimido de sus pecados. Esta visión abarcadora contrarresta la debilidad y la maldad de los seres humanos.

A y B mantienen creencias opuestas por todo tipo de razones, y no hay una ecuación matemática para sopesar cada influencia, pues el conjunto de causas cambia a lo largo del tiempo. No podemos preocuparnos de quién está en lo correcto, pues las creencias centrales nunca coinciden con la realidad con R mayúscula; las creencias, como dijimos antes, están basadas en la realidad personal. Sin embargo, hay creencias centrales que apoyan la salud y el bienestar y hay otras que no lo hacen. He aquí algunos factores relevantes:

*Una creencia es sanadora si...*
- Es flexible, tolerante y abierta al cambio.
- Promueve la felicidad.
- Es amorosa y gentil.
- Aumenta tu autoestima.
- No te genera estrés a ti o a los demás.
- No la usas para instigar ira, miedo o agitación mental.
- Ayuda a que estrechar tus relaciones con familiares, amigos y tu comunidad.
- Promueve una visión optimista.

Como puedes ver, usamos una definición muy amplia para la sanación, la cual está justificada por un enfoque integral sistémico. Mucha gente tiene el sentido ambiguo de que ser positivo es mejor que ser negativo, pero no estamos promoviendo el pensamiento positivo —promovemos una actitud saludable hacia uno mismo—. Una creencia central que conduce a la inflamación y al estrés es como una descarga mala a la supercarretera informativa del cuerpo. La diferencia entre la inflamación provocada por cortarte la mano y la causada por enfurecerte por una situación política o por el noticiero de la mañana, es mínima desde el punto de vista de una célula que debe lidiar con los marcadores inflamatorios en el torrente sanguíneo.

En un capítulo anterior hicimos el recuento de la maravillosa recuperación de Norman Cousins de una enfermedad potencialmente mortal. Tras convertirse en un cruzado de la conexión cuerpo-mente, Cousins tenía una historia que le gustaba contar que mostraba el poder de las creencias, sobre el cuerpo-mente. Encontró la historia en *Los Angeles Times* en 1983, sobre un brote en una secundaria de la localidad, durante un partido de futbol. Cuatro personas enfermaron y tenían síntomas de intoxicación por alimentos, y fueron atendidas por el médico que estaba presente en la cancha. Resultó que los cuatro habían tomado Coca-Cola de un dispensador de los que mezclan el jarabe de refresco con agua carbonatada.

El médico no sabía si la contaminación provenía del agua o del jarabe, y debido a que el sistema de los dispensadores usa tubería de cobre, existía la posibilidad de que la intoxicación se debiera al sulfato de cobre. Se publicó un aviso alertando a las personas que no bebieran Coca-Cola, y en pocos minutos 191 personas se sintieron lo bastante mal como para ser hospitalizadas. Cientos más reportaron náuseas y desmayos; muchos corrieron a casa a contactar a su médico de cabecera. Cousins comentó: "Si nos detenemos en esto un poco nos daremos cuenta de que los sonidos en el aire pueden traducirse en malestares físicos específicos. Esos síntomas no eran fingidos. Eran reales, y eso lo podrían testificar todos los que sintieron náuseas".

El mismo gatillo invisible puede provenir de nuestro interior creando un camino que va de nuestra creencia hasta la inflamación o el estrés o incluso síntomas de algún malestar. Nadie desea intoxicarse, ¿y entonces cómo toleramos el daño autoinducido a nuestro cuerpo-mente? Un factor es lo que los psicólogos llaman *beneficio secundario*. Éste es un mecanismo psicológico para aminorar el dolor, como una paleta que se le da a un niño después de aplicarle una inyección. Otro ejemplo es el finiquito que se le ofrece a una persona para soportar el golpe tras ser despedida de un trabajo. A primera vista, los beneficios secundarios parecen un mecanismo útil para lidiar con el dolor y la mala suerte, pero cuando son mal utilizados pueden ser tácticas de autosabotaje, parecidas a la negación.

Cuando una situación negativa dura demasiado, buscamos con desesperación una manera de lidiar con ella. La ansiedad crónica es un ejemplo perfecto. Se ha descubierto recientemente que la ansiedad es un problema serio entre los jóvenes en edades que no se asociaban antes con la ansiedad. Pero en realidad, la ansiedad puede volverse crónica en niños desde los cuatro años, y se sabe que todos los desórdenes mentales de la adultez están asociados con ansiedad en la infancia.

Tan inquietante como esto, la razón por la que la ansiedad infantil permanece escondida por tanto tiempo, incluso desde el punto de vista de los terapeutas profesionales, es que los niños están encontrando maneras de disfrazarla, incluso para sí mismos. Entierran sus sentimientos; compensan con juegos y distracciones como mirar la televisión o desplazan la atención de su miedo a otros comportamientos negativos como mojar la cama, o simplemente aprenden que mamá y papá no quieren escuchar sobre esos sentimientos. La ansiedad es intolerable cuando es cotidiana, así que la mente debe buscar una vía de escape, por más inefectiva que sea.

Mucho de este comportamiento inconsciente se convierte en hábitos mecánicos. Piensa en un hábito de autosabotaje, como odiar al partido político contrario o convertir a tu molesto vecino en un enemigo. ¿Por qué te aferrarías a esta actitud tan negativa, incluso sabiendo que no es saludable? La causa reside en que, sin pensarlo, refuerzas una y otra vez tu reacción, en lugar de sopesar lo que está haciendo por ti. Al aferrarte a la creencia que aviva tu negatividad, agravas la reacción. Pensemos en la ira como reacción. La razón por la que las personas se quedan atoradas en un comportamiento iracundo y hostil está relacionada de forma directa con las creencias centrales.

*Las creencias que te mantienen furioso*
- Tengo el derecho a actuar de la maldita forma que se me dé la gana.
- "Ellos" son malos y merecen mi furia.
- Enojarse es una manera saludable de liberarse.
- No puedo evitarlo: mis emociones me controlan.
- El enojo justificado es moralmente correcto.
- La naturaleza humana es horrible, para empezar.
- La persona que me hizo enojar es responsable, yo no.
- No lastimo a nadie cuando me enojo.
- El enojo es una manera efectiva de conseguir lo que quiero y de demostrar quién manda.

Cada una de estas creencias se justifica a sí misma. Se autorre-forzá, y entre más tiempo permanezcas aferrado a ella más raíces echará. Las creencias enraizadas se sienten parte de uno, "así soy yo: éste soy". Pero en realidad te escondes de ti mismo y la ira te lastima. Un episodio de ira es inflamatorio y estresante. Pero para ver la realidad con claridad se requiere mucha conciencia de uno mismo. La mayoría de las personas usa el enojo como arma, con la intención de atacar a los demás, actuando en defensa propia, expre-sando una frustración reprimida o alcanzando lo que quiere a través de la intimidación. (A una minoría, maestros en el acoso, tan sólo le gusta la sensación de estar enojada.) Estos beneficios secundarios se sienten tan imprescindibles —o se han vuelto condicionantes a lo largo del tiempo— que el daño verdadero que provocan se da por descontado.

No todos tienen un problema persistente con el manejo de la ira, por supuesto, pero todos tendemos a normalizar nuestros ma-los comportamientos. Por ejemplo, en una familia donde los niños ven a su padre abusar de su madre, ya sea física o mentalmente, el comportamiento aberrante se convierte en su versión de lo normal. Incluso cuando los niños de ambientes abusivos crecen y odian ese tipo de comportamiento, su riesgo de ser abusivos es mucho más alto que el promedio. Han sido demasiado condicionados al crecer en una familia en donde el abuso no era tabú. En su mente, hay una confusa huella: "Papá le pega a mamá", está al lado de: "Papá ama a mamá". La contradicción entre estas dos afirmaciones es muy difícil de resolver cuando ambas son parte de tu infancia.

El día de hoy te pedimos que tomes decisiones que traigan a la superficie estas creencias inconscientes y viejas, para examinarlas y sanarlas.

## El enfoque de "Qué hacer"

Nuestras recomendaciones de "Qué hacer" giran en torno a analizar y examinar las creencias centrales. Tus creencias poseen intrincadas raíces y sólo tú puedes desanudarlas. Algunas influencias formativas son universales, como la actitud familiar, la educación, la religión, las actitudes frente a los compañeros de un grupo y todo lo que sucede en la escuela. Pero los factores externos no explican por qué una persona puede ser tan afectada por algo que para otra puede ser intrascendente. No te pedimos que te psicoanalices, mucho menos que te juzgues por ser malo, inferior o por estar equivocado. Nuestra meta es únicamente que analices tus creencias centrales para que tengas más libertad para decidir la manera en la que llevas tu vida. La conciencia de uno mismo es una fuerza sanadora. No siempre trae sanación inmediata, pero te ayuda a dar el primer paso en esa dirección.

Una vez que veas las razones por las que te aferras a tus creencias negativas, podrás volver a entrenar tu mente-cuerpo, y con el tiempo las huellas del pasado no tendrán una influencia tan fuerte en la manera en la que piensas, sientes y te comportas. Los pasos para reentrenarte no son misteriosos y todos están bajo tu control. Siempre que sientas la presión de un pensamiento que te hace sentir tenso, enojado, culpable, avergonzado o crítico, recorre los siguientes pasos:

1) Reconoce ese pensamiento negativo y míralo.
2) Afirma: "No te necesito más. Puedes irte".
3) Si el pensamiento te recuerda cosas malas del pasado, recuérdate a ti mismo: "Ya no soy esa persona".

4) A veces el pensamiento negativo es tan insistente que no se desvanece de inmediato. Repite la afirmación del paso 3, varias veces. Recuéstate, respira profundo y céntrate. (En el trabajo, procura encontrar un lugar tranquilo para hacerlo.)

5) Continúa respirando y permite que tu atención se dirija hacia donde desee, sin resistencia. Mientras lo haces, llama a la relajación. Continúa así hasta que sientas que la tensión y la incomodidad se desvanecen.

6) Para contrarrestar el contenido del pensamiento negativo, reemplázalo con algo realista y optimista: ambos necesitan ser presentes. Por ejemplo, si el pensamiento es: "Estoy desamparado. Nunca lograré salir de esto", la creencia subyacente es de victimización y desesperanza para lidiar con los retos estresantes. Para reentrenarte a ti mismo, escribe todos los pensamientos que contrarresten esta creencia.

7) En este caso, los pensamientos realistas y optimistas pueden incluir los siguientes:

⇒ *"No estoy realmente desamparado. Si busco las soluciones las encontraré."*

⇒ *"He sobrevivido a peores crisis."*

⇒ *"Sentirme desamparado es sólo un sentimiento, no una manera confiable de juzgar la situación."*

⇒ *"No tengo que hacer esto solo. Está bien pedir ayuda, consejo o guía."*

⇒ *"Quiero sostenerme por mí mismo. Le doy la bienvenida a esta oportunidad de crecer."*

Este tipo de reentrenamiento es absolutamente crítico si queremos un cambio real y duradero. Las creencias centrales son como icebergs que muestran sólo la punta por encima de la superficie. De hecho, eso es lo que hace que la palabra *central* sea apropiada. Cuando conoces a alguien que insiste en autosabotearse, algo más profundo se gesta en la psique, como un microchip que manda la misma señal constantemente. Es sus aclamadas memorias *Nacido para correr* (*Born to Run*), Bruce Springsteen habla con inusual inocencia sobre la raíz de su impulso por convertirse en una estrella de rock. Creció con un padre que bebía mucho, un hombre melancólico que no le ofrecía apoyo ni estímulo. Springsteen cuenta que el recuerdo más vívido de su padre es que se sentaba en la cocina en total oscuridad, bebiendo y sin hablar. Springsteen dice que no escuchó a su padre pronunciar más de mil palabras durante toda su infancia.

Esta poderosa huella tuvo consecuencias de gran alcance, pero no pueden ser etiquetadas como negativas. La canción clásica de rock "Born to Run" se convirtió en un éxito icónico de Springsteen, pero revelaba sus motivaciones en la vida, de huir de un padre emocionalmente incapacitado, para encontrarse a sí mismo, para hacer algo con su talento y, por sobre todas las cosas, continuar corriendo. A la mezcla emocional, se añadió una poderosa fuente de amor que provino de su abuela. Ella perdió a su hija muy joven cuando fue atropellada por un auto al cruzar corriendo una calle. Su luto se hizo crónico y cuando Bruce llegó, ella encontró en quién depositar con intensidad todo su amor maternal.

Los padres de Bruce eran demasiado pobres y ninguno de ellos podía permanecer en casa para criar a su hijo, y la abuela se encargó de eso. Como resultado, se convirtió en un pequeño príncipe (o tirano) envuelto en un gran amor. Springsteen recuerda esos años con sentimientos mezclados, sabiendo que su abuela lo colmaba de amor, pero también alcanza a distinguir el lado obsesivo y poco realista de este recuerdo. La psique no equilibra las influencias positivas y negativas en una escala donde una predomine. En cambio, la nube de influencias se desarrolla de una manera amorfa que es difícil distinguir.

Para Springsteen el impulso de escapar era abrumador, y la música se convirtió en su salvación. Pero si regresamos al estudio de Harvard sobre el envejecimiento, se estableció que la fama y el dinero no sustituyen las relaciones cercanas y amorosas. Springsteen era incapaz de sostener una relación cercana y siempre encontraba maneras de ahuyentar a sus novias. Con una introspección considerable identifica la dinámica subyacente. Tenía una creencia central, la cual era que él no era digno de ser amado; por lo tanto, cuando alguien se acercaba demasiado, él se retiraba, castigando a la otra persona por haber tenido la osadía de amarlo.

Atrapado en este nudo emocional, Springsteen descubrió la contradicción: aquello que lo sanaría, el amor, era lo mismo que temía y rechazaba. Se sometió a una psicoterapia intensiva, y tuvo la fortuna de casarse con una mujer que "lo puso en forma", tal como él lo dice. En otras palabras, lo amó lo suficiente para evitar ser alejada. Requiere de verdadera valentía deshacer la creencia central de no ser digno de amor. A menudo, lo que está involucrado es una experiencia formativa en la que las personas que se supone que deben amarte, tus padres, son al mismo tiempo la fuente de tu dolor más profundo. Springsteen era en esencia un niño abandonado, a pesar de que el amor de su abuela compensaba eso de alguna manera. Por desgracia, la compensación no es lo mismo que la sanación. Hoy, 75 años después, y aún con la necesidad de desarrollarse artísticamente y como ser humano, Springsteen ha transitado por el camino del autoconocimiento, pero la profundidad del abuso emocional de su infancia le ha provocado episodios de depresión severa.

¿Qué podemos aprender en esta historia, aparte del hecho de que viene de una celebridad? Para nosotros, la historia refuerza los puntos que hemos estado haciendo sobre la forma en que funciona la sanación. Entre más pronto enfrentes tus heridas del pasado, mejor. Huir y negar sólo sirven para aliviar las cosas en el momento, pero son obstáculos para una sanación duradera. Sin embargo, con suficiente autoconocimiento la sanación siempre es posible, empezando por la creencia de que deseas sanar y lo mereces.

## El enfoque de "Qué deshacer"

En lo que respecta a las creencias centrales, hacer y deshacer están unidos. Nadie escapa a la trampa de las creencias centrales, y cuando buscas sanar, hay antiguas huellas que deben borrarse para que las nuevas creencias encuentren lugar. El reentrenarse requiere desentrenarse. Para empezar el proceso debes soltar, lo cual es el punto de nuestras decisiones de "Qué deshacer". Las creencias dañinas no son unidimensionales. Tienen consecuencias en tus células y quizá hasta en tu epigenoma; son significativas para tu nivel de estrés e inflamación; dictan tus reflejos, y al final están entretejidas de manera invisible en tu ánimo, emociones e incluso en tu mirada acerca de la vida.

Ésta es un área en la que necesitas comprometerte para una transformación interna. Las técnicas conscientes y la meditación abren el camino hacia el desapego y el conocimiento de uno mismo. Empiezas a identificarte con un nivel de la mente que no necesita ira, miedo, estrés, sentimientos agitados ni drama permanente. Al experimentar un estado en el que estas cosas no existen, empezarás a preguntarte de manera natural por el otro estado, en el que un sinnúmero de personas permanece atascado, en el que la ira, el miedo, el estrés, los sentimientos agitados y el drama permanente son comunes, o simplemente se asumen como normales. Abrirte a un estado más elevado de conciencia es un trabajo de toda la vida, y las creencias centrales son sólo un aspecto. Pero son muy útiles como ejemplo de la manera en la que ser atraído por el bien se iguala a ser alejado por el mal.

Lo que te pedimos que deshagas es la rigidez, la cerrazón mental, los hábitos mecánicos, las creencias desgastadas, las actitudes que producen estrés para ti y para los demás, y los pensamientos de nosotros-contra-ellos. Esto sólo puede deshacerse adquiriendo conciencia de ti mismo.

Siendo totalmente francos, la conciencia de uno mismo tiene sus detractores y escépticos. La sociedad funciona sobre el axioma: "Lo que no conoces no puede hacerte daño". A pesar de las docenas de razones por las que esto no es verdad, la inercia nos mantiene atorados; el miedo a mirar el lado oculto de nuestro comportamiento promueve la negación. Con estas defensas a todo vapor, es fácil creer que entre más conciencia de nuestros problemas, sólo obtendremos más dolor. No hay duda de que si la sanación tiene que ver con escarbar los dolores del pasado, muy pocas personas querrán hacer el esfuerzo. Pero un esquema más amplio no es así. Una vez que te das cuenta de una creencia dañina, el dolor que regresa no es igual al original: esta vez puedes reflexionar al respecto y atenderlo de manera consciente. El dolor que te controla es mucho peor que el dolor que tú controlas. Por otra parte, la experiencia de estar en paz, libre de dolor, aceptándote a ti mismo, es placentera y te motiva a mantenerte en el camino de la sanación.

Hay un sinfín de posibilidades para creer en esto o en aquello, pero consideramos que un factor particular conjuga todas las creencias negativas: juzgarte. Hacerlo es tan doloroso que las personas harán casi cualquier cosa para escapar a la culpa y la vergüenza que produce el juicio a uno mismo. Cuando Bruce Springsteen descu-

322 SANA AHORA: PLAN DE ACCIÓN DE SIETE DÍAS

brió que en el fondo estaba castigando a las mujeres de su vida por atreverse a amarlo, tocó la fibra de uno de los más inquietantes tipos de autocrítica. La autocrítica no tiene que ver con cómo actúas, piensas, sientes o te comportas. Está dirigido hacia el centro de quien te consideras ser, hacia tu identidad.

Lo que crees de ti mismo tiene efectos tanto positivos como negativos. Si en el fondo crees que: "Debo ser exitoso a toda costa", tendrás una poderosa motivación, lo cual es positivo. Pero si crees que el éxito involucra un comportamiento despiadado, egoísta y dañino, tu motivación está desfigurada por la creencia de que tú eres el tipo de persona que no tiene más remedio que ser despiadada, egoísta y dañina. Esto es lo que significa que tus creencias te controlen, en lugar de que sea al contrario. "Estoy aquí para tener éxito. No necesito que nadie me ame", es una defensa en contra no considerarte digno de amor. Otras formas de autocrítica están también involucradas, como: "Tengo que cuidarme porque nadie más quiere hacerlo" y "No quiero que nadie vea lo débil que soy en realidad, así que me mantengo a la ofensiva".

El amor es algo que todos queremos dar y recibir, hasta que los juicios hacia uno mismo comprometen este deseo. Hay cuatro creencias centrales que sanan la autocrítica:

- Soy amoroso y digno de amor.
- Soy valioso.
- Soy confiado, seguro y estoy a salvo.
- Estoy satisfecho.

Ya posees creencias centrales en estas cuatro áreas de amor, seguridad, valía y satisfacción. Pero para la mayoría de las personas hay confusión y compromisos que bloquean los sentimientos puros que deberían encontrarse ahí naturalmente. A través de la conciencia de ti mismo puedes alcanzar la claridad para encontrar el nivel de la mente en la que el amor, la valía, la seguridad y la satisfacción pueden experimentarse de manera directa sin asomo de duda. Cuando estás en paz después de la meditación, por ejemplo, no hay autocrítica. Lo mismo sucede cuando estás recién levantado en la mañana o justo antes de quedarte dormido por la noche. En todas esas instancias, tu ego, junto con todas aquellas creencias que refuerzan el "yo, mí, me, conmigo" se han retirado, pero no así tu conciencia. Estás experimentando el despertar a un ritmo sostenido. Hablaremos más de este despertar el domingo, el día dedicado a la evolución (consulta la página 253). Por ahora, sólo queremos que sepas que desprenderse de la autocrítica no tiene que convertirse en un asunto gigante; despertar es el estado más sencillo y natural.

Si te miras al espejo: ¿en dónde estás parado con respecto a ser amado, amar, sentirte valioso, seguro y experimentar satisfacción interior? Mucha gente aceptaría que sufre carencias en todas estas áreas, pero no sabe qué hacer al respecto. Primero, date cuenta de que nadie nació con creencias centrales. Los temas de amor, valía, seguridad y satisfacción evolucionan a medida que la vida transcurre. La sociedad ofrece una guía poco confiable, así que las creencias centrales se deciden a un nivel privado que confronta las emociones, y al ser superior le provee visión, significado y propósito. Las emociones jalan hacia arriba y hacia abajo, y para todos lados. El ser superior siempre nos regresa a nuestro centro.

Por lo tanto, la estrategia para sanar tus creencias centrales reside sólo en el ser superior. *Superior* implica muchas cosas, pero no debería significar que está fuera de alcance. Pronto discutiremos esto más a fondo. Por ahora sólo quiero decir que encontrar amor, valía, seguridad y satisfacción es un proceso. Si inicias este proceso, encontrarás estas cosas dentro de ti. No es cuestión de batallar y luchar. Tu ser superior quiere darte lo que tu corazón desea. Con esto en mente, sanar tus creencias centrales es cuestión de conectarte con tu verdadera naturaleza. ¿Qué podría ser más inspirador?

# SÁBADO

## NO LUCHAR

### Las recomendaciones de hoy, elige sólo una

QUÉ HACER

Toma una actitud permisiva.

Acércate a una situación sin resistencia.

Actúa con gracia.

Comparte una responsabilidad.

Fomenta áreas de fluidez.

QUÉ DESHACER

Deja de resistirte donde no necesitas hacerlo.

Deja que alguien más se salga con la suya.

Ayuda a reducir un conflicto.

Retira obstáculos del camino de alguien.

Favorece la cooperación en lugar de la competencia.

"Sin conflicto" no es un término familiar, pero lo estamos usando para abarcar tres cosas que son familiares: rendirse, aceptar y fluir. *Rendirse* es dejar ir las ataduras, ya sea por un dolor o atadura negativa, por un deseo que jamás se hizo realidad o por una atadura positi- va. Si las ataduras te mantienen atorado en algún lugar, no importa si son positivas o negativas. *Aceptar* es asumir que la realidad nunca se equivoca. En la vida humana la realidad es dinámica y cambiante. Hacia donde se mueva, ésa es la dirección que prevalecerá incluso si nos resistimos pensando que la dirección es la equivocada. *Fluir* tiene que ver con acercarse a la vida como a un suave arroyo de eventos autodirigidos.

Cuando la rendición, la aceptación y la fluidez se unen, llevas una vida en la que no luchas. Planteado como fórmula, esto suena muy atractivo, pero la sociedad impone un sistema de valores que se inclina con fuerza hacia otra dirección. La sociedad nos enseña, especialmente en el Occidente, que rendirse es lo que sucede cuando pierdes una batalla. Aceptación es resignarse a que no sucederá lo que quieres, y debes conformarte. Fluir es lo que hace un río, no lo que se necesita para encarar la dura realidad de la vida.

Un sistema más amplio de creencias reside detrás de estas connotaciones negativas, el cual insiste en que la lucha es necesaria para sobrevivir. Una vida llena de batallas tiene un origen mítico en el Antiguo Testamento, en la Caída de Adán y Eva. La Caída vino cuando Eva persuadió a Adán a comer la fruta del árbol del conocimiento. De pronto, los primeros humanos conocieron la vergüenza de su desnudez y fueron castigados por el pecado de la desobediencia a Dios. La Caída fue un evento catastrófico —Dios castigó a Adán y a Eva expulsándolos del Paraíso y condenándolos a una vida de penas y sufrimientos—.

Dejando a un lado las implicaciones religiosas, la historia de la Caída explica la condición humana, y es ahí en donde reside todavía la decisión de luchar o no luchar. En el fondo todos nos aferramos a creencias que nos dicen cómo es la vida y cómo debería ser. La última frase es importante, porque si la vida "debe ser de esta manera" no tenemos poder para cambiarla. Considera los tres índices de felicidad utilizados por la organización Gallup para medir el bienestar (consulta la página 154): el sufrimiento, las batallas y la prosperidad. Hay, sin duda, un inmenso sufrimiento en el mundo, pero no es lo mismo a decir que *debe* haber sufrimiento en el mundo. No, a menos que tu sistema de creencias te lo diga.

El día de hoy te pedimos que examines tu conexión con las luchas como algo que tienes que aceptar. Irónicamente, la gente que participa en una lucha de por vida, ha aceptado y se ha rendido a su manera; aquello frente a lo que se rinde y acepta es la creencia de que el conflicto es inevitable. Una visión del mundo opuesta es algo parecido al budismo, el cual sostiene que el dolor y el placer están inevitablemente conectados y, por lo tanto, la manera de superar el sufrimiento es dejar de participar en el ciclo de placer y sufrimiento. Para lograrlo, una persona busca y encuentra un nivel de conciencia que es eternamente el mismo, eternamente tranquilo, e inalterado por la imparable actividad mental.

Esta visión del mundo que abre las puertas hacia un camino en el que no hay que luchar también tiene su propio "debería": el buscador debe ser consciente, alejarse de la búsqueda del placer, enfocarse en la expansión del autoconocimiento y aceptar que es posible llegar a un punto en el que cesa la lucha. La razón por la que la mayoría de las personas no alcanza este objetivo no es un misterio: es demasiado difícil seguir los "debería" que esto implica. Dejemos a un lado las enseñanzas del budismo. Desde una perspectiva cotidiana, la gente quiere dejar de luchar. No hay necesidad de una doctrina o enseñanza superior: la experiencia llana de golpear tu cabeza contra la dura realidad es suficiente motivación.

Primero es necesario un momento de búsqueda espiritual. Piensa en un aspecto de tu vida personal en el que luches mucho. Aquí están las áreas principales en las que debes fijarte:

- Luchar contigo mismo.
- Luchar en tus relaciones.
- Luchar para mejorar tu vida en el aspecto material.
- Luchar con el mundo y las fuerzas externas.

Tus batallas, grandes o pequeñas, caerán en alguna de estas cuatro categorías, y si continúas buscando te vendrán a la mente más ejemplos. Una persona atrapada en las garras de las adicciones o la depresión está en el extremo de una lucha consigo misma: la lucha está "aquí dentro". Otra persona que procura resistirse a los ataques de ira o que quiere cumplir con sus ideales religiosos (como resistirse a la tentación, por ejemplo) experimenta el punto medio de una lucha personal. Alguien que tiene un alto grado de aceptación por sí mismo y se valora mucho experimenta luchas menores, como mantener un peso deseable o conservarse joven. En resumen, no hay una vida que no tenga áreas en las que se luche, incluso cuando alguien encaja con la categoría de bienestar de Gallup.

Debido a que hay tantas formas en las que los conflictos pueden manifestarse, la gente no se fija en lo que más importa: ¿esta lucha es necesaria? Sin poner atención a la pregunta, la gente continúa viviendo como si la respuesta fuera afirmativa. Lucha porque siente que debe hacerlo. Para darnos cuenta de cómo funciona, consideremos la siguiente lista, la cual devela las actitudes psicológicas detrás de las batallas cotidianas.

*¿Por qué continuamos batallando?*
- No veo la salida.
- Estoy en un mal lugar emocionalmente (deprimido, ansioso, desamparado).
- Me siento confundido y en conflicto conmigo mismo.

- La situación es complicada.
- He tomado malas decisiones con las que estoy atorado: no puedo regresar el tiempo.
- Ha sido así desde que lo recuerdo.
- Estoy demasiado asustado para luchar contra esto.
- No soy yo: la vida es dura.
- Estoy demasiado involucrado: me siento abrumado.
- Alguien más está en control de la situación.
- No tengo a nadie que me apoye.
- Me lo merezco.

Éstas son las racionalizaciones más comunes para involucrarse en un conflicto o un sufrimiento. Si te encuentras en una situación crítica que pone a prueba tu habilidad para lidiar con las cosas, como un mal divorcio o declararte en bancarrota, todo en la lista puede llegar a pasar por tu mente en algún momento. Haz pausa por un instante y regresa mentalmente a ese momento difícil de tu vida. ¿Puedes identificar las cosas en esta lista que te mantuvieron atorado e incapaz de moverte? La racionalización es poderosa porque hay un aspecto de "debería" en ella; de otra manera, encontrarás el camino hacia la salida en lugar de perder el tiempo y la energía racionalizando en por qué estás atorado.

No estamos diciendo que tú o alguien más debe ser culpado por tus conflictos. Algunas situaciones son inevitables y las fuerzas eternas son siempre un factor. Cuando te despiden de un trabajo, tener que cuidar a un padre con demencia, lidiar con un adolescente que usa drogas: la vida conlleva un sinnúmero de pruebas. Pero tú incrementas tus dificultades al agregarles un "debería". Alcanzar un estado en el que no se lucha es lo mismo que erradicar el "debería" de tu visión del mundo.

## El enfoque de "Qué hacer"

La vida fluye si eliges permitírselo: éste es el tema central de las recomendaciones de "Qué hacer" del día de hoy. El cuerpo-mente está diseñado para fluir sin obstrucciones. La información se mueve por todas partes libremente; los procesos están interrelacionados; el mismo propósito —vivir y prosperar— está en cada célula. Cuando el flujo es obstaculizado, el cuerpo-mente se enfrenta a una resistencia. Ésta es una situación interna: decidimos, por la razón que sea, aceptar la necesidad de lucha. Una vez que el "debería" está en su lugar tiende a volverse viral. Tu actitud infecta a quienes están a tu alrededor, y debido a que el "debería" insiste en asentarse, las situaciones reflejan tu mundo interior.

Del mismo modo, si confías en que la vida puede cuidarse a sí misma, lo cual es el fundamento de cada célula en tu cuerpo, la realidad exterior empezará a conformar tu mundo interior. El optimismo, las concesiones, la no resistencia, la tolerancia, la aceptación de ti mismo, también pueden hacerse virales. Este fenómeno sólo puede atestiguarse si se pone a prueba. Los sociólogos ya lo han hecho, de cierta manera. Una de las mayores bases de datos para las decisiones de estilo de vida es el Framingham Heart Study, que inició en 1948 con 5 200 residentes del poblado de Farmingham, en Massachusetts. Aunque el objetivo principal del estudio era la salud cardiovascular, los datos duros que arrojó revelaron un descubrimiento inexplicable.

El riesgo general de una persona de tener un ataque al corazón incluye sus antecedentes familiares. Alguien criado en una casa en la que se fuma, con un estilo de vida sedentario, obesidad y cosas por el estilo, es más propenso a tener un estilo de vida similar. Del mismo modo, si alguien pertenece a un círculo de amigos en el que se fuma, no se hace ejercicio y hay obesidad, las probabilidades de que siga este estilo de vida se incrementan. Pero la parte inexplicable interviene con los amigos de los amigos. La tendencia de tomar ciertas decisiones de estilo de vida como fumar aumenta fuera del círculo de personas que conoces. Por ejemplo, si tus papás fuman, tú fumas y tus amigos fuman, hay un mayor riesgo de que la gente que tus padres y amigos conocen fume también, aunque nunca la hayas conocido. En otras palabras, el hábito puede volverse viral.

Como también hay hábitos buenos, es fácil darte cuenta de que si creciste en una familia amorosa, lo cual reduce tu riesgo a tener un ataque cardiaco, serás amoroso y tendrás amigos amorosos y, de alguna manera, *sus* amigos serán también amorosos. Esto es lo que la información de Farmingham Heart Study indica, aunque no conocemos la explicación. Nuestro punto es que si tu actitud es de aceptación, rendición y permitir que las cosas fluyan, el efecto puede ser viral. La realidad a tu alrededor te planteará menos conflictos.

Para demostrar que esto es posible, debes ponerte a prueba con la lista de "Qué hacer". Si el día de hoy te encuentras en una situación que te pide a gritos que intervengas, te involucres, tomes el control, asumas la responsabilidad total, les digas a los demás cómo comportarse o algo por el estilo, enfréntala como la oportunidad perfecta para ver si puede fluir hacia una buena resolución sin tu intervención. Incluso si el resultado no es perfecto, te sorprenderá lo bien que funciona no luchar. La fluidez es un fenómeno real, y entre más te convenzas de ello más te darás cuenta de que no es necesario el "debería" detrás de todas tus batallas.

# El enfoque de "Qué deshacer"

Si la fluidez es un fenómeno real, ¿por qué no lo vemos en acción en todo momento? Porque creamos una resistencia interna y barreras para controlar la vida. No podemos culparnos por este deseo. Es parte de nosotros hacer lo que sea necesario para sobrevivir, y en nuestro acelerado mundo la mayoría de nosotros vive a un nivel de hipersobrevivencia. Sea realista o no, queremos controlar el mundo que nos rodea. Las recomendaciones de "Qué deshacer" del día de hoy se enfocan en darte cuenta de tu resistencia en el momento en que sucede. Específicamente, estás deteniendo el flujo cuando:

- Le generas estrés a otra persona o a ti mismo.
- Insistes en que estás en lo correcto y que los demás están equivocados.
- Te resistes a hacerlo de otro modo que no sea el tuyo.
- Eres crítico y sentencioso.
- Te niegas a escuchar las voces externas.
- Humillas a alguien en público.
- Impones tu moral.

El día de hoy vigila la manera en la que estos comportamientos te desajustan en el trabajo, las relaciones o la vida familiar. Todos justificamos nuestro comportamiento, así que tal vez sea más fácil observar el de otras personas que actúan de este modo. A partir de ahí puedes reflexionar sobre tu manera de actuar. Por ejemplo, si algo tan trivial como discutir por una película o un programa de televisión se convierte en un "Yo estoy bien" contra un "No, tú estás mal", el jaloneo necesita de dos para existir.

Cuando te des cuenta de que bloqueas la fluidez, detente y apártate del camino. Esto quizá signifique irte de ahí o al menos modificar tu conducta. En la sabiduría tradicional universal la realidad exterior imita la interior. Cuando aceptes que cada situación es una reflexión de ti mismo, podrás eliminar los obstáculos y dejar de resistirte, y después observar si la situación externa se modifica.

## "La vida puede cuidarse sola"

Si el cuerpo-mente ha evolucionado para cuidarse a sí mismo de maneras incontables y exquisitas, ¿es igual para todo? La pregunta apunta en dirección a lo espiritual. ¿Somos tan especiales? En las tradiciones espirituales de Oriente y Occidente, la respuesta es que sí. Al enseñar que el alma o el ser superior son reales, una larga línea de sagas, santos y guías espirituales ha afirmado algunas verdades básicas:

- Nada es azaroso. Toda experiencia es parte de un proyecto mayor.
- El gran proyecto está inserto en la conciencia.
- Todos estamos conectados al gran proyecto, lo sepamos o no.
- Para entender a qué parte del gran proyecto perteneces, debes expandir tu conciencia.

No importa cómo definas "el gran proyecto", estas enseñanzas están totalmente ausentes en la sociedad secular. Ni el Plan de Dios, ni la redención del alma, ni el karma, ni el nirvana encajan en el modelo secular moderno. Dos visiones del mundo chocan, y las repercusiones recaen en la vida cotidiana. Desde el punto de vista espiritual, los seres humanos somos especiales en el universo, el cual está gobernado por una mente cósmica; en la visión secular científica, los humanos son una mota de polvo en el negro vacío del espacio exterior, y existen en el mismo nivel que los átomos de hidrógeno o la Vía Láctea, como producto de las probabilidades azarosas después del *Big Bang*. No hay puntos medios entre estas dos opciones: es una o la otra.

Esto es verdad de manera abstracta, pero en la cotidianidad la gente nada en dos aguas. ¿Qué tan a menudo escuchas estas afirmaciones?

- *No existen los accidentes.*
- *Nada es una coincidencia.*
- *Todo sucede por una razón.*
- *Ten cuidado con lo que deseas.*
- *No hay acción buena que quede sin castigo.*
- *Cosecharás lo que siembras.*

Puedes creer en cualquiera de estas cosas y también en que quedar atrapado en el tráfico es accidental. Nuestra mente habita ambas realidades y pasa de una a otra a placer. Cuando alguien dice: "Todo sucede por una razón", la implicación es que hay un patrón oculto en los eventos de cada día. Este patrón oculto se alcanza a entrever sólo de vez en cuando. En la actualidad, la mayoría conoce el término *sincronía*, el cual les otorga significado a las coincidencias. Freud, científico y ateo comprometido, no creía en los poderes superiores, el alma, las experiencias espirituales o la sincronía. Su rebelde acólito, Jung, quien inventó el término *sincronía* (definido como dos eventos que están conectados de manera significativa pero no tienen relación causal), nunca pudo persuadirlo.

Esta cita proviene del sitio de internet de Physics Forum:

> La primera crisis real en su amistad fue en la primavera de 1909, a partir del siguiente incidente. Jung visitó a Freud en Viena y le pidió su opinión respecto a la precognición y la parapsicología. Pero Freud era demasiado materialista y rechazó estos asuntos de una manera que molestó a Jung. Luego sucedió algo extraño. Cuando Freud estaba por retirarse, Jung sintió un ardor en su diafragma y se escuchó un sonoro chasquido que provenía del librero a su lado. Cuando Jung le dijo a Freud que ése era un perfecto ejemplo de un fenómeno paranormal, Freud continúo negándolo. Entonces Jung predijo que en ese momento se produciría otro sonido. Y estaba en lo correcto; se escuchó un segundo chasquido proveniente del librero. Freud estaba desconcertado y este incidente le hizo desconfiar de Jung.

¿Qué sucedió realmente aquel día? La frontera entre la sincronía y lo paranormal ha sido siempre borrosa, pero el asunto principal es éste: ¿nuestra mente afecta la realidad exterior? Las personas se responden en silencio cuando creen en cosas como: "Cuidado con lo que deseas". Para aceptar plenamente que la realidad interior y la exterior están conectadas, no asumes creencias como éstas:

- Dios siempre está escuchando.
- Vivimos en un universo consciente.
- La mente humana es un reflejo de la mente cósmica.
- Todas las oraciones son escuchadas.
- Si lo deseas con suficiente fuerza, los sueños se convierten en realidad.

Así que en la vida cotidiana hemos dividido nuestras lealtades. Al aferrarnos incluso a la más minúscula creencia de que el mundo exterior refleja nuestro deseo interior, puedes poner la verdad a prueba. En este capítulo hemos planteado como real y verdadero no luchar. A pesar de todos los conflictos que ves a tu alrededor, ninguna *debería* existir. Ésta puede ser una de las cosas más profundas que haya que comprender para elevarse hacia una conciencia más alta. Puedes experimentar no luchar siguiendo tu propio camino. En primer lugar, la división entre el interior y el exterior nunca ha existido. La manera exquisita en que funciona el cuerpo-mente como un todo de hecho nos dice que la vida puede cuidarse a sí misma. No se necesita más prueba que esa. Suena idealista decir que alguien está en un viaje para alcanzar una conciencia superior, pero la verdad es más humilde. El viaje nos lleva a un estado de confianza, aceptación y fluidez que sostiene cada célula.

# DOMINGO

## EVOLUCIÓN

## Las recomendaciones de hoy, elige sólo una

### QUÉ HACER

Mantén los ojos abiertos para encontrar la sincronía (coincidencias significativas).

Mejora tu narrativa cotidiana.

Busca una oportunidad para ser compasivo.

Expresa el amor y el aprecio abiertamente.

Sé generoso de espíritu.

### QUÉ DESHACER

Resístete a la voz del miedo.

Si te descubres esperando lo peor, aléjate de esa expectativa y permanece neutral.

Si tienes pensamientos negativos que regresan una y otra vez, pregúntate si de verdad te sirven o si son una reliquia del pasado.

Si te sientes alterado emocionalmente, encuentra un lugar tranquilo para calmarte y centrarte.

Busca la compañía de personas que te inspiren y te levanten.

El domingo es un día adecuado para reflexionar sobre tus más altos valores. Todos tenemos aspiraciones. Todos queremos una vida llena de significado y propósito. El resultado de estos deseos requiere décadas para manifestarse. Sin embargo, los que llegan a la tercera edad sintiéndose satisfechos disfrutarán una calidad de vida superior que quienes miran al pasado llenos de resentimiento, frustración y nostalgia, incluso si su esperanza de vida es la misma. Hemos dedicado la mayor parte de este libro a hablar de las influencias negativas de cómo el estrés y la inflamación aumentan con el tiempo. Sucede igual con el crecimiento personal. El alma madura día a día. Cuando esto pasa, la vida es un arco que se eleva del nacimiento a la muerte. Y entonces, ¿cómo se puede convertir en realidad esta visión?

Todo nuestro enfoque al cuerpo-mente como sistema integral ha florecido en un estilo de vida sanador que traerá beneficios de por vida. El paso final es mirar la vida como un sistema integral. Para que esto suceda necesitas una visión abarcadora. La religión provee dicha visión. Piensa en las afirmaciones que puede hacer un fervoroso creyente y que apliquen para todo en la vida:

- Todo está en manos de Dios.
- La fe me sostiene.
- Dios es todo misericordia.
- Cosecharás lo que siembres.
- El hombre propone y Dios dispone.

Éstas son afirmaciones de fe abarcadoras, y si te adhieres a ellas toda tu vida será dirigida de maneras distintas a las de un ateo acérrimo. El ateísmo se rige por otro grupo de afirmaciones abarcadoras:

- El universo se rige por eventos azarosos.

- Los milagros son ficticios.
- La religión es una superstición irracional.
- Las decisiones deben basarse en la razón y la lógica.

Es fácil ver que un acercamiento a la vida como sistema integral es más común de lo que supones a primera vista. Dejando a un lado las cuestiones religiosas, mucha gente dice cosas como: "La familia lo es todo" o "El éxito es 10% inspiración y 90% transpiración". ¿Hay algo similar que aplique a la sanación? ¿Puedes colocarte por encima del día a día y mantener una visión abarcadora que aplique a la vida misma?

La visión más exitosa que embona en todo esto es la evolución, una teoría que integra toda forma de vida, desde organismos unicelulares y algas (ambas de miles de millones de años) a un bebé nacido en un hospital, hasta a ti mismo, leyendo esta frase. Si puedes evolucionar de manera personal a lo largo de tu vida, habrás adoptado una visión abarcadora. Nuestras recomendaciones para el día de hoy se enfocan en tu crecimiento/evolución personal y la manera de maximizarlos. Para empezar, deja a un lado la evolución darwiniana que se reduce a la supervivencia y no supervivencia de las especies, lo cual implica grupos muy grandes. El darwinismo explica por qué el tigre dientes de sable surgió de ancestros primitivos y finalmente declinó hasta quedar extinto. Pero el darwinismo no dice nada sobre un solo dientes de sable como individuo.

Esto es porque la supervivencia y la extinción se rigen por las mutaciones genéticas que se esparcen en una población determinada de plantas o animales. Si la mutación ofrece una ventaja de supervivencia, se mantiene en la especie. Los seres humanos escapamos hace mucho a este esquema. En lugar de que el más fuerte físicamente sobreviva, cuidamos a los más débiles (a través de programas de salud y jubilaciones, por ejemplo), y competir por una pareja no se reduce a un combate físico. Un poeta tiene las mismas oportunidades de ganar la mano de su amada que un fisicoculturista. Existen muchos argumentos respecto al cómo y por qué el *Homo sapiens* evolucionó, pero no entraremos en este tema (una sección completa de nuestro libro *Súper genes* abarca este tema). Para sanar, sólo un punto de vista es crítico: la evolución personal del individuo. La evolución individual está sucediendo ahora mismo. Hemos presentado la validación de este punto con la epigenética, la cual ha demostrado de qué manera las experiencias a lo largo de la vida dejan marcadores que afectan la actividad genética. Algunos investigadores incluso afirman que los marcadores epigenéticos de la madre y el padre pueden establecer, en su bebé, el punto de vista de cómo funciona la vida (consulta la página 163).

Estas pistas apuntan en la dirección correcta, del mismo modo que la evolución del cerebro humano. Tradicionalmente se considera que el cerebro se divide en tres partes, de la más antigua a la más reciente. Podemos visualizar el cerebro tripartita como una mansión inglesa que, en este caso, aloja la mente. Hay mucha actividad en la mansión, y cada uno de nosotros es el caballero o la dama vigilando a los sirvientes, los cuales corresponden a cada región de la casa. En el piso de abajo está el cerebro más antiguo, el reptiliano o inferior, el cual tiene alrededor de 500 000 millones de años. Está organizado alrededor de los instintos de supervivencia como huida o lucha, el impulso de aparearse, e instintos que surgieron primero en peces y reptiles primitivos. En el piso intermedio está el sistema límbico, el cual se organiza alrededor de las emociones y los vínculos afectivos. Surgió hace 250 millones de años con los primeros mamíferos, los cuales, hasta donde sabemos, eran capaces de sentir algo parecido a las emociones humanas (por ejemplo, los elefantes se lamentan por sus muertos y las marsopas ayudan a sus enfermos y heridos). De alguna manera el sistema límbico adquirió la habilidad de recordar las experiencias placenteras y dolorosas, y a partir de ahí surgió nuestro deseo de repetir las placenteras y evitar las dolorosas.

En el piso superior se encuentra la región más reciente del cerebro, el córtex, donde los sirvientes de élite esperan al caballero o la dama de la mansión. Todo lo que pensamos y decidimos se maneja aquí. El córtex rodea el cerebro como la corteza al árbol (*cortex* es la palabra latina para "corteza"). Cuando estás sumido en tus pensamientos, frunces el ceño y, extrañamente, las arrugas, los canales y las ranuras, cambiaron al *Homo sapiens* en pensador. El córtex de las ratas y ratones es liso. En los gatos es ligeramente irregular y las ranuras empiezan a aparecer en los primates. Las especies evolucionadas, como los primates superiores y los delfines, tienen ondas y arrugas más profundas y complicadas. Pero nada sobrepasa el origami biológico de la corteza cerebral en los humanos, el cual está doblado como un intrincado mapa que corresponde a la riqueza de nuestra actividad mental. El lenguaje, la música y el arte suceden aquí. (¡Shakespeare y Mozart eran lo máximo!)

Afirmamos que el verdadero tú no es ninguna de estas actividades en estas regiones del cerebro. El verdadero tú es el señor o señora de la mansión que observa estas actividades: cada sentimiento, pensamiento y deseo de la mente. Lo que enlaza el cerebro superior a la evolución personal es particularmente único y sin embargo misterioso. Es su habilidad de ser consciente de sí mismo. La conciencia de uno mismo abarca el inmenso territorio entre el "¿Quién soy?" y el "Éste es el verdadero yo", entre la duda y el dominio de uno mismo. Los humanos experimentamos un desconcertante rango de imágenes autogeneradas cuando nos miramos al espejo. Al vernos, podemos adoptar una amplia gama de perfiles psicológicos, incluyendo los siguientes:

- Alguien que se basta a sí mismo, ególatra, egoísta y ciego frente a sus propias faltas.
- Alguien que duda de sí mismo, humilde, altruista y muy perceptivo de sus fallas.
- Introvertido, reflexivo, contemplativo y privado.
- Extrovertido, agresivo, competitivo y gregario.

Estas cualidades existen mezcladas de muchas maneras, y por cada una hay un polo opuesto. Existen tantas posibilidades que, de hecho, uno podría asignar un perfil único a cada persona de la tierra. Sin conciencia de nosotros mismos, traicionamos nuestra unicidad y caemos en el estereotipo y la conformidad. El hábito y el condicionamiento rebasan la conciencia. Adaptarnos para llevarnos bien se convierte en nuestra segunda naturaleza. Si estas fuerzas externas ganan, una persona puede vivir en automático, existiendo más o menos como un robot biológico.

Debido a que somos conscientes de nosotros mismos, los humanos no sólo vivimos y ya: también miramos cómo se desarrolla nuestra vida. No es posible entrar en el sistema nervioso de una ballena, una jirafa o un panda, pero de alguna manera estas criaturas tienen su propio tipo de conciencia de especie. No es sólo el parecido físico lo que hace que los tigres y los leones sean miembros de la misma familia que los gatos domésticos que acechan a los gorriones en el jardín. Están relacionados por su comportamiento, y este comportamiento se reduce a cómo perciben los gatos el mundo. Son cazadores furtivos, capaces de acechar con paciencia antes de lanzarse.

Las recomendaciones del día de hoy giran en torno a explorar tu participación única como humano en la conciencia de especie. Ésta es una gran frase, lo sabemos, pero cuando todo esté dicho y hecho, el planeta Tierra florecerá o desaparecerá dependiendo de una cosa: si la conciencia humana puede evolucionar. Si lo hace, el calentamiento global puede estabilizarse y quizá revertirse. Si no lo hace, la inercia nos llevará a un riesgo de calamidad mayor.

## El enfoque de "Qué hacer"

Para evolucionar, necesitas habituarte a notar, más allá de lo que acostumbras, hacia dónde se dirige una nueva perspectiva. Las recomendaciones de "Qué hacer" del día de hoy tienen que ver justamente con esos cambios. Una vez que te liberes de tus puntos de vista acostumbrados, todo un nuevo nivel de conciencia será posible. En este momento todos viven con una historia en la cabeza. Un buen día añade algo positivo a la historia; un mal día socava un poco la historia. Los altibajos de la vida cotidiana dependen de los temas de tu historia, como ganar contra perder, amar contra odiar, guiar contra seguir, etcétera.

Los temas con los que vivimos son bien conocidos y más o menos estandarizados pues los absorbemos de nuestra familia, amigos y sociedad.

*Cómo avanza tu historia personal*
LOS TEMAS QUE REFUERZAS CADA DÍA:

- Consciente o inconsciente
- Optimista o pesimista
- Ganar o perder

- Prosperar o batallar
- Activo o pasivo
- Hacedor o pensador
- Solitario o gregario
- Líder o seguidor
- Vigilante o relajado
- Aceptar o retar
- Dar o tomar
- Apoyar o depender
- Amar o no amar
- Atractivo o no atractivo
- Ayudar o entorpecer
- Hambriento o satisfecho
- Buscar o aferrarse
- Progreso o inercia
- Seguro o tímido
- Decidido o indeciso

La vida se vive reforzando ambos temas, el positivo y el negativo, porque le facilitan una estructura a la historia de cada persona. Sin los temas, la historia carecería de forma. Sin embargo los temas positivos y negativos comparten la misma carencia. Te atan a tu historia. Es mejor ganar que perder, por ejemplo, pero si hacemos caso de la sabiduría tradicional universal, ganar y perder son opuestos que dependen uno del otro. Por lo tanto, los ganadores eventualmente se enfrentarán a la pérdida. El optimismo fallará en algún momento. El amor, también en algún punto, conducirá a la desilusión. La evolución comienza cuando dejas de identificarte con estos temas —conocido como el estado de dualidad— y empiezas a medir tu vida de maneras que no son duales, no dependen de los opuestos.

De lo que estamos hablando es de las cualidades fundamentales de la conciencia que se encuentran en lo profundo de nuestro entendimiento.

*Las características centrales de la conciencia*
- Inteligente
- Creativa
- Consciente de sí misma
- Vital
- Dinámica
- Evolucionaria
- Organizada
- Sabia
- Compasiva
- Verdadera
- Bella

Los seres humanos pueden evolucionar conscientemente al descubrir que estas características son reales y pueden ser obtenidas. Eso es lo que las recomendaciones de "Qué hacer" intentan demostrar. Si te alineas con estas cualidades —hemos sugerido varias en la lista de "Qué hacer"— estarás dirigiendo tu propia evolución personal. Pero esto debe ser más que una decisión ególatra, porque las decisiones del ego están basadas en la dualidad. La razón del ego para ser sincero y no mentiroso es que obtiene beneficio o evita el riesgo. "¿Qué puedo obtener?" es la pregunta básica del ego. Las cualidades centrales de la conciencia trascienden la identidad personal. Aplican a la mente misma, la esencia pura de estar vivo y poseer entendimiento.

El día de hoy puedes decidir construir tu historia a partir de estos temas primarios en lugar de aquellos con los que la mayoría de la gente ha aceptado vivir. El dualismo es inseguro. Lo que es dado puede ser quitado. Aquello que más deseas puede tornarse en desilusión. Lo gustoso se vuelve repulsivo y viceversa. Algunas personas han exagerado, incluso historias unidimensionales como: "Soy un ganador" o "Soy un optimista sin remedio". Pero de una forma u otra, las personas basan sus historias en temas prefabricados a los que se aferran.

El día de hoy te pedimos que mires las cosas desde un punto más elevado, que te mires a ti mismo viviendo la misma historia. Sólo entonces podrás decidir si basarás tu historia en valores permanentes e inamovibles, como actuar por compasión y expresar amor y aprecio. Para una transformación real, tu historia debe evolucionar, y no podrá hacerlo a menos que tu conciencia lo haga.

## El enfoque de "Qué deshacer"

Todos creen su propia historia, incluso cuando está divorciada de la realidad. Piensa en los modelos que son inseguros porque en su mente no son lo bastante atractivos; su autoestima se tambalea con una espinilla o una primera arruga. Piensa en el jugador profesional de futbol de un pésimo equipo que se siente un ganador: ser un ganador es lo que le permitió, en primer lugar, entrar en las grandes ligas. Nos aferramos a nuestras historias por motivos emocionales; por lo tanto, las recomendaciones de "Qué deshacer" del día de hoy son acerca de liberarte de las ataduras emocionales. Esas ataduras que provocan que nos sintamos inseguros, ansiosos, pesimistas, frustrados e insatisfechos bloquean nuestra evolución.

Un concepto útil es el "cuerpo emocional". Incluye las emociones arraigadas que te sostienen de la misma manera que las células sostienen tu cuerpo físico. En su cuerpo emocional una persona puede sentirse amada, segura y optimista, mientras que otra puede sentir lo opuesto. Si tratas de mejorar tu historia, lo ideal es basarla en las cualidades centrales de la conciencia de las que hablamos. Pero esto no puede suceder si tu cuerpo emocional está herido. Simplemente la zanja es demasiado grande.

Tu cuerpo emocional puede sanar. Deshacer las heridas que sufriste en el pasado es un proceso viable para cualquiera. Los síntomas son fáciles de detectar —cualquier pensamiento fuerte y negativo que se repita es síntoma de dolor de tu cuerpo emocional—. Veamos algunas de las mejores y más fáciles técnicas para dispersar los pensamientos negativos del cuerpo emocional.

1) *Detecta a tiempo tu negatividad*

Una vez que estás sumergido profundamente en la pesadumbre o la ansiedad, es más probable que te sea difícil levantarte. Así que debes estar atento a las primeras señales de negatividad. Tan pronto como detectes un cambio de ánimo hacia la irritabilidad, la ira, la frustración, la preocupación o el pesimismo, haz una pausa de inmediato. Respira profundo y céntrate. Deja que las emociones pasen, ve a un lugar tranquilo y placentero, sal a caminar al aire libre.

2) *Evita los factores externos que te producen estrés*

Los pensamientos oscuros generalmente llegan cuando estamos estresados. Si puedes aléjate de lo que te estresa, ya sea una persona negativa, una situación tensa en el trabajo o las malas noticias en la televisión. Los pensamientos oscuros permanecen cuando son afianzados, así que no dejes que nada ni nadie refuerce tu mal humor, si tienes la oportunidad de evitarlo.

3) *Desarrolla un diálogo interno de apoyo*

Entre 75 y 80% de las personas hablan consigo mismas dentro de su cabeza, y una minoría muy pequeña incluso escucha conversaciones interiores. Cuando la voz en tu cabeza dice cosas que incitan a la preocupación, el miedo, el enojo, la culpa, la vergüenza o la falta de autoestima, haz pausa por un momento y dile a esa voz: "Ése ya no soy yo". Repítelo hasta que el pensamiento oscuro se vaya. Quizá quieras intentar también: "No necesito más esto. Ya no me sirve".

4) *Acércate a las personas positivas y optimistas*

Todos tenemos amigos y familia que tienden a la depresión. Son pesimistas y quejumbrosos; insisten en ver lo peor de cualquier escenario y fallas en cada esquina. La inercia nos impide alejarnos de estas personas, y a veces estás en situaciones de las que no puedes escapar. Pero puedes cultivar amistades con personas positivas y optimistas. Estudios sociológicos muestran que es más probable que adoptes actitudes y comportamientos positivos si mantienes compañías y amigos que ya son así.

5) *Intenta una estrategia de "sustitución de pensamientos"*

Una técnica que es el centro de la terapia cognitiva (un acercamiento que se enfoca en las ideas y los pensamientos más que en los sentimientos) es confrontar los pensamientos negativos preguntándoles si son verdaderos. Por ejemplo, si empiezas a sentirte frustrado y piensas: "¿Para qué tanto esfuerzo? Las cosas nunca resultan bien", dichos pensamientos se ponen a prueba en la realidad. Te dices: "De hecho, las cosas algunas veces sí me resultan bien. He tenido éxito cuando persevero. Ésa puede ser una de esas situaciones".

El secreto aquí es ser específico y honesto contigo mismo. Cuando surja cualquier pensamiento negativo, confronta la validez de ese pensamiento. Reemplaza: "Nadie me quiere", con: "Mi mamá me quiere y mis buenos amigos también. No me ayudo si exagero y me compadezco de mí mismo". Una vez que te acostumbres a la sustitución de pensamientos te sorprenderás de su efectividad. El humor sigue los pensamientos, y por eso descubrir que tu cuenta de banco es mayor de lo que pensabas te da gusto, mientras que darte cuenta de que el balance de tu tarjeta de crédito es el doble de lo que pensabas te hace sentir mal.

6) *Desarrolla tu habilidad para centrarte y distanciarte*

Distanciarte puede ser algo positivo; no es lo mismo que ser indiferente o estar aburrido. En cambio, estás centrado en tu interior, lo cual te permite atestiguar las cosas sin tambalearte emocionalmente. El distanciamiento se desarrolla naturalmente a través de la práctica regular de la meditación, porque una vez que experimentas un nivel de tu mente en el que estas centrado, tranquilo e imperturbable, aprendes con facilidad a regresar a ese espacio a voluntad.

7) *Haz que las emociones "pegajosas" circulen*

Como dijimos, los sentimientos negativos tienen una conexión con el cuerpo-mente que puede sentirse físicamente. Tras un episodio de enojo o llanto el cuerpo necesita unos momentos para apaciguarse. Esto es debido a diversas hormonas, la respuesta de estrés y otros bioquímicos que no se despejan de inmediato. Puedes ayudar al proceso de varias maneras:

- Respira profunda y acompasadamente.
- Recuéstate y descansa.
- Camina al aire libre.

- "Entonar", la técnica de dejar salir sonidos espontáneos tal como surjan de ti (gemidos, gruñidos, gritos, etcétera).
- Suspira profundo y repetidamente.

Todos necesitamos de un conjunto de habilidades para lidiar con la vida, y éstas están dentro de las más útiles y efectivas. Los pensamientos pesados no deben nublar tu día. Tienes buenas opciones para animarte y alejarte de ellos.

## La evolución superior

Millones de personas han iniciado su camino espiritual en las últimas décadas. El declive de la religión organizada, que inició en la posguerra, no significa que la generación actual sea menos espiritual. La espiritualidad se trata de ir más allá de la unión del cuerpo y la mente, hasta la unión del cuerpo, mente y espíritu. Cuando las personas inician su camino espiritual, quieren saber cómo las cambiará, cómo mejorará su vida, si el lado oscuro de su vida interior será iluminado.

No hemos discutido estas cuestiones en este libro por razones pragmáticas. Rudy y Deepak, ambos aceptamos la existencia del alma, el espíritu, la conciencia superior y la mente cósmica. Pero ésos son términos contenciosos fundados en creencias controversiales. Debido a que son construcciones humanas, no hay garantía de que ninguna de ellas sea algo más que una construcción. ¿Y qué hay de la trascendencia, la experiencia en una esfera más allá de la dualidad? Para ser prácticos, hemos dejado la espiritualidad fuera de la discusión, pero la espiritualidad no puede estar divorciada de la realidad. Cada experiencia pasa por el cuerpo-mente, incluyendo las experiencias espirituales superiores. La persona que siente la presencia de lo divino lo hace a través del mismo sistema nervioso que todos poseemos. Por lo tanto, un estilo de vida sanador que une mente y cuerpo abre un portal de infinitas posibilidades.

La evolución humana, habiendo incorporado la supervivencia, las relaciones emocionales y la razón, todavía tiene nuevos horizontes que conquistar. El estado más alto de la evolución sólo tiene un único requerimiento: la conciencia de uno mismo, la cual ya expresa el cerebro superior. Hay muchas maneras de describir la etapa más alta de la evolución: unión con el alma, estado de gracia, unión con Dios, salvación, satori, ir al cielo. El término más antiguo, que data de miles de años atrás en la India, es *iluminación*. Sin embargo la terminología obliga la pregunta de qué se *siente* alcanzar este estado superior. La peculiaridad del camino espiritual es que no sabes a dónde te diriges cuando empiezas. (Por eso la tradición hindú habla del camino sin sendero.) La meta continúa cambiando, desdibujándose e incluso desvaneciéndose.

Desde nuestro punto de vista, la imprevisibilidad de este camino es inescapable. El ser que inició el camino no es el mismo que llegó a la meta. En la vida cotidiana, esto es un hecho —el ser que eras en la infancia, en la escuela, en la adolescencia, se ha desvanecido—. Así que no debe ser una sorpresa si el ser con el que te identificas el día de hoy se metamorfosea en algo nuevo, a través de la evolución. A pesar de las cargas del pasado, con sus viejas heridas y malos recuerdos, estamos diseñados para renovarnos a todos los niveles de cuerpo-mente. Nuevos pensamientos y nuevas células reemplazan unos a otros de manera constante.

Para esto, hay una medida de cómo es alcanzar el más alto estado evolutivo: te sientes, de una vez y para siempre, como tú mismo.

*Eres*. De una manera distanciada, pero apasionada, puedes observar tus instintos, tus miedos, tus deseos y tus pensamientos azarosos a medida que surgen y se diluyen en tu mente. Cuando puedes hacer esto de manera natural ya no estás atorado en la actividad incesante de la mente cuando va dando trompicones a través de pensamientos, sentimientos, decisiones, etc. El ser verdadero está enmascarado por esta actividad, como lo explica una parábola hindú. Un carro jalado por seis caballos va por la carretera. Desde dentro del coche, una voz muy baja susurra: "Detente". El conductor se sorprende, pues nunca había escuchado esta voz. Resentido, latiguea al caballo para que se apresure. De nuevo, la queda voz desde el interior del coche susurra: "Detente". El conductor se siente aún más consternado y latiguea con más dureza al caballo. Pero se da cuenta de que nunca ha conocido al dueño del coche, y que quien está en el interior debe ser él. Jala las riendas, y detiene el carro.

En la parábola, el conductor es el ego, los seis caballos son los cinco sentidos y la mente. Sólo cuando se detienen pueden reconocer que el alma es el amo de todo. En meditación se puede lograr la experiencia de aquietar la mente para que el ser verdadero sea encontrado. Intuitivamente sabes que ésta es una experiencia especial, aunque toma tiempo alcanzar el estado de despertar total. Otra metáfora es la "luz de la conciencia". Algunas personas pueden de hecho ver esta luz interior —casi siempre durante meditación, pero no necesariamente— y tiene un atractivo que las llama. Sin esta atracción, el ser verdadero jamás podría sobreponerse a la actividad mental que la enmascara. El ego y los cinco sentidos demandan tu atención. El ser verdadero persuade con gentileza.

Suena confuso que la sabiduría tradicional universal pone tan en alto la mente silenciosa. En sí mismo, no hay virtud en el silencio —las observaciones psicológicas indican que alrededor de

20% de la gente no escucha una voz en su mente—. Nadie sabe por qué es así o si esto indica algo bueno o malo. El silencio sólo es valioso cuando investigas qué hay dentro de él. Con una conciencia expandida el silencio florece, por así decirlo. En él hay integradas cualidades centrales de la conciencia enlistadas en las páginas 258-259. La creatividad, la inteligencia, el saber y todas las demás son tu derecho de nacimiento. No pueden ser inhibidas de manera total, mucho menos extinguidas. Las posees por el simple hecho de ser consciente, pero se necesita que despiertes para que te des cuenta de dónde residen, y que estén disponibles. A diferencia de cualquier otro ser que pueda ser descrito, el ser verdadero es una fuente pura, conciencia pura, ser puro.

La conciencia usa tu cerebro para crear el mundo que vives. Tu realidad es limitada a aquello de lo que te das cuenta y experimentas. Todos los humanos han evolucionado para poseer una conciencia de especie, que es infinitamente rica en posibilidades. Pero la evolución superior es el habitar la realidad que te quede a ti a la perfección. Ésta es la sanación máxima, el estado de integridad total. ¿Pero qué prueba que esta posibilidad existe? La sabiduría tradicional universal nos enseña que sólo el individuo puede probarlo para sí mismo. ¿Cómo? Desarrollando una conciencia de uno mismo dirigida hacia un estado de entendimiento conocido como "atestiguamiento". (En algunos escritos también ha sido traducido como "segunda atención".)

Cuando atestiguas desde una posición distanciada, no intentas controlar los detalles de tu vida y no te preocupas ni luchas. Esto puede sonar como un estado de pasividad total, y lo sería si trataras de fabricar el testigo. Si realmente querías ir a cierto restaurante, pero llegas y lo encuentras cerrado, si querías ganar la competencia pero no logras el primer lugar, si te sientes atraído por una persona a quien no le interesas, puedes fabricar la respuesta: "No me importa. Está fuera de mi control". Esto es una actitud forzada que está en contradicción con cómo te sientes en realidad. El testigo verdadero está muy dentro, en lo profundo de la mente, en la fuente. Observa cada experiencia desde un lugar de calmada maestría. No hay espacio para la pérdida o la desilusión por las siguientes razones:

- Cada experiencia está imbuida de bendiciones a un nivel sutil.
- Experimentas el todo, no el juego de luces y sombras.
- No tienes un interés personal en el mundo.
- La conciencia en todas sus formas captura por completo tu atención.
- Dicho de la manera más sencilla, tú eres el maestro de ceremonias.

Si el testigo no fuera el estado natural de la mente, nada de esto sería verdad. Estas razones constituirían una ficción espiritual o simples deseos. ¿Cómo puedes determinar personalmente si las experiencias espirituales son reales? Tenemos una respuesta que resolverá esta antigua pregunta.

## El "llamado del ser"

Las experiencias espirituales, como ninguna otra, son verificadas cuando se viven. Los santos y los sabios no descienden de especies separadas; nacieron con el mismo sistema nervioso que todos. La razón por la que han alcanzado un estado superior de conciencia no es mágica. En cambio, sienten una fuerza interior que podríamos nombrar el llamado del ser. Nada supernatural estaba involucrado.

Día a día eligieron la paz por encima del conflicto, la conciencia por encima de la negación, el amor por encima del desamor. Estas cualidades son atractivas: nos llaman a todos.

Pero otras fuerzas también nos llaman. La sociedad moderna tiene mucho estrés y prisa, y es aliviada por incontables distracciones, y no tiene cabida en ella una vida basada en la conciencia. Al asistir a retiros de meditación se aprecia un crudo contraste a todo este barullo, pero cuando regresas a casa no puedes escapar a la cotidianidad.

Mírate a ti mismo el día de hoy. ¿Cuánto tiempo usas para las obligaciones y demandas de trabajo y familia? ¿Qué tan cansado te hacen sentir estas prisas? ¿Qué tanto añoras una distracción que te permita alejarte de todo esto? En términos prácticos, esto es parte de lo que significa una vida normal. La mente está llena de ruido y actividad constante sólo para poder seguirle el paso a todo. Por sí mismas, las sesiones de meditación no son suficientes para contrarrestar todo el ruido que te aleja del silencio y la autoconsciencia.

En la sabiduría tradicional universal este obstáculo fue señalado en su totalidad. No importa si alguien vivía en la antigua India en los tiempos de Buda o en la época actual en medio de una ruidosa ciudad: las mentes que no descansan siempre han existido. La solución siempre ha sido el llamado del ser. Cuando te sintonizas con este magnetismo interior, puedes mantener tu inspiración para crecer y evolucionar a lo largo de los años, décadas y toda la vida.

El llamado del ser significa reorientar tu atención lejos de las situaciones externas, pero eso no implica que ignores el mundo exterior o te resistas a él. Ignorar es una forma de negación; resistir sólo fortalece las ataduras de aquello de lo que intentas desprenderte. En cambio, de lo que hablamos es de una nueva relación entre dos mundos, el interior y el exterior. Piensa en la relación como una balanza con dos extremos.

En uno de ellos, el llamado del mundo exterior domina por completo. La vida tendrá ciertas características inevitables:

- Sentirte inseguro, constantemente vigilante para protegerte de la siguiente amenaza del exterior.
- Una sensación de insignificancia al enfrentar fuerzas naturales titánicas.
- Presión para protegerte conformándote con las normas y el comportamiento social.
- Una necesidad constante de placeres banales, pues con esto puedes estimular una sensación del gozo de vivir.
- Miedo a la enfermedad, el envejecimiento y la muerte.

Dado que la mayoría de las personas no funciona en este extremo, todo esto puede parecer lejos de la realidad cotidiana, sin embargo, en algún punto de la escala experimentamos grados de ansiedad y estrés y a menudo nos sentimos abrumados por la inseguridad que proviene de ser muy pequeños en un universo gigantesco y vacío. El llamado del mundo exterior nos induce a anteponer la realidad física en primer lugar, la vida se convierte en una batalla para encontrar la felicidad y la seguridad bajo la amenaza de que todo puede colapsarse en cualquier momento. Hay maneras de enmascarar nuestra inseguridad, como la emoción de buscar y encontrar, la hipnosis del entretenimiento, y el impulso de tener éxito. Pero al voltear hacia el mundo exterior buscando estas cosas, sólo reforzamos su poder sobre nuestra atención.

En el extremo opuesto, el llamado del ser es de total rendición. La vida entonces tendrá las características de la iluminación total, de la siguiente manera:

- Estar centrado y tranquilo interiormente, en un estado constante que no puede ser sacudido por circunstancias externas. Esto resulta en una sensación de completa seguridad.
- La conciencia de uno mismo provee la alegría y la satisfacción que la vida debe darnos.
- El cambio no es ya una amenaza porque te ves a ti mismo en un punto fijo de un mundo cambiante. La experiencia pasa a través de ti sin alterar tu estado.
- Vives en un eterno ahora, lo cual hace irrelevantes el envejecimiento y la muerte: se han diluido como parte de la ilusión del cambio.
- Al vivir de tu fuente, tu verdadero ser, siempre estás en contacto con la fuente de la creatividad, y las posibilidades renovadas.
- No tienes conflictos contigo o con otras personas, porque la totalidad de la conciencia erradica el juego de los opuestos, incluyendo el juego de la luz versus la sombra, el bien versus el mal.

Este extremo puede sonar remoto, hasta el punto de parecer de otro mundo, pero cualquier experiencia que llame tu atención en esta dirección ha sido causada por el llamado del ser. Si pones atención, hay muchos momentos en los que te sientes a salvo y seguro; la vida se ve hermosa; la mente está tranquila y calmada; te sientes libre de reproches o preocupaciones; el pasado no trae malos recuerdos; es fácil aceptar y apreciar tu vida y a las personas en ella; el gozo interior brota, o sientes de alguna manera que una presencia superior existe y te abraza.

Todos valoramos estas experiencias sin que nadie nos diga que lo hagamos; son satisfactorias por sí mismas. No importa si el sentimiento dura dos días o dos minutos: la experiencia se siente eterna.

O para ser más preciso, el tiempo desaparece y te encuentras en el aquí y el ahora.

Si quieres evolucionar, es importante meditar y hacer cambios positivos en tu estilo de vida. Pero la evolución no sucederá a menos que pongas atención al llamado del ser. Los seres humanos no somos robots a quienes se nos puede cambiar el cableado y hacer que meditemos, recemos, pensemos positivamente o conectarnos con los maestros sabios y mentores. Nosotros no descartamos estas cosas, tienen un valioso lugar en la sabiduría tradicional universal. Pero el contexto de la vida es siempre sobre el llamado del mundo exterior, el cual es escandaloso e irritable, feliz un día y triste el siguiente, lleno de dolor y placer en proporciones impredecibles. El llamado del ser es silencioso pero verdadero, ignorante del ir y venir de las situaciones cotidianas. Encontrar la permanencia en medio del cambio ha sido por mucho tiempo el lema de la evolución de la conciencia. El llamado del ser, el cual tú puedes percibir todos los días, es el secreto para hacer de la permanencia una realidad viviente.

Poner atención a la realidad del interior es la forma de desarrollar la posibilidad de ser un testigo. Cada experiencia espiritual es un vistazo al ser verdadero. Primero lo observas, luego lo adoptas y finalmente te conviertes en él. La transformación sigue de un fluir sin esfuerzo, así que no hay nada a lo que resistirse.

Para que un libro sobre sanación esté completo, el ser verdadero debe ser sostenido como la meta en la vida. Hablamos antes de la ajetreada actividad de la mente como un grupo de sirvientes en una mansión. Cuando los sirvientes son despedidos con gentileza, el señor y la señora pueden disfrutar todo el esplendor de la mansión. El mundo exterior es suyo del mismo modo que el dominio de la mente. No hay más ataduras, y el espíritu crece y brilla en el disfrute de la libertad absoluta. Los famosos versos del poema "Pequeño Gidding" ("Little Gidding") de T. S. Eliot dicen:

> No cesaremos de explorar
> y el final de toda nuestra búsqueda
> será llegar al punto de partida
> y conocerlo por primera vez.

El lugar al que se refiere está en nuestro interior, donde encontraremos la esencia de quienes somos y quienes hemos sido siempre. Es nuestro ser verdadero, nuestro yo sanador.

# ALZHEIMER: HOY Y MAÑANA
## Por Rudy Tanzi

Quiero terminar con un comentario poderoso sobre la esperanza, tocando de paso la sanación de una enfermedad que no ha habido cuidado alguno que la ciencia médica haya sido capaz de ofrecer. La mayoría de la gente se enfrenta al envejecimiento con temor, a pesar de los avances en nuestras creencias sociales respecto a esto, debido a la amenazante sombra del Alzheimer. A medida que la esperanza de vida aumenta, los años saludables de una persona a menudo se acortan hasta una década. La amenaza del Alzheimer no es la única razón, pues otros desórdenes, principalmente el cáncer, son los principales males de la edad avanzada. Pero ninguno es tan temido como el Alzheimer. Una encuesta pública de 2012 realizada a más de 1 200 personas organizada por el Instituto Marista reveló que 44% considera el Alzheimer como su mayor preocupación de salud, en contraste con 33%, cuyo temor es el cáncer. Cuando se les preguntó qué es lo que más temían del Alzheimer, 68% contestó que temía ser una carga para las familias y amigos, seguido del miedo a perder los recuerdos de su vida y sus seres queridos (32 por ciento).

Debido a que en mi vida profesional como investigador científico me he dedicado a encontrar la causa y potencialmente la cura para el Alzheimer, quiero explicar esta enfermedad a detalle.

El Alzheimer es una fascinante historia de detectives que recientemente dio un giro abrupto y quizá decisivo.

Es difícil imaginar una enfermedad peor que el Alzheimer. Hemos dedicado nuestra vida entera, desde la matriz hasta la tumba, a observar, aprender, crear y amar, en un viaje que va de una experiencia a la siguiente. Estas experiencias nos forman como individuos y esculpen nuestras personalidades. Definen cómo nos ven nuestros amigos y seres queridos como seres únicos en su vida. Las redes neuronales del cerebro registran nuestras experiencias y nuestras reacciones a ellas en forma de recuerdos. Todo lo que vemos, escuchamos, tocamos, probamos y olemos es colocado de manera lógica, en un contexto, gracias al rico entramado de conexiones neuronales y las interacciones que definen quiénes somos. Este mismo entramado permite que nos relacionemos con el mundo; de hecho, cada vista, sonido, textura, sabor y olor depende de la habilidad del cerebro para convertir la información nerviosa cruda en una imagen tridimensional del mundo.

Pero al envejecer, como un vándalo despiadado, el Alzehimer se cuela e insidiosamente empieza a rasgar este entramado, hilo por hilo, hasta que el enfermo ya no reconoce a sus amigos y su familia, y sólo puede esperar desamparado y mirar a sus seres queridos desaparecer. El Alzheimer es un cruel e incansable ladrón de la mente, que de manera brutal arranca la personalidad de la víctima hasta que todo está perdido, dejando atrás un cuerpo y un espíritu desconectados del cerebro que les dio la vida. Mientras los pacientes de Alzheimer en sus etapas más tempranas e intermedias conservan su memoria a largo plazo en bastante buen estado y recuerdan los detalles de su boda, por ejemplo, su memoria a corto plazo ha sido devastada. Cuando la información sensorial está llegando a su cerebro con cada nueva experiencia, al paciente de Alzheimer se les dificulta colocar esa información en contexto y mantener el registro de lo que sucede minuto a minuto, o en etapas posteriores, de segundo a segundo.

El siguiente conjunto de síntomas es el resultado de este mal (consulta el sitio de internet de la Asociación de Alzheimer www.alz. org para conocer más detalles):

- Problemas de memoria, sobre todo la memoria a corto plazo, que alteran la vida cotidiana.
- Dificultad para resolver problemas, como cálculos matemáticos a la hora de pagar las cuentas.
- Dificultad con tareas familiares, como jugar o seguir su receta favorita.
- Confusión con respecto al momento o el lugar, como las estaciones, el mes o la manera de llegar a ciertos lugares.
- Dificultad al leer, manejar o determinar distancias.
- Problemas para seguir o unirse a una conversación, y problemas frecuentes para encontrar palabras.
- Colocar objetos fuera de lugar y luego encontrarlos en lugares extraños, como las llaves del coche en el refrigerador.
- Mal criterio y toma de decisiones, como ser estafado con facilidad por el *telemarketing*.
- Retirarse de actividades usuales, como pasatiempos, o ver al equipo favorito por televisión.
- Volverse paranoico, desconfiado, ansioso o temeroso de salir de casa.

En 1906, el doctor Alois Alzheimer, un psiquiatra y neuropatólogo alemán, describió por primera vez esta enfermedad en una paciente de 55 años, Auguste Deter. Ella se encontraba en un asilo en Bavaria llamado Irrenschloss ("Castillo de los dementes") padeciendo lo que ahora nosotros reconocemos como una rara forma temprana de Alzehimer, que ataca antes de los 60 años. En la mayoría de los casos esta extraña forma de enfermedad (con menos de 5% de los casos) es provocada por mutaciones en tres genes diferentes (aquellos que codifican la proteína precursora amiloide, la presenilina 1 y la presenilina 2), todos descubiertos entre 1980 y 1990 por mis colegas y yo en el Hospital General de Massachusetts y la Escuela de Medicina de Harvard. De hecho, éstos fueron los primeros genes de Alzheimer en descubrirse; tienen 250 diferentes mutaciones genéticas que virtualmente garantizan un Alzheimer temprano mucho antes de cumplir 60 años.

Sabemos muy bien que Deter tenía una mutación en el gen de presenilina 1, el mismo que tenía Alice en el célebre libro y película *Todavía Alice* (*Still Alice*) escrita por mi compañera de clase en Harvard, la neurocientífica doctora Lisa Genova. En su diario, el doctor Alzheimer escribió que cuando entró a su cuarto por primera vez, Auguste Deter estaba sentada en la orilla de la cama sufriendo pérdida de memoria y alucinaciones, lo cual fue obvio en su entrevista con ella. Alzheimer también notó que esa misma noche muchos residentes despertaron por los gritos de angustia: "¡Ah, Dios! ¡Me he perdido a mí misma!". Esta única descripción define a la perfección esta horrible enfermedad: te roba de ti mismo.

Es alarmante que el Alzheimer se ha vuelto muy común, y ha alcanzado proporciones epidémicas en Estados Unidos y en otros países desarrollados del Occidente. (La epidemia ha sido apodada el "tsunami de plata".) En 2016 hubo 5.5 millones de pacientes de Alzheimer en Estados Unidos. En 2017 la demencia relacionada con el Alzheimer le costó al sistema de salud un estimado de 259 000 millones de dólares, de los cuales Medicare y Medicaid gastaron un estimado de 175 000 millones. Esto significa que cerca de uno de cada cinco dólares de Medicare ya se ha gastado en pacientes de Alzheimer. Para la edad de 85 años tenemos entre 30 y 40% de probabilidad de presentar algún síntoma de Alzheimer. A medida que los 71 millones de *baby boomers* se acercan a las edades de riesgo, el Alzheimer tiene la capacidad, por sí misma, de colapsar todo el sistema de salud.

Como regla general, todos nos desaceleramos mentalmente al envejecer. A veces después de los 50 o 60 años podemos empezar a tener problemas recordando palabras o personas. También podemos empezar a olvidar dónde pusimos las cosas o a experimentar "cosas de viejos". Pero sólo porque nuestro cerebro se desacelera no significa que debamos entrar en pánico. Los déficits de la edad son compensados por una mayor sabiduría y más calma. La gente estaría más tranquila si supiera que esas "cosas de viejos" no son necesariamente el inicio del Alzheimer. Olvidar dónde pusiste tus llaves está bien: por lo regular eso es una señal de estar distraído o de no poner atención. Pero si dejaste las llaves en el auto, con el motor andando, en la cochera, después de ir a hacer mandados, y este tipo de eventos suceden cada vez más, entonces hay razón para preocuparse por la salud de tu cerebro.

Sin embargo, algunos expertos plantean que la causa principal podrían ser pequeñas cantidades de patología cerebral que empieza, virtualmente para todos nosotros, después de cumplir los 40 años. Mi colega, el neurólogo de Harvard, Kirk Daffner, lo plantea de este modo: cuando envejecemos, muchos de nosotros podemos tener "un poco de Alzheimer". Es como tener un poco de placa arterial en el corazón pero no necesariamente sufrir una congestión cardíaca.

Esto puede parecer aterrador, pero la buena noticia es que podemos manejar "un poco de Alzheimer" sin llegar a la demencia. Le llamamos *resiliencia*, la cual se basa en la habilidad del cerebro para compensar. El doctor David Bennett, especialista en Alzheimer en la Universidad de Rush, lo compara con "las laterales cuando hay un accidente en la autopista. Todo se detiene, así que buscas la manera de usar las calles aledañas. Puedes llegar a tu destino de todas maneras". El viaje tomará más tiempo, pero llegarás. Bennet también señala la manera en la que algunas personas pueden tolerar la patología del Alzheimer observada en una resonancia, y logran evitar los síntomas de la incapacidad cognitiva y la demencia. Estas personas a menudo tienen "un propósito en la vida, son conscientes, poseen una red social y actividades estimulantes: todo ello parece protegerte en términos de cómo expresa tu cerebro cualquier patología que se esté acumulando".

Para comprender mejor la resiliencia del cerebro frente al Alzheimer, a pesar del daño que provoca la enfermedad, se requiere un entendimiento de la patología exacta que define este mal. La trilogía de la patología del Alzheimer incluye lo siguiente:

1) *Placas seniles*, que son los grandes aglomerados de material pegajoso llamado beta-amiloide que se deposita alrededor de las células nerviosas en el cerebro.

2) *Marañas*, que son los filamentos torcidos que se forman dentro de las células nerviosas y las matan.

3) *Neuroinflamación*, que es la respuesta del sistema inmune del cerebro a las placas, las marañas y las células nerviosas agonizantes. Aunque este "fuego amigo" está diseñado para ser parte de la respuesta sanadora del sistema inmune, termina matando muchas más células nerviosas.

Por décadas no sabíamos de qué manera estas tres patologías estaban relacionadas entre sí, cuál provocaba la otra o cuál era la primera. Este misterio se dio en mucho por los intentos de recrear la enfermedad y los síntomas del Alzheimer en ratones. Los investigadores tomaron mutaciones genéticas humanas que causaban el Alzheimer temprano, y que es hereditario, y lo insertaban en el genoma de los ratones. Éstos generaban las placas pero no las marañas, lo cual provocó un acalorado debate de 20 años de por qué las placas causaban las marañas. Todos esos primeros genes de Alzheimer descubiertos por mí y otros indicaban que esta enfermedad empezaba con las placas y continuaba con las marañas. Sin embargo, esto no podía ser demostrado en los experimentos con ratones.

El debate se propagó. ¿La placa amiloide provocaba el Alzheimer? Los genes familiares indicaban que sí, mientras que los estudios en ratones indicaban que no. Las implicaciones para el tratamiento de esta enfermedad eran enormes. Escribí con anterioridad sobre este tema en mi libro de 2001, *Decodificando la oscuridad: La búsqueda de las causas genéticas del Alzheimer* (*Decoding Darkness: The Search for the Genetic Causes of Alzheimer's Disease*). En ese momento la discusión no estaba resuelta. Desde entonces, mucho se ha aprendido. Yo afirmaba que no podíamos confiar en los resultados del estudio con los ratones. ¡Los humanos no somos ratones de 75 kilos! Luego, en 2004, mi colega de Harvard Doo Yeon Kim y yo decidimos zanjar la cuestión de una vez por todas. Inventamos lo que el encabezado del *New York Times* llamó "Alzheimer en charola", que involucraba el trabajo con tecnología de células madre para cultivar una especie de minicerebros humanos (masas de células o tejidos cultivados artificialmente) en charolas miniatura. Antes de iniciar colocamos genes con mutaciones de Alzheimer en el tejido cerebral artificial. Milagrosamente, los minicerebros de la charola formaron placas seniles por primera vez, y en tan sólo seis semanas. Y más importante aún para el debate que corría, dos semanas después de que las placas se formaron, las células nerviosas humanas estaban plagadas de marañas tóxicas. Cuando Doo y yo tratamos los cerebros con medicamentos para detener las placas, también se detuvieron las marañas.

Cuando se publicó nuestro estudio en la prestigiosa revista científica *Nature*, nadie estuvo en desacuerdo. El debate había concluido. Las placas seniles provocan las marañas que son las que matan las células nerviosas. El *New York Times* llamó "revolucionario" y "pionero" este gran hallazgo. A partir de entonces, el desarrollo de nuevos medicamentos para el tratamiento del Alzheimer podía ser 10 veces más rápido y barato que en ratones. (Por este descubrimiento, el doctor Kim y yo fuimos honrados en 2015 con el premio más destacado del país, por innovación e invención, el Smithsonian American Ingenuity Award, y me mencionaron en la lista de la revista *Time* como una de las "100 personas más influyentes del mundo" en 2015).

Pero regreso a la pregunta crítica: ¿qué es lo que hace que una persona sea resistente al Alzheimer? Un factor es la llamada "reserva cognitiva", la cual se menciona al inicio de este libro (página 2). Entre más conocimiento hayas acumulado y aprendido, por ejemplo, a través de la educación universitaria, más sinapsis tendrás en el cerebro. Dado que el grado de demencia en los pacientes de Alzheimer está estrechamente correlacionada con la pérdida de sinapsis, entre más de ellas tengas, más podrás perder antes de que los problemas se manifiesten. Por lo tanto, es muy importante seguir aprendiendo cosas nuevas mientras envejecemos. Cuando planees tu retiro, considera esta reserva cognitiva con el mismo cuidado que tu reserva financiera.

Quizá la información más crítica respecto a la resiliencia proviene de algunos individuos de entre 80 y 100 años que murieron sin problemas cognitivos, y en quienes se encontró evidencia de niveles de placas y marañas de Alzheimer en las autopsias. ¿Qué tenían en común estas afortunadas personas? En cada uno de estos cerebros resilientes no había evidencia de inflamación. A pesar de las abundantes placas, marañas y células muertas, el sistema inmune del cerebro no reaccionó con una respuesta inflamatoria. El resultado fue que no había Alzheimer. En 2008, descubrimos un nuevo gen de Alzheimer conocido con el símbolo CD33, el cual codifica una proteína llamada "Siglec-3" en la superficie de cierto tipo de células inmunes. Mi colega Ana Griciuc y yo nos dimos cuenta de que este gen es el interruptor de la neuroinflamación. Luego encontramos mutaciones en este gen que podían incrementar o reducir el riesgo de Alzheimer al provocar más o menos neuroinflamación en respuesta a las placas y las marañas que se encontraban en el cerebro usualmente después de los 40 años.

Como resultado de estos estudios, muchas compañías farmacéuticas están desarrollando terapias con medicamentos dirigidos a estos genes para contener la inflamación. Estos medicamentos no sólo serían útiles para tratar el Alzheimer sino también para otros males neurológicos como el Parkinson y los infartos.

Cuando reunimos toda esta información, validamos que las placas son como un cerillo (las lesiones en la cabeza pueden ser el fósforo de otro tipo de demencia, como la encefalopatía traumática crónica), mientras que las marañas y las células nerviosas que matan son el fuego esparciéndose a lo largo de las áreas de memoria y aprendizaje del cerebro. Pero una vez que la neuroinflamación se da, es como un incendio forestal, y es aquí cuando aparecen los síntomas de un declive cognitivo catastrófico y la demencia.

Armados de este conocimiento, ahora nos damos cuenta de que primero debemos detener las placas amiloides. Los estudios de imágenes del cerebro revelan que estas placas de forman de 10 a 20 años antes de que los primeros síntomas de demencia se manifiesten. Esto

explica en mucho por qué han fallado tantas pruebas clínicas dirigidas a las placas. Se aplicaban a pacientes que ya manifestaban los
síntomas, lo cual era, al menos, 10 años tarde. Es parecido a alguien
a quien se le diagnostica una insuficiencia cardiaca después de sufrir
un ataque al corazón y luego decidir que debe bajar sus niveles de
colesterol. El colesterol habría sido difícil de encontrar una década
antes. Hoy las terapias antiplacas son puestas a prueba en casos tem-
pranos y muy ligeros de Alzheimer, e incluso en individuos presin-
tomáticos que tienen placa abundante en su cerebro y que apenas
comienzan el proceso de la enfermedad.

He advertido que en estos tratamientos no deberíamos de tener como objetivo erradicar por completo las placas amiloides. Mi
colega australiano Rob Moir y yo, con el apoyo financiero del Cure
Alzheimer Fund (Fondo para la Cura del Alzheimer), descubrimos
que las pegajosas placas amiloides ayudan, de hecho, a proteger el
cerebro de infecciones virales y de otro tipo. Virus, bacterias y leva-
duras pueden impulsar la formación de placas. Esto ha sugerido una
nueva teoría sobre las causas del Alzheimer, en donde las placas son
formadas en respuesta a microbios infecciosos, como una manera
natural de proteger el cerebro.

¿Qué es lo que esta nueva teoría significa para la prevención y
el tratamiento del Alzheimer? Algún día, muy temprano en la vida,
quizá podremos combatir las infecciones que promueven la deposi-
ción de placas amiloides en el cerebro. Potencialmente podríamos
usar los escáneres cerebrales y quizá los análisis de sangre para detectar cuando las placas amiloides se acumulan a niveles alarmantes
y luego atacar esas placas con medicamentos antiamiloides. Estos
medicamentos están siendo probados por las compañías farmacéuticas y también están siendo desarrollados en laboratorios como el
mío, en el Hospital General de Massachusetts en Boston.

Al mismo tiempo que impedimos que la placa se acumule en el cerebro, 10 a 15 años antes de que los síntomas se manifiesten, lo mejor también sería impedir que se formen y multipliquen las marañas en respuesta a las placas. Todo tiene que ver con dar el tratamiento correcto al paciente correcto y en el momento correcto. Para pacientes que ya sufren los síntomas cognitivos y la demencia la neuroinflamación debe ser contenida. En su caso es demasiado tarde para tratar la placa y las marañas.

Mientras estos medicamentos están listos, ¿qué podemos hacer para reducir el riesgo de Alzheimer a medida que envejecemos? Las siguientes recomendaciones han mostrado tener los efectos más útiles para reducir el riesgo. Las reconocerás de nuestro consejo general para un estilo de vida sanador, aunque aquí las presentamos de manera más específica:

**Lleva una dieta mediterránea.** Esta dieta es rica en frutas, nueces, vegetales, aceite de oliva, y con poco o casi nada de carnes rojas, y en cambio proteínas alternativas (como pescado o, si eres vegetariano como yo, legumbres, tofu y microproteínas de los hongos).

**Duerme entre siete y ocho horas cada noche.** Es durante el sueño más profundo (delta o de ondas lentas) después de la etapa del sueño (REM) que el cerebro se limpia de residuos como las placas amiloides. Es en este momento también cuando los recuerdos a corto plazo se consolidan como recuerdos a largo plazo.

**Ejercítate todos los días.** La meta es entre 8 000 y 10 000 pasos por día si tienes algún aparato que te ayude a medirlos. O realiza una caminata veloz por una hora, cada día. Durante el ejercicio, las placas amiloides se disuelven en el cerebro, la neuroinflamación se detiene, e incluso nuevas células madre nacen en el área del cerebro más afectadas por el Alzheimer, el hipocampo, el cual es responsable de los recuerdos a corto plazo.

**Reduce el estrés.** Manejar el estrés con meditación y otras técnicas que protejan al cerebro de neuroquímicos dañinos como el cortisol. En una prueba clínica de meditación, se comprobaron cambios en la expresión de los genes a favor de la limpieza de amiloides del cerebro y de la disminución de inflamación. Es importante señalar que a medida que la gente envejece, a menudo se estresa más, especialmente si ya se preocupaba por los principios del Alzheimer. Irónicamente, este estrés puede impulsar la producción de cortisol en el cerebro, matar células nerviosas, y quizá, incrementar el riesgo de Alzheimer.

**Aprende cosas nuevas.** Aprender cosas nuevas te obliga a crear nuevas sinapsis en el cerebro, aumentando tu reserva cognitiva. Envejecer debería incluir retos como aprender a tocar un instrumento musical u otro idioma, pero también retos pequeños como lavarte los dientes con la otra mano, o tomar rutas diferentes al lugar al que te diriges, o simplemente ver un documental o ir a una conferencia. Debido a que el aprendizaje se basa en asociar nueva información con la que ya tienes, no sólo se crean nuevas sinapsis, sino se refuerzan las que ya tienes. Además, esto produce nuevos senderos neurales para acceder a la información ya archivada por sinapsis específicas y caminos neurales existentes. Cabe mencionar que los crucigramas y los juegos mentales no tienen este mismo propósito de aprender nuevas cosas.

**Mantente socialmente involucrado.** Se ha confirmado que la soledad es un factor de riesgo para el Alzheimer. Involucrarse socialmente y participar en redes sociales de apoyo y positivas ha demostrado ser un factor de protección frente al Alzheimer.

# ALGUNAS IDEAS OPTIMISTAS CON RESPECTO AL CÁNCER

El cáncer es visto como un tipo único de amenaza debido al miedo que inspira, pero un estilo de vida sanador es tan pertinente como lo es con los padecimientos cardiacos o la obesidad. Comparado con estas otras dos condiciones, es difícil que la gente sea optimista con respecto al cáncer. El miedo es una fuerza poderosa y mucho más cuando contiene irracionalidad. Para la sorpresa de la mayoría de las personas, el cáncer se ha trasladado poco a poco al ámbito de la esperanza y el optimismo.

Después de que el gobierno federal declarara su "guerra contra el cáncer" en 1971, sólo para tener esperanzas en una cura vaga, la gente se ha visto inmersa en un permanente altibajo emocional. Existe todavía la noción generalizada de que a pesar del sonido de tambores que anuncian "que estamos más cerca cada día", no se ha logrado ningún progreso verdadero.

Esta percepción equivocada, pero común, refleja el persistente poder del miedo. En su reporte del 2017 sobre los niveles de cáncer, la Sociedad Americana de Cáncer reportó que las muertes por este padecimiento se redujeron en 25% entre el pico de 1991 y 2014. La razón para este declive, sin embargo, no está relacionada con la cura. Este objetivo fue abandonado hace años una vez que se identificó que el cáncer no se comporta como una enfermedad sino como muchas. El descenso se ha presentado poco a poco y de diferentes maneras. Dice la Sociedad Americana de Cáncer en su sitio de internet: "Durante la pasada década, los índices de nuevos diagnósticos de cáncer han disminuido alrededor de 2% por año en los hombres y ha permanecido igual en las mujeres. La muerte por cáncer ha disminuido en 1.5% anual tanto en hombres como en mujeres".

Proyectando esto hacia el futuro, las estadísticas indican que en 2017 se realizarían 1.7 millones diagnósticos nuevos de cáncer y que 600 000 muertes serán atribuidas a esta enfermedad. En los términos más sencillos, sólo uno de cada tres pacientes morirá eventualmente debido a su diagnóstico. Ésta es una buena base para el optimismo.

Durante mucho tiempo los pacientes temieron los tratamientos de cáncer tanto como la enfermedad misma. En los primeros días de las terapias modernas para cáncer, el hecho básico en el que el oncólogo se basaba era que las células cancerosas se multiplican más rápido que las normales. Por lo tanto, la aplicación de los medicamentos que eran tóxicas para el cuerpo completo atacaría con más fuerza las células cancerosas. (Una de las primeras formas de quimioterapia era el mortal gas mostaza, usado en la Primera Guerra Mundial.) Con esta lógica, si querías matar cada célula maligna, se justificaba que los pacientes atravesaran un sufrimiento severo en el intento de matar primero el cáncer. Hoy en día las terapias son dirigidas con mucha más precisión y también son más seguras. Además, proceden con una nueva lógica en mente, enfocándose en las bases genéticas de la enfermedad.

Igual de importante fue el cambio dramático de actitud. Considerar una artículo de 2015 en *The Lancet* que arranca con una frase que podría haber conmocionado a una generación anterior: "La naturaleza del control del cáncer está cambiando, con un énfasis creciente, impulsado por la demanda pública y política, en la prevención, el diagnóstico temprano y la experiencia del paciente durante y después del tratamiento". Si diseccionas este párrafo, dice muchas cosas importantes:

- La prevención está empezando a considerarse el enfoque con el cual los médicos se enfrentarán al cáncer en el futuro.
- El cáncer es una enfermedad controlable, no siempre requiere tratamientos drásticos, sobre todo en pacientes de edad avanzada con tipos de cáncer de lento crecimiento como el de próstata en sus etapas más tempranas.
- El temor de la gente al cáncer está siendo atendido. Hay promesas de tratamientos menos arduos, y ya existen varios.

## Mirando a profundidad

Esta nueva actitud hacia el cáncer es una muy buena señal, pero se necesita todavía algo de precaución. El progreso oficial avanza poco a poco. En las pruebas clínicas típicas, un nuevo medicamento contra el cáncer ayuda a tan sólo 3 a 5% de los participantes. Históricamente, las promesas sobre reducir las muertes por cáncer se pararon en seco. El daño hecho por la enfermedad se conoce por dos medidas: primero, en número de personas diagnosticadas con cáncer cada año, y segundo la edad a la que mueren. Es el segundo número el que la mayoría de las personas pasa por alto. Piensan en términos de una supervivencia de cinco años, la estadística más común para las remisiones, lo cual tiene una validez limitada.

La detección temprana es una bendición que las generaciones anteriores no tenían. Pero también puede incrementar el índice de supervivencia de manera artificial. Una mujer diagnosticada con cáncer de seno en 1930 con mayor probabilidad estaría en una etapa mucho más avanzada de la enfermedad que una mujer diagnosticada hoy en día. Digamos que en 1930 el médico de esa mujer detectó un bulto sospechoso cuando ella tenía 55 y murió a los 57 después de un tratamiento sin éxito. (En esos años, una mastectomía radical era lo único viable en este país, dado que las radiaciones y la quimioterapia aún no existían.)

Hoy las células anormales o malignas en un seno pueden ser detectadas mucho más temprano, a menudo en la etapa 1 de la enfermedad si no es que antes. El diagnóstico se daría cuando la mujer tuviera 48, por ejemplo, en lugar de 55. Ella podría sobrevivir nueve años, lo cual la coloca en la categoría de los sobrevivientes de cinco años, y aun así, morir a los 57: una ruta diferente pero con los mismos resultados.

Ésta es la razón por la cual los índices de mortandad ajustados —la edad promedio a la que la gente muere tras ser diagnosticada con cáncer— son un factor clave. Esa edad necesita incrementarse si queremos afirmar un avance real en la supervivencia al cáncer. Por décadas, esto no aumentó. Si observas las estadísticas, las muertes por cáncer han disminuido, aunque no suficiente, debido a factores interconectados:

• La detección temprana es una bendición pero también puede ir demasiado lejos. Las pruebas estandarizadas para detectar cáncer de próstata, los análisis de sangre de antígeno prostático, llevan a un sobretratamiento de un cáncer que era conocido por tardarse años o décadas antes de convertirse en algo mortal. Se decidió eventualmente que el riesgo de lastimar a los pacientes con una cirugía y radiación era mayor que las vidas salvadas a través de pruebas regulares de antígeno prostático (junto con los falsos positivos de estas pruebas).

- Una disminución constante en el uso del tabaco ha reducido el índice de cáncer de pulmón.
- Los tratamientos dirigidos se han vuelto más efectivos.
- Mueren menos pacientes que antes debido a los tratamientos masivos de quimioterapia y radiación.
- El escaneo genético ha hecho posibles nuevos medicamentos que se dirigen específicamente a la fuente del cáncer, pero a la fecha estos medicamentos son muy caros (decenas de miles de dólares por tratamiento), y muy pocos tipos de cáncer están ligados a un único error genético. Una excepción es una forma específica de leucemia infantil, la cual alguna vez fue mortal, pero ahora tiene un índice de recuperación de 90% (con la seria advertencia de que los pacientes recuperados tendrán graves problemas de salud a partir de sus 20 años).

Sin embargo, la principal razón del optimismo se ha desplazado del tratamiento a la prevención. Este cambio que no se veía venir décadas atrás, cuando la esperanza estaba puesta de manera casi total en otorgar más recursos para investigación y nuevos medicamentos para el tratamiento. Ahora hay un acuerdo general en que hasta 50% de los casos de cáncer son prevenibles usando lo que ya sabemos. Las decisiones de estilo de vida cotidianas son lo mejor para la prevención del cáncer, lo cual incluye no fumar; comer alimentos naturales e integrales; evitar los cancerígenos en tu comida, aire y agua; tomar media aspirina al día; usar protector solar.

La mayoría de las personas sabe que la aspirina reduce el riesgo de ataques al corazón e infartos, así que el beneficio para el cáncer es por añadidura, no una panacea. La información reunida en un estudio de 30 años con 130 000 personas encontró que aquellos que tomaban regularmente al menos dos aspirinas al día disminuían el cáncer gastrointestinal en 20% y el de colon en 25%. (Otros estudios han corroborado la utilidad de la aspirina como una medida de prevención de cáncer, pero también para disminuir el riesgo de metástasis después de la aparición de un tumor.)

Parece ser que la razón por la que la aspirina es efectiva es por su efecto antiinflamatorio. Una prueba indirecta de qué tan dañina es la inflamación nos estaba mirando directo a los ojos, cuando piensas en las cosas para las que pensamos que es buena la aspirina: síntomas de la gripe, dolor, y para la prevención de ataques al corazón. Todo está relacionado con su acción antiinflamatoria.

Las medidas preventivas relacionadas con bloqueador solar y no fumar están específicamente dirigidas a cáncer de piel y pulmón. Pero la mejor noticia es que las decisiones positivas respecto al estilo de vida que se aplican de manera general, como mantener un buen peso, evitar el alcohol o mantener su consumo al mínimo, llevar una vida activa, son benéficas para evitar el cáncer. En otras palabras, un estilo de vida sanador es una medida que abarca un espectro amplio. No hay nada que necesites añadir para protegerte del cáncer, porque tal como demuestran los estudios a la fecha, no existe tal protección.

Esto quizá resulte una desilusión para cualquiera que esté tratando de reducir su ansiedad respecto al cáncer y recurra a suplementos específicos o a las llamadas dietas de cáncer y alimentos mágicos que supuestamente previenen este mal. Una nueva moda, sin embargo, es relacionar el cáncer temprano con la inflamación crónica. Hasta donde sabemos, la dieta que ofrecemos en la segunda parte de este libro es tan cercana como es posible a una dieta anticáncer.

## Lidiar con el cáncer, antes y después

Finalmente, hay optimismo frente a la idea de que el cáncer es una enfermedad manejable. Este cambio mayúsculo en actitud está permeando poco a poco a la comunidad médica. El cáncer siempre ha sido un desesperado "haz algo, lo que sea" por parte tanto de los oncólogos como de los pacientes. La imagen de un insidioso enemigo atacando al cuerpo desde dentro ha motivado acción inmediata y a menudo drástica. Pero al ser una enfermedad multifacética, no todos los cánceres son creados igual. Algunos, por ejemplo, crecen muy lentamente. Si consultas el índice de los cinco años de supervivencia, para los siete tipos de tumor cerebral, por ejemplo, el rango es de 17% de glioblastoma, una forma mortal y agresiva en 92% de meningiomas, los cuales tienden a ser benignos y de lento crecimiento, en donde el cerebro puede a menudo adaptarse a su presencia. (El cáncer de tiroides y vejiga también cae en esta categoría de cáncer de lento crecimiento y manejable.)

La manera de tratar el cáncer depende del oncólogo, y ellos varían mucho su acercamiento a la inmediatez del tratamiento. Consultar a más de uno es aconsejable, y es importante preguntarles sobre su actitud hacia la manejabilidad. En cualquier caso, hay muchos factores que afectan los índices de cáncer y recuperación. Tu riesgo se reduce si eres joven, blanco, solvente y tienes una detección temprana. Tienes un riesgo mayor si no eres blanco, eres más viejo, pobre, o te tardas en detectar el cáncer. (Por ejemplo, los índices de supervivencia de tumores cerebrales aplican a un grupo de entre 20 y 40 años. Para pacientes de entre 55 y 64 años, el índice empeora, y baja a 4% con el glioblastoma y 67% con el meningioma.)

Esto plantea una cuestión que parece contradictoria, el lidiar con el cáncer antes de que siquiera sea diagnosticado. Si tomas vitamina C o zinc para protegerte del frío invernal, estás practicando la prevención. Parecería extraño decir que estás lidiando con tu gripa cuando ni siquiera tienes una. Pero con el cáncer, las medidas conocidas para la prevención no te dicen toda la historia. Hay un factor X con el que hay que contender, y este factor X debe ser tratado año tras año.

Nos referimos al estrés autoinducido y al miedo. La sociedad moderna está inundada con estrés médico, gracias a la constante repetición de historias sobre el riesgo, los estudios, las muertes trágicas y las recuperaciones milagrosas. Nada de esto es más estresante que las noticias sobre cáncer. El estrés no puede ser prevenido cuando está tan generalizado, y peor aún porque no sabes cuándo atacará cerca de casa, entre amigos o familiares. El consejo más sencillo es éste: el manejo del estrés es el manejo del cáncer. Esto es verdad tanto para personas saludables como para pacientes que acaban de ser diagnosticados, y supervivientes de cáncer.

Se ha convertido en un consejo común, tras el tratamiento a supervivientes de cáncer, que busquen el amor y el apoyo de familiares y amigos, a lo cual se puede añadir el de un grupo de apoyo. El cáncer es una enfermedad que aísla. Los efectos secundarios de la quimioterapia y la radiación, particularmente la pérdida de cabello y de tejido muscular, tienden a hacer que las personas prefieran estar solas cada vez más. (La generación actual de pacientes de cáncer es afortunada de que la enfermedad no sea recibida con el mismo miedo que en el pasado.)

La razón por la que manejar el estrés emocional del cáncer es efectivo continúa siendo vaga —es por eso que nos referimos a ella como el factor X—. Pero sospechamos que la respuesta es epigenética. Tal como explicamos en la página 163, la epigenética trata de los cambios al ADN que provocan las experiencias cotidianas. Entre más fuerte sea la experiencia, más huellas dejará marcadas en el epigenoma de la persona, lo cual conducirá a cambios en la actividad genética, dado que el epigenoma, el cual se pliega alrededor del ADN como una capa protectora, es el principal interruptor de la actividad genética.

Probar que las malas experiencias pueden influir en el desarrollo del cáncer en sus etapas tempranas está plagado de peligros, y en muchos casos puede incrementar el estrés más que aliviarlo. Pero no hay peligro en asociar las experiencias positivas con la reducción del estrés —y específicamente trabajar en tu miedo subyacente al cáncer— es importante que mucho antes de que cualquier señal de enfermedad aparezca. Al permitirte a ti mismo conocer las noticias optimistas sobre cáncer, puedes dar un gran paso para reducir tus niveles de ansiedad. Deshacernos del aspecto irracional de nuestra actitud hacia esta enfermedad puede convertirse en el pivote que haga que todo cambie, y que tanto hemos deseado.

# AGRADECIMIENTOS

Cuando se está creando un libro, éste necesita tanta crianza como edición, así que agradecemos la comprensión y el apoyo cariñoso de nuestro editor, Gary Jansen. También agradecemos mucho a otras personas en Harmony Books, a quien formó y coordinó al equipo de trabajo: Diana Baroni, vicepresidenta y directora editorial; Tammy Blake, vicepresidenta y directora de publicidad; Juliana Horbachevsky, publicista en jefe; Christina Foxley, directora asociada de Marketing; Estefania Ospina, mercadóloga asociada; Jenny Carrow, diseñadora de nuestra portada; Elina Nudelman, diseñadora de nuestro libro; Norman Watkins, gerente de Producción; y Patricia Shaw, jefe editorial de Producción.

Más que nunca, los autores le deben su gratitud a los editores ejecutivos que están dispuestos a arriesgarse en estos tiempos precarios para la industria editorial. Queremos agradecer especialmente a Maya Mavjee, presidente y editora de Crown Publishing Group, y a Aaron Wehner, vicepresidente principal y editor de Harmony Books.

De parte de Deepak: Permanezco en deuda con un equipo fantástico en la Oficina Ejecutiva de Chopra, cuyos esfuerzos incansables han hecho todo posible día con día, y año con año. Carolyn Rangel, Felicia Rangel y Gabriela Rangel: todas ustedes tienen un lugar especial en mi corazón. Sara Harvey y el personal del Centro Chopra realizan aportaciones especiales con entusiasmo amoroso. Gracias por todo. Más agradecimientos para Poonacha Machaiah, cofundadora de Jiyo, por apoyar y promover una amplia variedad de proyectos, incluyendo este libro. Como siempre, mi familia sigue siendo el centro de mi mundo y la amo cada vez más conforme crece: Rita, Mallika, Sumant, Gotham, Candice, Krishan, Tara, Leela y Geeta.

De parte de Rudy: Deseo agradecer a mi amada esposa, Dora, y a la mejor hija del mundo, Lyla, quienes sirven como mis sanadores personales todos los días gracias a su amor incondicional y apoyo. También agradezco a mi mamá por enseñarme la importancia de siempre esforzarme por mantener una actitud ante la vida gentil, compasiva y positiva, las claves para sanar a todo nivel. Quiero agradecer a Susanna Cortese por su ayuda invaluable para seguir fortaleciendo mi investigación a lo largo de la preparación de este libro. Finalmente, agradezco al templo Kadavul en Kauai, por la inspiración que tuve acerca de *Sánate a ti mismo* después de una meditación particularmente maravillosa.

*Sánate a ti mismo* de Deepak Chopra
se terminó de imprimir en marzo de 2019
en los talleres de
Litográfica Ingramex, S.A. de C.V.
Centeno 162-1, Col. Granjas Esmeralda, C.P. 09810
Ciudad de México.